本书系 2014 年度国家社科基金青年项目
（编号:14CXW036）的最终成果

武汉大学媒体发展研究中心资助出版

新闻传播学:问题与方法

ASYMMETRIC "GAME"

DIFFUSION AND CORRECTION OF
HEALTH MISINFORMATION

不对称的"博弈":

伪健康信息的扩散及其纠正

吴 世 文 ◎ 著

中国社会科学出版社

图书在版编目(CIP)数据

不对称的"博弈":伪健康信息的扩散及其纠正/吴世文著.—北京:
中国社会科学出版社,2020.8

(新闻传播学.问题与方法论丛)

ISBN 978 - 7 - 5203 - 7167 - 4

Ⅰ.①不… Ⅱ.①吴… Ⅲ.①健康—网络传播—信息管理—研究—
中国 Ⅳ.①R199.2 - 39②G219.2

中国版本图书馆 CIP 数据核字(2020)第 170497 号

出 版 人	赵剑英	
责任编辑	喻 苗	
责任校对	胡新芳	
责任印制	王 超	

出 版	中国社会科学出版社	
社 址	北京鼓楼西大街甲 158 号	
邮 编	100720	
网 址	http://www.csspw.cn	
发 行 部	010 - 84083685	
门 市 部	010 - 84029450	
经 销	新华书店及其他书店	

印 刷	北京明恒达印务有限公司	
装 订	廊坊市广阳区广增装订厂	
版 次	2020 年 8 月第 1 版	
印 次	2020 年 8 月第 1 次印刷	

开 本	710×1000 1/16	
印 张	21.5	
字 数	320 千字	
定 价	119.00 元	

"新闻传播学:问题与方法"
丛书编委会

主　编:单　波

委　员(以姓氏拼音为序):

　　黄　旦　　胡正荣　　吕尚彬　　强月新

　　石义彬　　唐绪军　　姚　曦　　喻国明

　　吴　飞

总　序

　　面向人类传播智慧，面对中国传播问题，寻找传播创新路径，是一个不断沉思的过程，也是一个显现交流如何可能的过程。我们出版这套丛书，为的是在沉思中推动中国新闻传播学的发展。

　　"人是理性的动物"，这让人百感交集的话语，人类由此认识一切，进入沉思，也由此远离自然家园。细究下来，亚里士多德是用"logos"来表达"理性"的，其本义乃话语、表述，换一种译法就是"人是能说话的动物"。事实上，西方人心目中的理性体现为人的语言能力，它是人最基本的抽象能力或符号化能力。这样看来，被学术群体非常看重的"理性"（logos）其实也是现代传播学的重要思想源头，只不过现代传播学并不把语言符号能力推向抽象的逻辑，而是还原到日常交流实践。可叹的是，理性试图"附着"于现代新闻传播学，"照亮"人的日常交流实践，但"传播的偏向""交流的无奈"那种挥之不去的"黑暗"始终嘲笑着理性，似乎在说，有语言能力的人试图通过技术理性设计确定性的交流，却越来越远离人与人的交流，当他回过头来寻找交流的心灵时，得到的只不过是对日常交流的怀疑与想象性的超越。

　　哈贝马斯的回应有些特别，他提出用交往理性（communicative rationality）打破传统理性的单一维度（即知识维度），走向主体间的相互理解与表达，强调隐含在人类言语结构中并由所有能言者共享的理性。在中国和西方之间，这种基于主体间性的理性又如何可能呢？法国汉学家弗朗索瓦·于连提供的是"迂回"的方法，即回到中国话语之中，体验思想在异域中漂流的感觉，体验中国思想与欧洲思想的分离,以致找不到共同的范围和框架,无法归类,由此产生"思想的震颤",探究那些隐含的偏见和被隐藏的欧洲理性的选择,并借此从中国这一异域出发,确切地把握欧洲思想未曾涉及的领域,迂回绕行到西方思想的原发处重新开启。一百多年来,我们也无数次"迂回"到欧洲话语之中,产生"思想的震颤"。比如"迂回"到西方的"理性",发现与中国人讲的"理"(天理天道)与"性"(天性、心性)完全不同,中国人的天理天道是不用语言的,是要靠"反身而诚"体会的,而西方人通过语言发展出所谓理性。可是,如何重新开启中国思想以及内含其中的传播思想?如何使之成为可理解与表达的主体间性传播智慧?依然是一个未被破解的问题。

尽管与西方传播学的相遇是中国传媒改革与传播思想解放的重要事件,但如果仅仅是一种理论旅行,即如萨义德(Edward Said)所说,观念和理论从这个人向那个人、从一个情境向另一个情境、从此时向彼时旅行,那意义似乎是有限的,顶多只能说成是一种生活事实,一种开放传播活动的条件。迂回到理论一词的拉丁语"theōria",其动词词根"theōreein"的意思是"观看"、"观察",据说在古希腊语境中,"theory"特指一种旅行和观察实践。对于中国传播学人来说,在习惯了体悟、反省的思考之后,还能拥有一种"观看""观察"的理论姿态,也就有可能找到抗拒在思想中失明的解毒剂。可问题是,迂回到这种理论姿态之后,我们又陷入"南方理论"之惑:一方面,知识生产被中心和边缘的不平等结构所塑造,习惯于以西方为中心去解读边缘的经验与数据;另一方面,边缘的知识生产强化反抗性,基于其特定的文化、宗教、语言、历史经验或身份的片段,形成马赛克式的认识,每一块都有权利要求自身的有效性,又很难被视作普世的解释或成为主导性叙述,亦无法形成可交流的理论空间。

在中国,这种"南方理论"之惑表现为"体用"之惑。长期以来,"体用论"的"幽灵"缠绕着我们,排除保守与激进的论争,"体"所呈现的概念化思维(本体、实质、原则等),"用"所表达的功用化思维(运用、功能、使用等)都阻碍了我们面对理论创新本身。李泽厚对"体""用"的新解似乎为我们打开了思路。在他看来,

"学"不能作为"体","体"应该指社会存在的本体,即人民大众的衣食住行、日常生活,因为这才是社会生存、延续、发展的根本,"学"不过是在这个根本基础上生长出来的思想、学说或意识形态,"用"的关键在于"转换性的创造"。显然,这是对传统体用观的超越,是走向新闻传播理论创新的关键所在。

面向人类传播实践的"体",其基础性工作就是理论祛魅,以文化持有者的内部视角理解新闻传播学理论诞生的社会经验与知识脉络,辨析那些产生于西方社会和文化中的理论、思想能否帮助我们理解、解释和预测非西方社会。中国新闻传播研究面临的最大问题是几乎完全将自己的生活经验和社会体验放置在割裂的、专门化的西方理论体系当中,既缺少在自身经验内部寻求关联和统一解释的努力,也缺少将西方理论还原到其自身历史语境下的意识。

第一种表现就是"以西学为体",将西方概念和理论视为放之四海而皆准的原则,忽视西方知识也是一种"地方性知识",将西方理论抽象化、神圣化,乃至成为空洞的概念,研究主体遂成为理论的搬运工。其实,更重要的是"迂回"概念、知识背后的西方经验与社会语境,进而形成理解与对话。

第二种表现是理论工具化。在了解、引进"西学"的过程中,自然会发生判断、选择、修正的问题,这时便产生了"中用",即如何适应、运用在中国的各种实际情况中。理论工具化,即"西学"被中国本有的体系所同化,将理论从原语境抽离出,模糊并消蚀掉那些与中国本体不相容的部分,以服务于某种现实需要。这往往出现在那些表现相同而实际差别极其复杂的传播现象中,例如公共领域、议程设置等。议程设置起源于"什么问题应该居于公众关注与采取行动的核心",其理论的前提是媒体独立与民主体制,其价值关怀在于有责任感的公民需要获得有价值的政治资源。中国在引进议程设置理论之后,迅速将其与"舆论引导"联系在一起,因为"议程设置理论告诉我们,议程设置不仅能告诉受众关注什么,而且还能引导受众思考什么,这对舆论引导有重大意义"。在中国,正确的舆论导向不仅是媒体的报道方针之一,也是政府对媒介的首选要求。麦库姆斯原本讨论的是

"大众传播过程中一个持续的不经意的副产品"，其所涉及的是在一个开放、多元和竞争的社会中，各种利益集团如何通过传播媒介间接、曲折地影响公众的认知，被改造成了对态度或意见改变的影响，为自上而下的主观追求提供理论外套。这种工具性的使用遗失了理论的反思性，也失去了与西方理论对话的可能性。

在中国，传统政治、文化附着的"体"虽然已经日趋模糊，但它的许多知识体系，价值观念、结构关系仍然存在，并成为巨大的习惯力量。因此，在引进具有现代性意味的传播观念时，人们以焦虑的心态面对西方话语霸权，提出"传播学本土化"，却又走进了中国传播研究的"中学"误区，即以中学为体，推广其用。例如，余也鲁先生提出本土化研究三步走原则，"中国的文化遗产里面有相当丰富的知识的积累，可以供我们从中找到一些通则，归纳成为一些原则，这是第一个阶段；然后把这些原则当作假设，在现在的社会中去实验，去找寻去调查，看看它们是不是有效，这是第二个阶段，如果有效，而且有普遍的有效性……我们就可以建立一个通用的理论。这种理论不断地产生，不但可以指导我们今后在中国国内政策的推行和媒介的活动，同时可以丰富现在世界上已经有的关于传学的知识。我想，外国人会很欣赏这些东西的。这是第三个阶段"。余先生用心良苦，却不自觉地忽略了日常交流实践的本体。面对中国的传播思想资源，新体用观的思考方式是，既不是全盘继承，也不是全盘抛弃，而是在新的社会存在的本体基础上，用新的本体意识来对传统积淀或文化心理结构进行渗透。重在思考传播之于人（有传统文化心理结构的中国人）及社会（作为交流关系而存在的人）意味着什么，传播是否可能以及如何可能。

从新体用观的角度看，新媒介通过改变传播方式而改变了社会存在，包括个体观念、日常行为方式、人与物的关系、人与社会的关系，我们必须通过认识新技术所创造的新的社会本体，才会反思传统传播观念，例如人们头脑中不同观念的重要性如何因媒介的变化而变化；如何通过传播建构关系、重建社群感；如何以交流的方式保障人类作为命运共同体的普适性价值，以及这些观念、行为方式和社会关系如何强化新媒介的某种偏向。

支撑新体用观的核心东西在于植根于日常交流实践的问题意识，即面向关于交流的焦虑。彼得斯（John Durham Peters）用"speaking into air"（交流的无奈或对空言说）的焦虑串起西方传播思想，把西方传播思想还原到各种时空中的关于交流的焦虑，这样一来，就创造了一种与西方传播思想对话的可能性。和其他焦虑一样，关于交流的焦虑既可以激发采取行动的意愿，也可以酝酿出无力感。焦虑的两面性也蕴涵在思想之中，一方面激发人的好奇心，面向现实的问题，另一方面又表现为徒劳无果的烦躁不安，困于问题的矛盾性与复杂性。按照彼得斯的总结，"二战"以后的传播学有两种话语占据主导地位，即技术话语和治疗话语。前者顺着技术理性的逻辑去为媒介发展编制程序，制造自己所需要的媒介环境和媒介奇观，而且要通过媒介影响他人，制造媒介化社会更为精细的控制机制；后者倾向于假定，良好的交流具有治疗人的异化、无根、飘零、冷漠等病症的价值，或者，消解人的意义与价值迷失，必须厘清交流的价值，必须对治交流过程中的权力支配关系。由此我们可以理解西方关于交流的焦虑及其问题，反观我们对于交流的焦虑，面向我们的现实问题，创造一个相互学习思考和交流新闻传播理论问题的进程，建构一个新闻传播理论探讨的空间，以容纳更多的声音和更广泛深入的议程。

当然，新闻传播问题不仅仅是一种焦虑，它逐步清晰化为某种问题意识，表现为特定的传媒发展与交流空间产生的特殊困难，传播主体间、传播主体与目标之间需要克服的障碍以及需要面对的矛盾与冲突，新闻传播的确定性与不确定性之间的张力。这样我们才有可能面对中国新闻传播的真问题，使反思性成为变革中国新闻传播的共同尺度，进而获得与西方新闻传播学对话的基础。与此同时，问题意识成为我们生命的一部分，它建构我们的学术想像力，使我们走出传播经验的建构与被建构的迷宫。

这样的问题意识类似于日本学者沟口雄三所说的"以中国为方法，以世界为目的"，其更为具体的含义在于：让自我沉入中国新闻传播语境，感知中国新闻传播的困难、障碍、矛盾、冲突、张力，通过比较来理解中国新闻传播实践的独特性,进一步充实我们对于世界新闻传播图景的多元性的认识,同时,以世界为目的,创造出基于对话、交流的新闻传播图景。问题与方法紧密相关,这种思维方法更恰当地回应了中国新闻传播问题的特殊性和普遍性、连续性和跳跃性、自生性和外来性。在这里,方法在本质上表现为一种思维路径,面向中国社会历史语境中的新闻传播实践,"悬隔"原来习以为常的西方新闻传播学"概念"、"前见"不让它们干扰我们对于中国新闻传播实践的观察与理解;同时参与到新闻传播实践之中,在人与人的交流关系中领会新闻、传媒、融媒体的意义。

理论的生命力在于是否根植于人类的苦恼,是否有可能转化为剖析现实的媒介。传播学的苦恼就是"交流如何可能",植根于这种苦恼,我们就可以触及日常交流实践这一"体",以中国为方法,面向人类传播智慧,使其"用"贯通于创造性转化过程。由此,传播学才有可能恢复对于交流的想象:用实践智慧统领"人与媒介、社会"的关系,既关注媒介化社会交往的真实性,构建媒介化社会交往的一般规则,同时又把一般规则运用于日常生活,提供对于人类交流的认知与修正机制。

在苦恼中沉思,在沉思中恢复对于交流的想象,这就是我们的使命。

是为序。

单　波

武汉大学媒体发展研究中心主任、长江学者

2017 年冬於珞珈山

自　序

　　无论是从生存（"活着"）与繁衍的个体生命角度，还是从战略与安全的社会治理角度，健康都是一个目标、方法与问题。而眼下新冠病毒在人类世界（乃至其他动物世界）的肆虐，及其带来的不确定性，似乎正在提醒人们生命与治理的脆弱，并通过偶然性和个案强化病毒的未知与威胁。新冠病毒用其"极端的"方式，再度揭示了健康之于个体与群体的重要性。人类曾经遭遇过不少这样的时刻，我们感受到健康危机，并因此而重新认识和思考健康这一古老而"新鲜的"命题。

　　话及健康，自然涉及健康（信息）传播的问题。从人类社会的沟通与交往角度看，关于健康的交流几乎与人类社会、与信息传播同步诞生。现代意义上的健康传播研究于 20 世纪 70 年代诞生于美国，后来在社会需求旺盛、问题导向明确、公共卫生经费资助充足、学科建制不断完善等因素的综合作用下，发展迅猛。与此同时，健康传播研究的理论的"旅行"与问题的"移植"逐步在全球展开。这毋宁说是健康传播研究的"创新与扩散"，不如说是研究共同体对于健康命题的现代共鸣。

　　在中国，健康传播研究虽然早在 20 世纪 80 年代就已开启，但是发展一直缓慢。长期以来，中国的健康传播研究主要由医学或公共卫生专业的研究人员开展。进入 21 世纪，受到"非典"、口蹄疫、禽流感、H1N1 等现实健康问题与公共卫生事件的推动，健康传播逐渐成为热点研究领域。当前，虽然新闻传播学者"缺席"健康传播研究的状况有所改善，但是诸如健康传播运动等重要的概念在实践和研究领域尚处于"缺席状态"，我国的健康传播仍处于学科建制的探索发展阶段。其发展动力表现为"事件驱动型"，而不是"理论驱动型"，亦未能进入驱动理论发展的阶段。究其原因，主要与总体社会发展、健康信息需求、民众的健康意识以及研究共同体的作为等有关。

不过，随着中国社会进入老龄化以及"健康中国"战略的实施，健康问题凸显，推动学术共同体更为关注健康传播。运用跨学科的理论资源和方法论研究健康传播问题，已成为一种共识。

互联网的快速扩散和社交自媒体的广泛应用，为健康传播设置了新的场景，也是健康传播研究的热点。互联网和社交自媒体塑造着新的信息环境和信息秩序，给健康信息的生产、流通与消费提供了新的渠道、机会，但同时也是伪健康信息滋生与扩散的"温床"。伪健康信息是被"此时此刻"（"当下的"）的科学或专业共同体（例如97%的专业人士）据其现有的知识与共识，认定为假的（非真的、非科学的）健康信息。伪健康信息是健康信息传播中的"噪音"，表现形式多样，诸如错误的健康知识、虚假健康广告、被事后证实是非真的健康谣言、健康流言（或传言、流言）等。

网络伪健康信息是伪健康信息在当下的主要表现形态，其内容或是网络媒体出现前就已存在，或是基于网络媒体及其媒介逻辑（例如网民自生产，或商业组织利用网络平台"整合"）而生产出来的。网络伪健康信息数量巨大，并存在不同形式的"变体"。它们在网络空间中的泛滥干扰科学的健康信息的传播，诱使人们形成错误的健康认知与态度，乃至误导人们的行为，给个体与社会带来了不可忽视的危害。在此语境下，诸多重要而迫切的问题被提出，例如：伪健康信息有何特征？谁在生产伪健康信息？谁在接收（信任）伪健康信息？伪健康信息如何影响人们的健康认知与健康行为？如何纠正伪健康信息？本书正是基于这样一些疑问，展开了一些探索。

在此，笔者展开阐述一下伪健康信息纠正的问题。针对伪健康信息的社会传播，人们关心如何消除它们的危害。这是重要而紧迫的问题。一般说来，生产与传播相应的"纠正性信息"（即"证明先前的信息是错误的信息"，它们对错误的内容进行部分的或完全的纠正）被认为是消除伪信息之危害的有效方法。不过，纠正伪信息是困难的，对伪健康信息的纠正亦不例外。这主要体现在：一是纠正性信息的供给常常不足。个中原因，一方面是因为伪健康信息的数量极其庞大，难以逐一纠正。另一方面，参与生产纠正性信息的力量（例如专业人士和权威机构，乃至一部分有能力和有意愿的网民）或主动性不够，或生产能力和生产效率有限。纠正性信息的质量亦引人担忧。二是纠正性信息的传播难以覆盖所有接触过伪健康信息的人群，形成了"传播困境"。三是纠正伪健康信息的过程是复杂的，而且不少过程尚处于"黑箱"之中。例如，受到信念极化的影响，伪健康信息会留在人类的大脑之中，难以消除。有时，受众仅仅记住了"原来的"伪健康信息，而未能记住更正后的正确信息。更大的挑战还在于，随着时间的推移与错误信息的持续传播，纠正会变得越来越困难。四是纠正性信息能否取得预期的说服效果，不仅取决于其自身的特质，而且会受到受众的影响。

这主要是因为：一则由于人们通常更喜欢简单的而不是复杂的解释，因此当反驳变得过于复杂时，反驳可能会适得其反。二则纠正需要考虑人们原有的"世界观"与"价值观"，如果纠正性信息与受众最初的观点或看法相违背，则会加深人们对错误信息的信任，"逆火效应"（Backfire Effects）也随之出现。综上，纠正伪健康信息是必要的和重要的，但也是困难的，伪健康信息与对应的纠正性信息之间会形成不对称的"博弈"。

纠正网络伪健康信息是互联网治理的组成部分，也是社会控制的机制，涉及文化、制度、技术、商业等命题。同时，纠正需要付出一定的社会成本。这增加了伪健康信息纠正的复杂性。我们需要追问：一是界定、证伪与纠正伪健康信息的合法性何在？二是证伪与纠正伪健康信息的边界在哪里？一个没有伪信息的网络空间，是否是一个更好的空间？三是如何维系证伪、纠正伪健康信息的公共性？四是如何评估纠正性信息的质量？这些问题也是后续研究的议题。

　　回到对中国健康传播研究发展的思考，从反思的角度讲，需要跳脱出以下四个问题：①跳脱出对欧美健康传播研究的"模仿"，以及对国外健康传播理论的机械化验证（亦即"注脚式"研究）；②跳脱出低水平的重复研究；③跳脱出把变量简单化、琐碎化的研究设计思路（这是矮化现实或把现实"削足适履"的作法）；④跳脱出对说服研究的既定框架的过度依赖。笔者注意到，国内的不少研究者也注意到了这些问题，并在不断寻求破解之道。

　　从建设的角度讲，首先，健康传播研究需要回归"以人为本"，关于人、人的健康与人性，而不能只见数据与材料，就是不见人。在这种取向下，研究如何挣脱权力、资本和产业的"缠绕"，是老问题，也是新问题。第二，转向社会和文化取经的健康传播研究。健康传播受到文化背景、疾病类型、危机状态、媒介使用惯习与受众的人口统计学特征等诸多因素的综合影响，我们需要探究共性与普遍性，更需要考察这些复合因素限定的情境及其带来的差异性。这意味着，中国的健康传播研究需要结合中国受众的诉求、文化和价值观而展开，寻求结构地、历史地和经验地研究中国人的健康问题。这也是摆脱欧美中心主义范式的需要。第三，以研究推动健康促进和社会行动，促动政策优化，助力公众健康素养提升。这些"建设"思路已在不少研究者的反思中被提及，一些研究正在于此努力。

　　健康传播是研究热点，而正在全球蔓延的新冠肺炎疫情，成为驱动健康传播研究的一个契机。但是，"热点"、"契机"乃至"新的"并不必然带来研究问题，或者"先在地"、"自然而然地"（或曰"想当然地"）值得研究。健康传播研究仍然需要直面语境、现象与问题，"缝合"材料、方法与理论之间的多种可能以及张力，从而更好地解释现象与解决问题。对于发展中的健康传播研究，我们需要更多的问题意识、反思和批判。例如，对于伪健康信息的研究，我们仍需要追问：人们如何分享伪健康信息？人们如何信任与处理伪健康信息？如何纠正伪健康信息才更有效果？如何对伪健康信息的界定、证伪与纠正保持必要的警惕？

　　本书围绕网络伪健康信息的传播、接收与处理，以及纠正等问题，进行了一些必要的探索。但是，限于时间与精力，还有不少问题未解决，留待后续继续探究。不过，文责自负。期待方家批评与指正。

　　是为序。

吴世文

2020 年 6 月于珞珈之夏

目　　录

引　论

　　80 个 PM2.5 微粒可以"堵死"一个肺泡、一口唾液就能测出孩子的天赋、"剪刀手"拍照泄露指纹、节能灯是"致癌源"……这是2017 年"十大健康谣言"排行榜中的上榜谣言,[①] 无不耸人听闻。在2019 年底暴发的新冠肺炎疫情中,伪健康信息更是层出不穷。例如,"新冠病毒会通过皮肤侵入人体"[②]、"白醋抗冠"[③]、"鼻孔滴小磨香油"[④],等等。对于各种排行榜人们早已司空见惯,这些健康谣言通过新媒体渠道或人际传播扩散,我们也并不陌生。对于新冠肺炎疫情这起重大的全球公共卫生事件(截至 2020 年 5 月,还在发展之中),因为它带来的高度不确定性,引起人们高度关注,而人们亦关注其中的健康谣言及辟谣问题。如果说人们对于这些成为"传播事件"(或重大事件中)的健康谣言有所知晓并有所警惕的话,那么另外一些非科学的健康知识,例如"食补"或"食疗"中的不少错误说法,中医养生与日常保健中的某些被误解的非科学的话题等,大多数人的意识并不够。不少人常常将它们作为"自然而然"的知识或常识接收,而且很少质疑、考证与检验它们,甚至没有意识到它们(例如,食物"相

---

　　① 葛萌芽昆明谷:《2017 即将告一段落 2018 即将来临,葛萌芽揭露 2017 年十大健康谣言!》(2017 年 12 月 21 日),2018 年 7 月 30 日,http://www.sohu.com/a/211944004_400377。

　　② 丁香园·丁香医生:《新冠病毒会通过皮肤侵入人体》(2020 年 3 月 20 日),2020 年 5 月 7 日,https://ncov.dxy.cn/ncovh5/view/pneumonia_rumors? from = dxy&source = erweimashare。

　　③ 微博@ 健康中国:《国家卫健委辟谣:喝板蓝根和熏醋不可以预防新型肺炎》(2020 年 1 月 21 日),2020 年 5 月 7 日,https://www.thepaper.cn/newsDetail_forward_5591263。

　　④ 新浪新闻:《小磨香油滴入鼻孔可阻断感染新型肺炎? 伪科学而已》(2020 年 1 月 27 日),2020 年 5 月 7 日,https://mp.weixin.qq.com/s/T05hEPM5jJTEreUsu5dLDg。

生相克"中的不少错误说法)是非科学的健康信息,导致人们形成了错误的健康认知(misperception),甚至采取了不当的健康行为。

非科学的健康信息(即"伪健康信息")的生产与扩散是一大社会问题,穷究其生产、扩散的过程以及影响机制,我们追问:谁在生产伪健康信息?伪健康信息有何共同的特征?谁在接收伪健康信息?谁在信任和转发伪健康信息?哪些个体或人群容易信任伪健康信息并受其影响?伪健康信息如何影响人们的健康认知与健康行为?如何纠正伪健康信息?……相关的问题我们还可以列出很多,这也是我们面对健康谣言与新的信息传播环境时的疑问。

观照当下的伪健康信息传播,它们正借助新的传播渠道"乘风"扩散,令人担忧。传统媒体和新媒体已然形成一个综合的媒介系统,带动人们进入了一个"媒体丰裕"和"信息丰裕"的社会。在此语境中,健康信息得以通过新媒体渠道和传统媒体渠道广泛扩散。调查显示,2015 年微信中健康类内容的份额为 14%。① 这些在线健康信息夹杂着不少神话与伪信息。它们部分地受到了气功、养生、低至几块钱的"土法"或"偏方"治好疑难杂症等的影响,充斥着在线健康传播空间。《2017 腾讯公司谣言治理报告》显示,健康养生所占的比重最大。② 当前,微博和微信中的"微健康"③ 呈风行之势,④ 其中裹挟着大量的伪健康信息。例如,粽子难消化、酸性体质易患癌、空腹不能喝牛奶、隔夜菜致癌、乳铁蛋白能够预防新型冠状病毒肺炎等。新近的研究发现,中国的健康谣言占据着微信谣言的前两名。⑤ 伪健康信息的这些传播景象令人担忧。

有时,官方机构或其工作人员可能扮演着伪健康信息的生产者与

① 陈琼:《中国人在微信里都看什么?来,干了这一碗碗鸡汤》(2016 年 2 月 21 日),2018 年 7 月 30 日,http://tech.ifeng.com/a/20160201/41547057_0.shtml。

② 腾讯科技:《关注网络谣言治理,腾讯发布〈2017 腾讯公司谣言治理报告〉》(2017 年 12 月 20 日),2018 年 7 月 30 日,http://tech.qq.com/a/20171220/026316.htm。

③ "微健康"是基于微博与微信等平台产生的一种新的健康信息形态与传播方式,强调以短小精悍的图文传播健康信息,其内容具有生活化、碎片化、庞杂性等特征。

④ 石小宏:《"微健康"信息泛滥,靠谱吗?》,《四川日报》2013 年 8 月 20 日第 11 版。

⑤ 徐静:《微信"三大谣"致癌养生丢小孩》,《广州日报》2014 年 12 月 11 日第 A9 版。

传播者。例如，国家卫计委下属的公益热线"12320 卫生热线"于2018 年 2 月 18 日转发微博《过节不值得买阿胶》，① 该文随后被证实存在多处伪信息，引起了不小的社会质疑。但是，这不是个案。曾任甘肃省卫生厅厅长的刘维忠 2015 年发布过偏方，号称"便宜治病"，亦曾引起广泛的争论。② 这体现了政府及其工作人员在利用社交媒体发布健康内容时存在的问题。可以想见的是，如果官方或带有官方性质的组织发布伪健康信息，其社会影响会更加恶劣。这种现象同样令人担忧。

有关健康的"神话"与伪信息得以在新媒体空间中产生和流行，究其原因，主要有：在内容层面，新媒体承载的信息量大，但缺乏专业人士的"把关"和基于科学标准的过滤，信息质量参差不齐。但是，参差不齐的健康信息并不会给人们特别的提示。国际消费者联合会及美国非营利研究机构发表的调查报告显示，49% 的医疗健康及金融信息网站没有发出如何适当使用网站内容的警告信息，62% 的网站在内容上所做的声明模糊不清。③ 在传播渠道层面，互联网和社交媒体提供了丰裕的传播渠道，对于科学的健康信息和非科学的健康信息来说，都获得了传播机会。在传播过程层面，健康信息因为与人们的健康权益密切相关，因而容易在社交平台上形成"病毒式"传播。④ 在信息接收层面，越来越多的人（尤其是年轻人）倾向于在线寻找健康信息。在信息处理层面，受制于有限的知识和经验，个人对健康信息的真伪判断和处理能力与"爆炸的信息"严重不对称。在信息环境与公共治理方面，政府的治理能力难以实时回应这种新情况。总之，健康"神话"或伪健康信息在新媒体空间中的生产与传播，是一个复

---

① 《卫计委 12320 官微就"过节不值得买阿胶"文章致歉》（2018 年 2 月 26 日），2018 年 7 月 30 日，凤凰网（http：//news. ifeng. com/a/20180226/56304892_ 0. shtml）。

② 《甘肃"任督二脉"卫生厅长发布偏方号称便宜治病》（2016 年 10 月 14 日），2018 年 7 月 30 日，凤凰网（http：//news. ifeng. com/a/20151014/44833265_ 0. shtml）。

③ 张自力：《健康传播研究的发展、现状与趋势》，第六届亚太地区媒体与科技和社会发展研讨会会议论文，北京，2008 年 11 月，第 540—545 页。

④ 甘罗嘉、熊一丹：《病毒式传播与网络社会："冰桶挑战"对健康传播的启发》，第九届中国健康传播大会会议论文，北京，2014 年 11 月，第 20—27 页。

杂的社会现象,是多种因素共同作用的结果。

伪健康信息的扩散带来了不可低估的社会危害。从个体层面看,科学的健康信息的传播有助于人们形成正确的"健康认知—信念—行为",健康"神话"与伪健康信息则导致公众形成错误的健康认知,进而诱致非科学的健康行为,对个体的健康产生直接的危害。从社会层面看,伪健康信息的传播挤压科学的健康信息的传播空间,破坏社会的信息环境,而"证伪"或驳倒伪健康信息非常困难且成本高。[①]伪健康信息的泛滥,已成为危害公共健康的一大问题。

近年来中国发生了一系列危害深远的事件,强化了伪健康信息危害的"镁光灯效应"(flashbulb effect)。例如,震惊中外的青年魏则西死亡事件等。对于易感人群来说(例如老人,妇女和儿童,以及某类病患者等),他们因为在某个患病或疼痛时刻需要健康信息与帮助,因此,更容易受到伪健康信息的影响。伪健康信息可能成为他们做出健康决策的依据,从而带来不可预估的健康危害。

因此,系统研究社交媒体中伪健康信息的生产与传播,是一个重要而迫切的课题。本书追踪该问题,从两大方面组织研究:一是伪健康信息的产生与传播,二是伪健康信息的纠正与治理。具体说来,本书基于健康传播的视角,综合运用传播学、社会心理学和情报学的理论与方法,聚焦从内容与传播维度探讨社交媒体中伪健康信息的本体特征与传播规律,并提出求证与甄别微博与微信中伪健康信息的方式方法,以及多元治理其恶性传播的建议,以期为人们准确把握微博与微信中的伪健康信息传播提供引导,从而降低或减少其社会危害。

本书聚焦于讨论社交媒体中的伪健康信息,但在具体研究中并未局限于社交媒体,而是将网络媒体、社交媒体和传统媒体作为"总体性的媒介信息系统"研究,有时还根据研究需要开展它们之间的比较分析。之所以将网络媒体、社交媒体和传统媒体视为一个"总体性的媒介信息系统",主要是因为信息的跨媒体、跨平台流动。特定的伪

---

① Southwell, B. G., & Thorson, E. A., "The Prevalence, Consequence, and Remedy of Misinformation in Mass Media Systems", *Journal of Communication*, Vol. 65, 2015, pp. 589 – 595.

健康信息在各个平台中间"流转"与扩散，形成了信息传播的"循环"（loop），出现了媒体间的信息流动和议程设置。因此，我们在分析其扩散时，既可以区分不同的平台，又难以割裂信息跨平台传播的连续过程。基于微博与微信的研究，密切结合平台的传播特性是题中之义。同时，本书努力反思与挖掘何以超越平台以实现研究的普遍性意义。在此意义上，历史分析和比较分析都有其重要意义。

微博与微信基于社交关系而设计，微博基于弱关系构建，微信基于强关系架构。① 作为技术平台，它们为在线社交提供了新场所。但是，作为技术进步的产物，它们会因技术革新而"过时"。这要求我们思考本书的"时间维系"问题。因此，本书基于微博与微信开展，同时努力思考如何超越"平台"本身，进入社交关系的塑造及其改变层面，讨论伪健康信息基于社交关系的流动，思考这样一些命题：强关系和弱关系如何影响伪健康信息的社交传播？② 在中国的关系社会结构中③伪健康信息的传播有何特殊性？ 在研究过程中，本书基于微博与微信开展，以它们为例，但又努力使研究不限于微博与微信，而是讨论社交关系中伪健康信息的生产与传播。

为何选择研究微博与微信？ 本书主要有如下两点考虑：第一，微博与微信聚焦了大规模的人群，而且它们被人们越来越多地用于健康信息的搜索、分享等活动中。以微信为例，多数医疗机构开通了微信公众号，很多医生在微信中开展专业活动。微信中"流转着"大量健康信息，调查显示，2015 年微信中健康类内容的份额为 14%，④ 其中

---

① 虽然随着微博和微信的发展，尤其是使用人群的扩大和用户社交圈的扩大，这种属性会发生变迁，其间的区分与界限越来越不明显，例如，随着社交圈的扩大，微信也发展了陌生人社交，而且作为公共社交的比重提升，但是，总的来说，微博的公共社交属性强于微信，微信的熟人社交属性强于微博。

② 孙信茹：《微信的"书写"与"勾连"——对一个普米族村民微信群的考察》，《新闻与传播研究》2016 年第 10 期。

③ 对于中国的社会形态，有多种不同的表述，比如伦理社会、道德社会、关系社会等。其中，关系社会是一个重要的描述状态和描述形态。参见边燕杰、张磊《论关系文化与关系社会资本》，《人文杂志》2013 年第 1 期。

④ 凯度：《2016 中国社交媒体影响报告》（2016 年 1 月 29 日），2018 年 8 月 24 日，http：//www.199it.com/archives/435396.html。

健康养生所占的比重最大。[①] 不少网民利用微信获取与传播健康信息,基于大学生的调查研究发现,微信朋友圈是大学生群体获取健康信息最普遍的渠道。[②]

第二,微博与微信的信息传播受到参与者结构和社交关系等因素的影响。通过研究社交媒体中伪健康信息的生产与传播,不仅能够洞悉伪健康信息生产与传播的状况,也有助于考察结构性因素与人口统计学因素如何作用于伪健康信息的传播过程。

总之,本书是基于微博和微信所依赖、维系、形成与转换的社交关系,以及微博与微信的特性,考察基于社交关系的伪健康信息传播。在具体研究中,本书既将微博与微信作为主要的研究对象和资料来源,关注微信与微博对伪健康信息传播的中介,又力求摆脱"个案"(微博与微信作为案例)的影响,讨论一般性的命题。这是媒体研究的应有之义,既关注媒体及其特性,又考察媒体所处的"脉络"。

---

① 腾讯:《关注网络谣言治理,腾讯发布〈2017腾讯公司谣言治理报告〉》(2017年12月20日),2018年8月24日,http://tech.qq.com/a/20171220/026316.htm。

② 张迪、古俊生、邵若斯:《健康信息获取渠道的聚类分析:主动获取与被动接触》,《国际新闻界》2015年第5期。

第 一 章

伪健康信息的内涵、传播
现状及其社会危害

　　长期以来，新闻传播研究关注信息如何传播以及传播效果的问题比较多，但对信息自身的属性（例如信息质量等）关注较少。随着信息社会的到来，信息越来越丰裕并出现了"过剩"，人们逐渐意识到信息属性的区隔功能。例如，信息有真伪之分，质量有优劣之别，其影响和效果发挥的机制自有差异。科学的信息能够帮助人们形成正确的认知，而伪信息则可能诱致错误的认知。因此，在信息过剩的时代，信息质量的问题尤为突出。对于传播过程与传播效果来说，信息真伪是一个关键因素，不能只考虑信息来源。在此意义上，讨论信息的真伪属性及其影响，有助于我们更加深刻地认识信息传播过程及其效果的发生机制。健康信息直接关系着人们的切身利益，在伪健康信息泛滥的今天，考察健康信息的真伪属性及其传播效果，显得迫切而重要。

　　本章节是基础研究，重在厘清伪信息与伪健康信息的概念、特征及其传播现状与社会危害。在论述过程中，本章节注重开展伪健康信息与相关概念之间的比较，以期清晰地辨识伪健康信息的概念及其描述的社会现象与传播问题。

第一节　伪健康信息的概念结构

一　伪健康信息的定义、类型与特征

（一）"伪信息"的定义

信息、物质和能量构成了"物质"世界，并相互依存。物理世界、人类社会、信息空间构成了"三元世界"，物理空间、社会空间、信息空间共同组成了"空间世界"。三个空间场域相互融合，不可分割。从信息科学角度讲，信息是人们对事实与现象的主观反应或描述。而人们对事实的主观反应，存在符合事实本质面目与不符合之别，于是就有了科学的信息和非科学的信息之分。也即是说，在信息的本质上，我们可以将信息区分为真实与非真实、正确与非正确、科学与非科学等类别。

研究伪健康信息，厘清伪信息的定义、产生原因等问题，是必要的研究起点。"伪信息"（misinformation）是社会环境与信息环境的产物，涉及假新闻（fake news）、虚假广告、科学伪信息、政治伪信息、健康伪信息等。伪信息研究横跨心理学、政治学、管理学、新闻传播学、信息科学等多个领域。近来，随着虚假新闻研究的兴起，伪信息吸引着越来越多的研究者关注。

基于伪信息的属性及其传播，可以从不同的维度来理解之。第一，从语义上讲，"伪信息"指的是"信息之伪"，强调宏观的信息系统或者信息环境的属性。在宏观的信息系统或信息环境中，既有真信息，又有伪信息，"伪信息"是这个系统的组成部分。也即是说，伪信息是信息环境的产物，也是信息环境必不可少的一部分，作为"噪音"而存在。

第二，从信息属性上讲，伪信息指的是"虚假的、非科学的信息"。它处在一对矛盾的关系中，强调对信息真伪属性的区分，可以理解为

"伪的信息"。① 这里的"伪"有"假的（false）""非法的（illegal）""自私的"（asocial）、"膨胀的"（inflated）、"过时的"（outdated）、"不符合规律的"（not in accordance with rules）等意涵。从这个意义上看，"伪信息"是信息系统的对立面，它不是真正意义上的信息，而是"非信息"。

第三，在叙事和表达层面，人们对事实的描述，存在正确认知和表述［例如规范事实（Normative facts）、官方事实、民间事实等区隔］，以及错误或扭曲地呈现（misrepresentation）的分野。② 这意味着，人们对信息的表述或呈现可能产生"真伪"，而与信息自身的属性无关，是人们认知差异带来的问题。

第四，伪信息与真信息指向不同的要素，例如谢苗纽克提到，当我们提到"真信息"时，主要是在讲其"逻辑—语义"，而伪信息则相对更侧重"形象—情感"。③ 这意味着，伪信息存在个体认知或感知差异。④ 某人所认知的伪信息，在另一个人看来并不是伪信息（其逻辑类似于"一个人的肉，可能是另一个人的毒药"）。这带来了伪信息被信任的问题。

多重定义维度体现出从立体维度理解伪信息的必要。在操作化层面，我们可以将"伪信息"与真实的信息对应起来理解。"伪与真"作为一对矛盾相对应而出现，二者存在相互转化的辩证关系。讨论伪信息需要在它与真信息的关系中来界定。在此意义上，伪信息是"非真的信息"，而"非假的信息"即是真信息。

"真—伪"框架涉及判断信息真伪之标准，这是一个本体论与认

---

① 李之团、王诚德：《"伪信息"的文化认同》，《长沙理工大学学报》（社会科学版）2013 年第 8 期。

② Tan, A. S., Lee, C. J., & Chae, J., "Exposure to Health（Mis）Information: Lagged Effects on Young Adults' Health Behaviors and Potential Pathways", *Journal of Communication*, Vol. 65, No. 4, 2015, pp. 674 – 698.

③ ［乌克兰］Э. П. 谢苗纽克：《信息科学与社会人文知识》，吴育群摘译，《国外社会科学》2003 年第 4 期。

④ Wylie, L. E., Patihis, L., & McCuller, L. L., "Misinformation Effect in Older Versus Younger Adults: A Meta – analysis and Review", In: Toglia, Ross, Pozzulo and Pica（eds.）, *The Elderly Eyewitness in Court*, East Sussex: Psychology Press, 2014, pp. 52 – 80.

识论相结合的问题。关于真伪的标准,在人类的知识谱系中存在多种讨论。例如,从科学上看,所谓"真",即科学事实,是特定的时间和空间内科学共同体所承认的事实。① 而真的信息(或曰科学的信息)是科学共同体在特定的时间和空间内认可的信息。与之相对应,科学共同体在该时间与空间内认为非真的信息,即是伪信息。

(二)"伪信息"的类型及其特征

纷繁复杂的"伪信息"渗透于人类的政治活动、广告活动、新闻活动等社会活动之中,可以分为如下几种。

一是政治伪信息,主要指的是有关政治议题的伪信息。在政治领域,政府发布的或认可的政策等信息可能夹杂着伪信息。量化分析发现,美国公民接触了多种类型的政治伪信息,如外国政策的伪信息、② 国内政策的伪信息、③ 科学政策的伪信息,④ 乃至关于美国前任总统奥巴马的不实信息⑤等。政府的公共信息中有时夹杂着伪信息。2015 年,在一份由美国州政府为有堕胎需求的妇女提供的资源目录中,其所提及的妊娠中心中,被发现提供了一些错误的信息。北卡罗来纳大学的研究发现,资源目录罗列的 254 个妊娠中心的网站中,203 个网站提供了至少一个假的或误导性的信息。常见的是将堕胎与精神疾病风险联系在一起的伪信息,因其误导性可能导致没有必要的流产。⑥ 政治

---

① 之所以强调"时间—空间"属性,是因为共同体的共识是不断变化的。有时,这种变化体现为科学的进步。

② Gershkoff, A. , & Kushner S. , "Shaping Public Opinion: The 9/11 - Iraq Connection in the Bush Administration's Rhetoric", *Perspectives on Politics* , Vol. 3, No. 3, 2005, pp. 525 - 537.

③ Jerit, J. , & Barabas, J. , "Partisan Perceptual Bias and the Information Environment", *The Journal of Politics* , Vol. 74, No. 3, 2012, pp. 672 - 684.

④ Leiserowitz, A. , Maibach, E. , Roser - Renouf, C. , & Hmielowski, J. D. , *Politics & Global Warming: Democrats, Republicans, Independents, and the Tea Party* , Yale University and George Mason University, New Haven, CT: Yale Project on Climate Change Communication, 2011, pp. 1 - 36.

⑤ Nyhan, B. , & Reifler, J. , "When Corrections Fail: The Persistence of Political Misperceptions", *Political Behavior* , Vol. 32, No. 2, 2010, pp. 303 - 330.

⑥ Bryant, A. G. , Narasimhan, S. , Bryant - Comstock, K. , & Levi, E. E. , "Crisis Pregnancy Center Websites: Information, Misinformation and Disinformation", *Contraception* , Vol. 90, No. 6, 2014, pp. 601 - 605.

伪信息会影响人们的认知、态度与行为。巴特斯（Bartels）发现，人们获得的政治信息会影响他们的政治偏好与政治行为。[1][2][3] 帕塞克（Pasek）和同事在前人研究的基础上，将美国人对政治信息的错误接收与理解区分为"无知"（即缺乏对问题的正确理解）与"误解"（即自信地持有不正确的观念）两种，并且通过两次抽样调查发现，美国的许多成年人对《平价医疗法案》（*Affordable Care Act*）的内容与条款知之甚少，甚至充满误读，而误读的样本人数要远远高于"无知"的人数。他们认为，尽管美国人在 2010 年至 2012 年间开始了解这部法案，但仍然对具体的条款存在误解。[4] 最近，2016 年美国总统大选中的"假新闻"，引起了研究者的广泛关注。

　　二是广告伪信息，即广告中的伪信息。如果说政治伪信息因多种把关力量的存在而不常见的话，那么，广告中的伪信息则较为常见。广告商为了促进产品或服务的销售，有时会在广告宣传时放大产品或服务的优点、性能等，从而生产了伪信息。为了补救欺骗性广告带来的不良影响，美国在 20 世纪 70 年代初的公开辩论中，出现了纠正性广告。[5] 20 世纪 70 年代后期，根据美国联邦贸易委员会（FTC）的要求，涉嫌发布不实广告的莱斯特漱口水广告赞助商制作了"纠正性广告"，成为美国政府对广告伪信息进行政策治理的开端。但从 20 世纪八九十年代开始，纠正性广告很少出现。进入 21 世纪后，美国联邦政

①　Bartels, L. M. , "Uninformed Votes: Information Effects in Presidential Elections", *American Journal of Political Science*, Vol. 40, 1996, pp. 194 – 230.

②　Gilens, M. , "Political Ignorance and Collective Policy Preferences", *The American Political Science Review*, Vol. 95, 2011, pp. 379 – 396.

③　Luskin, R. C. , Fishkin, J. S. , & Jowell, R. , "Considered Opinions: Deliberative Polling in Britain", *British Journal of Political Science*, Vol. 32, No. 3, 2002, pp. 455 – 487.

④　Krosnick, J. , Pasek, J. , & Sood, G. , "Prevalence and Correlates of Misinformation about the Affordable Care Act", *Journal of Communication*, Vol. 65, 2015, pp. 660 – 673.

⑤　Mazis, M. B. , McNeill, D. L. , & Bernhardt, K. L. , "Day – after Recall of Listerine Corrective Commercials", *Journal of Public Policy & Marketing*, Vol. 2, 1983, pp. 29 – 37.

府开始重视纠正性广告,①②③④ 要求对违反广告法(即发布违规广告)的行为进行纠正。例如,2009 年,根据食品和药物管理局(FDA)的警告,美国新泽西州惠比尼医药公司针对发布的一种避孕药广告,制造了直接传递给消费者的纠正性广告。近年来,史密斯(Smith)等学者调查了与烟草公司广告相关的索赔案,他们通过对各方声明的研究发现,各种纠正性广告在一定程度上推翻了人们对吸烟有害的误解。纠正性信息虽可缓解广告中的伪信息所造成的不良影响,在观念(belief)、态度(attitude)和意向(intention)三个层面降低伪信息造成的危害。⑤ 但进一步的研究发现,纠正性广告有时并不能改变人们对原产品的购买意向,甚至部分购买者在观看了纠正性广告后,只记住了原来的伪信息,而不记得更正后的正确信息。⑥ 这意味着,广告中的伪信息所造成的影响,是很难消除的。

三是新闻伪信息,指的是新闻中出现的伪信息。在新闻领域,研究者观察到,美国记者在撰写新闻报道时会遵守"平衡性"原则,在呈现主流科学观点的同时,为了兼顾观点的平衡有时会或多或少地提及"伪信息",从而让读者对事情有全方位的了解。但这种"平衡性"原则其实在一定意义上助长了"伪信息"的传播,因为有些不明真相

---

① Darke, P. R., Ashworth, L., & Ritchie, R. J. B., "Damage from Corrective Advertising: Causes and Cures", *Journal of Marketing*, Vol. 72, 2008, pp. 81 – 97.

② Fintor, L., "Direct – to – Consumer Marketing: How Has it Fared?", *Journal of the National Cancer Institute*, Vol. 94, 2002, pp. 329 – 331.

③ Mazis, M. B., "FTC V. Novartis: The Return of Corrective Advertising?", *Journal of Public Policy & Marketing*, Vol. 20, 2001, pp. 114 – 122.

④ Palumbo, F. B., & Mullins, C. D., "The Development of Direct – to – Consumer Prescription Drug Advertising Regulation", *Food & Drug Law Journal*, Vol. 57, 2002, pp. 423 – 443.

⑤ Smith, P., Bansal – Travers, M., O'Connor, R., & Guardino – Colket, S., et al., "Correcting over 50 Years of Tobacco Industry Misinformation", *American Journal of Preventive Medicine*, Vol. 40, No. 6, 2011, pp. 1 – 698.

⑥ Aikin, K. J., Betts, K. R., O'Donoghue, A. C., Rupert, D. J., Lee, P. K., Amoozegar, J. B., & Southwell, B. G., "Correction of Overstatement and Omission in Direct – to – Consumer Prescription Drug Advertising", *Journal of Communication*, Vol. 65, No. 4, 2015, pp. 598 – 618.

的读者会因此记住"伪信息",而非经过验证的科学观点。[①] 本·戈德契（Ben Goldacre）认为,媒介传递的信息会影响人们的健康行为,而媒体向大众提供的伪信息会导致大众对健康问题的误解。他列举了英国《每日电讯报》三个月内对于"红葡萄酒可预防乳腺癌"这一问题观点截然相反的两篇报道,以及英国《每日邮报》对癌症患者患病原因的错误描述,包括离婚、无线网络、洗浴用品、咖啡等,而预防癌症的方法竟然包括食用面包皮、红辣椒、甘草与咖啡。作者说明,媒体的报道传递了伪健康信息,这会导致读者的误解。[②] 当然,新闻伪信息中可能包括政治伪信息、科学伪信息或伪健康信息等,它们以新闻的形态出现与传播。

四是科学伪信息或伪健康信息,主要指的是与科学问题或健康问题相关的伪信息。

以伪健康信息为例,2014 年,美国消费者联盟的调查显示,约1/3 的美国人认为疫苗会导致自闭症。[③] 尽管这一说法缺乏科学证据,但不少美国民众对此深信不疑。迪克森等人采用控制实验（N = 371）法研究发现,新闻的平衡性原则诱致"疫苗导致自闭症"的伪信息传播,而在新闻报道中增加图片、表格等视觉形式,可以有助于传递科学的健康信息,帮助读者获得正确的信息。[④] 但是,使用图片、表格等报道手段有其局限性,因为只有掌握基本科学常识的记者才能通过视觉形式传递正确的信息。同理,只有具有基本科学常识的读者才能根据图片传递的信息获得正确的信息。因此,如何普及科学常识是核心的问题。

---

① Dixon, G. N., McKeever, B. W., Holton, A. E., Clarke, C., & Eosco, G., "The Power of a Picture: Overcoming Scientific Misinformation by Communicating Weight – of – Evidence Information with Visual Exemplars", *Journal of Communication*, Vol. 65, No. 4, 2015, pp. 639 – 659.

② Goldacre, B., "Media Misinformation and Health Behaviours", *Cancer and Society*, Vol. 10, No. 9, 2009, p. 848.

③ Oliver, J. E., & Wood, M. A., "Medical Conspiracy Theories and Health Behaviors in the United States", *JAMA Internal Medicine*, Vol. 174, No. 5, 2014, pp. 817 – 818.

④ Dixon, G. N., McKeever, B. W., Holton, A. E., Clarke, C., & Eosco, G., "The Power of a Picture: Overcoming Scientific Misinformation by Communicating Weight – of – Evidence Information with Visual Exemplars", *Journal of Communication*, Vol. 65, No. 4, 2015, pp. 639 – 659.

总之，从内容属性上看，伪信息包括了政治伪信息、新闻伪信息、广告伪信息与科学伪信息或伪健康信息等类型。伪信息在不同领域的存在，并跨领域或跨平台流通，创造了不同学科间合作研究的可能性。

社交媒体兴起后，其中出现了诸多伪信息，引发了学界的关注。其中，Twitter 因为在热点事件中的信息传播速度、适用性等特征，一直是社交媒体和谣言研究的焦点。[①] 研究发现，Twitter 构成了一个社会网络，由于"Retweet"（转发）功能，谣言可以被快速且稳定地传播。当谣言传递到"Twitter 名人"或有一定数量的追随者处时，就会引发更多的关注，甚至形成焦点话题。[②] 阿奎斯蒂和格罗斯（Acquisti & Gross）的研究表明，Facebook 的用户高度信任社交网站、自己加的 Facebook 好友以及来自其他 Facebook 用户（包括朋友的朋友）所发布的信息。[③] 杰西卡（Korda）和同事进一步指出，社交媒体加速了信息的传递与交互，并提供了促进健康和行为改变的信息，但也导致伪信息的传播加速，影响范围扩大，纠正的难度也随之加大。[④]

二　伪信息的来源与扩散的原因

（一）伪信息的来源

莱万多夫（Lewan dowsky）等人指出，伪信息可能来自迷信、神话、民间传说或误解；可能源于不正确的解释或缺乏对事实的仔细观

---

① Mendoza, M., Poblete, B., & Castillo, C., Twitter Under Crisis: Can We Trust What We RT? (Paper Represented at Proceedings of the First Workshop on Social Media Analytics, New York, United States, 2010), pp. 71 – 79. Oh, O., Kwon, K. H., & Rao, H. R., An Exploration of Social Media in Extreme Events: Rumor Theory and Twitter During the Haiti Earthquake, (Paper Represented at International Conference on Information Systems, Saint Louis, Missouri, USA, 2010), p. 231. Qazvinian, V., Rosengren, E., Radev, D. R., & Mei, Q., Rumor Has it: Identifying Misinformation in Microblogs, (Paper Represented at Proceedings of the 2011 Conference on Empirical Methods in Natural Language Processing, Edinburgh, UK, 2011), pp. 1589 – 1599.

② Situngkir, H., "Spread of Hoax in Social Media", SSRN Electronic Journal, 2011, pp. 1 – 7.

③ Acquisti, A., Gross, R., "Imagined Communities: Awareness, Information Sharing, and Privacy on the Facebook", Lecture Notes in Computer Science, Vol. 4258, 2006, pp. 36 – 58.

④ Korda, H., & Itani, Z., "Harnessing Social Media for Health Promotion and Behavior Change", Health Promotion Practice, Vol. 14, No. 1, 2013, pp. 15 – 23.

察；可能基于错误的判断；也可能出于完全缺乏依据的道听途说。具体说来，人们接收的"伪信息"，主要来自以下几个渠道。[①]

（1）谣言与小说。不少谣言附载于神话传说或小说故事之中。一个容易被忽视的现象是，即使是小说中蕴含的伪信息，也有可能引起人们对事实的持续性误解。

（2）政府与政治家。政府与政治家有时出于某些目的（诸如打击竞争对手或者发起社会运动等）发布伪信息，构成了伪信息的重要来源，而且因其权威性可能带来更加恶劣的影响。

（3）利益集团。企业等利益集团通过发布伪信息来影响舆论，从而维护自身利益，这已是一种司空见惯的做法，而且拥有一段有据可查的长期历史。有时，非营利性组织也会发布不实信息，这加剧了人们的担忧。

（4）媒体。媒体有时是伪信息的源头之一，媒体从业者常常因为缺乏严谨认真的态度或科学知识而传播伪信息，从而误导公众认知。互联网和新媒体促进了伪信息的快速、广泛传播，放大了其带来的不良影响。

（二）伪信息流行的原因

那么，伪信息何以流行？这是公众和研究者共同感兴趣的话题。剖析伪信息流行的原因，有助于我们遏制伪信息的传播。研究者从不同的学科入手，试图回答这一问题。例如，从生物学角度看，吉尔伯特（Gilbert）等学者通过研究人类大脑结构，分析了伪信息流行的原因。他们认为，人类大脑天生就更愿意接受和记忆已经读过的信息，即使接收的信息是伪信息。[②]

从信息传播角度看，莱万多夫斯基等学者指出，在多数情况下，人们都倾向于接受新信息而不是怀疑它，特别是当伪信息与之前的信

---

① Lewandowsky, S., Ecker, U. K., Seifert, C. M., Schwarz, N., & Cook, J., "Misinformation and Its Correction: Continued Influence and Successful Debiasing", *Psychological Science in the Public Interest*, Vol. 13, No. 3, 2015, pp. 106 – 131.

② Gilbert, D. T., Tafarodi, R. W., & Malone, P. S., "You Can't not Believe Everything You Read", *Journal of Personality and Social Psychology*, Vol. 65, No. 2, 1993, p. 221.

念和预设的判断相符时,人们对伪信息就更加深信不疑。① 这促使研究者开始思考,如何克服因与自身信念相悖而选择不相信纠正性信息的问题。在心理学研究中,艾伯森(Albertson)发现在政治领域,愤怒、焦虑等情绪影响了人们对新的政治信息的处理。② 威克斯(Weeks)提供了新的证据来回答这个问题。他审视了人类的情绪,尤其是愤怒和焦虑是如何增强或抑制党派动机的。他发现,愤怒会让人更倾向于确认原先的观念,更具有党派倾向而非接受正确的观点;而焦虑则相反。因此,他推荐利用人们的焦虑情绪来帮助大家更新观念与接收正确的信息。③

格兰特尔(Granter)及其同事基于对研究文献的考察,探究了研究文献中的伪信息何以传播,且持续影响多年的原因。他们认为根本原因在于对材料的片面理解或误解。具体原因有:(1)语义和术语问题,同一术语在不同的语境下有不同的意涵,而同一术语在过去和现在也可能有不同的释义,片面地理解可能导致伪信息的产生。(2)对参考文献的滥用,参考文献过多也意味着不确定性的增多,较老的研究文献未必适应当下的社会环境与研究环境。参考文献太多意味着作者投入每一篇文献的时间与精力有限,因此可能导致误解或误读。(3)即使是引用权威期刊或科学杂志上的文章,也无法完全保证引用的信息不被误读。④

从伪信息治理层面看,美国等国家针对谣言和伪信息的抑制措施大多发生在它们被传播之后,而非"事前控制"。例如,美国食品与药物管理局(FDA)在2014年成立了"坏广告"项目,任何人都可

---

① Lewandowsky, S., Ecker, U. K., Seifert, C. M., Schwarz, N., & Cook, J., "Misinformation and Its Correction: Continued Influence and Successful Debiasing", *Psychological Science in the Public Interest*, Vol. 13, No. 3, 2015, pp. 106 – 131.

② Albertson, B., & Gadarian, S., *Anxious Politics: Democratic Citizenship in a Threatening World*, Cambridge: Cambridge University Press, 2015, pp. 92 – 97.

③ Weeks, B., "Emotions, Partisanship, and Misperceptions: How Anger and Anxiety Moderate the Effect of Partisan Bias on Susceptibility to Political Misinformation", *Journal of Communication*, Vol. 65, No. 4, 2015, pp. 699 – 719.

④ Wilson, M. L., "The Persistence of Misinformation", *American Society for Clinical Pathology*, Vol. 144, 2015, pp. 359 – 360.

以向其举报不实广告。[①] 但是这种管理措施只能治理已经扩散的伪信息，难以起到预防作用。[②] 而集权制或威权制国家则不然，它们更注重对信息的事前控制。此外，对伪信息的纠正和治理需要耗费大量人力、物力、财力，不仅需要在信息建设方面投入，还需要保证纠正性信息的传播渠道畅通。理想的情形是纠正性信息获得不亚于伪信息传播的覆盖率，这在执行时困难重重。[③]

三 伪健康信息的定义及其区隔

(一) 伪健康信息与科学的健康信息

所谓健康信息，简言之，是指与大众、病患者及其家属有关的健康和医学资讯。健康信息涉及人们切身利益，内容丰富。以内容作为分类标准，中国台湾学者陈源昌将健康信息划分为保健新闻、一般保健、重大疾病、老人保健、妇女保健、男性保健、婴幼儿健康、两性关系、美容保养、体重控制、心理卫生、食品营养、医学新知、另类医疗及医师论著 15 种类型。[④]

伪健康信息与健康信息相对应而存在。但是，界定伪健康信息并非易事。Tan 等人指出，应以"此时"（此刻、当下）的专业共同体的共识作为判断信息真伪的标准。[⑤] 之所以强调"此时"，是因为事实、知识以及专业共同体的共识会随着时间的改变而变化。那么，接下来的问题是，何谓科学（或专业）共同体的共识？根据范·德林登

---

① Food and Drug Administration（FDA），"Truthful Prescription Drug Advertising and Promotion"，2014，2020 – 05 – 08，http：//www. fda. gov/drugs/guidancecomplianceregulatoryinformation/surveillance/drugmarketingadvertisingandcommunications/ucm209384. htm.

② Southwell, B. G. , & Thorson, E. A. , "The Prevalence, Consequence, and Remedy of Misinformation in Mass Media Systems", *Journal of Communication*, Vol. 65, 2015, pp. 589 – 595.

③ Kendeou, P. , Walsh, E. K. , Smith, E. R. , & O'Brien, E. J. , "Knowledge Revision Processes in Refutation Texts", *Discourse Processes*, Vol. 51, 2014, pp. 374 – 397.

④ 转引自黄冠英《台湾大学生网络健康信息使用调查》，硕士学位论文，（台湾）中山大学医务管理研究所，2006 年，第 3 页。

⑤ Tan, A. S. , Lee, C. J. , & Chae, J. , "Exposure to Health（Mis）Information：Lagged Effects on Young Adults' Health Behaviors and Potential Pathways", *Jouranal of Communication*, Vol. 65, No. 4, 2015, pp. 674 – 698.

(van der Linden)的研究,所谓科学(或专业)共同体的共识,指的是某一科学(或专业)共同体内绝大多数人(例如97%的专业人士[①])都认可的事实、结论或规则。当然,这种共识是一个变化的过程,限定在特定的时间和空间范围内。依循这一逻辑,本书认为,伪健康信息是被"此时"的医学专业共同体据其现有的知识和共识,认定为假(非真的、非科学的)的健康信息。从表面上看,伪健康信息以传播健康信息为目的,但其在本质上却违背了科学规律,是伪科学的重要类型[②③]。它们以虚假健康广告或健康知识、被事后证实是非真的健康谣言、健康流言(或传言)等形式存在,具有非科学性、时空性、敏感性、欺骗性、误导性等特征。

从科学事实(scientific facts)角度考察,伪健康信息是与科学的健康信息相对的概念。从信息构成及传播角度看,伪健康信息在构成、论据与论证逻辑、建构方法与过程、传播目的、传播过程等方面显著地区别于科学的健康信息,甚至是截然相反。(1)从信息构成上看,伪健康信息中的关键内容或核心信息是"非真的"(非科学的),常常会导致人们形成错误的健康认知(misperception)或诱致不正确的健康行为。(2)从论据及论证逻辑上看,伪健康信息中的论据要么是非科学的,要么在论证的"逻辑链条"中不能支持科学的结论(论点),这是伪健康信息与科学的健康信息之间重要的区别。(3)从建构信息的方法或过程上看,伪健康信息以类似于科学的健康信息的方式建构,但并没有多少科学知识或科学研究支撑,或者相关的科学知识已停止更新。[④](4)从信息传播目的上看,科学的健康信息旨在传播健康知识以助力人们提升生活质量,具有公益性;而伪健康信息常常出于商业目的或个人的主观思考而传播。(5)从信息传播过程上看,伪健康

---

① Van der Linden, S. L., Leiserowitz, A. A., Feinberg, G. D., & Maibach, E. W., "How to Communicate the Scientific Consensus on Climate Change: Plain Facts, Pie Charts or Metaphors?", *Climatic Change*, Vol. 126, 2014, pp. 255–262.

② 吕媛媛、胡光:《科技传播中的伪科学现象分析》,《文化学刊》2010年第2期。

③ 郑怡卉:《新闻中的"伪科学"内容分析研究》,《新闻学研究》(台北)2013年第6期。

④ Martin, M., "Pseudoscience, the Paranormal, and Science Education", *Science & Education*, Vol. 3, No. 4, 1994, pp. 357–371.

信息因包含着耸人听闻的或诉诸恐惧的内容，容易以群体感染的"非常态"形式传播。

（二）伪健康信息与健康谣言等的区隔

为了更好地界定和认识伪健康信息，有必要厘清它与相邻概念，比如健康谣言、流言、传言、虚假健康广告等的关系。谣言在人类社会存在已久，早期社会的传说、逸事、秘闻等都可能是谣言的"原型"，但是受众对谣言司空见惯，是现代社会才出现的现象。因为谣言在现代社会日益生活化，逐渐脱去了神圣或神秘的外衣，人们开始从日常生活角度看待谣言。

系统的谣言研究起源于二战时期，研究者利用实验法进行研究。后来，随着谣言的影响不断扩大，相关研究持续发展。学者们最初着眼于从宏观思辨角度追溯谣言，后来逐渐转向传播学、社会学、社会心理学、公共关系学、管理学等多个学术视角。[1]

关于谣言的概念一直众说纷纭。耶格（Jaeger）等人将谣言定义为"对信念的普遍循环，不确定其真实性的命题"[2]。迪丰佐（Di-Fonzo）等人从叙事角度，将谣言定义为"流通中未经证实的语句"[3]。对于谣言何以被人们接收或信任，耶格等人认为，导致谣言传播率高的原因有三个：信息接收者的焦虑、从表面上看似"合理可信"的信息，以及对来自同行而非权威人物信息的认可。[4] 巴克纳（Buckner）

---

① 史尚静：《微博谣言传播与辟谣方式研究》，硕士学位论文，山东师范大学，2013年，第14页。

② Jaeger, M. E., Anthony, S., & Rosnow, R. L., "Who Hears What from Whom and with What Effect a Study of Rumor", *Personality and Social Psychology Bulletin*, Vol. 6, No. 3, 1980, pp. 473 – 478.

③ DiFonzo, N., & Bordia, P., *Rumor Psychology: Social and Organizational Approaches*, Washington, DC: American Psychological Association, 2007, pp. 11 – 34. DiFonzo, N., & Bordia, P., "Rumor, Gossip and Urban Legends", *Diogenes*, Vol. 54, No. 1, 2007, pp. 19 – 35. DiFonzo, N., Robinson, N. M., Suls, J. M., & Rini, C., "Rumors about Cancer: Content, Sources, Coping, Transmission, and Belief", *Journal of Health Communication*, Vol. 17, No. 9, 2012, pp. 1099 – 1115.

④ Jaeger, M. E., Anthony, S., & Rosnow, R. L., "Who Hears What from Whom and with What Effect A Study of Rumor", *Personality and Social Psychology Bulletin*, Vol. 6, No. 3, 1980, pp. 473 – 478.

指出，人们接收谣言的语境、接收者的背景与谣言的背景等因素，影响着人们对谣言的接收。①

结合这些"谣言"的定义及影响人们接收谣言的因素，本书认为，从信息属性上讲，"谣言"是未经证实的却被大众关注且广为传播的信息。从叙事上讲，谣言可以是虚假的、非真的信息，也可以是先前未经官方（或权威机构）证实，后来却被证明是与事实相契合的信息。一般说来，谣言具有如下特征：通常是缺乏事实依据的、未经证实的信息，② 在信息沟通与人际交流中产生，在社会中广为流传。③

谣言是一种集体行为，群体或集体会为了某种目的而传播谣言。④ 谣言的产生和传播，与社会、政治环境及媒介体制等因素有关。有论者指出，"谣言事关社会变革，事关生活中越来越常出现的陌生人。陌生人被阐释为恶魔或非常危险的生物，所以你要么驱逐他们，要么忽视他们，要么处决他们"⑤。在这个意义上，谣言被赋予了重要的社会意义。例如，1945 年 8 月流传的一则谣言，称俄国对日本宣战是以获得原子弹的秘密作为交易条件的。⑥ 造谣者抓住了厌恶俄国人及讨厌华盛顿政府的人的心理，企图让谣言在这些人群中传播开来，从而达到自己的政治目的。谣言的产生与扩散有其语境，源于产生与传播谣言的社会心理不同，有研究者注意到了这一问题，主张将谣言置于中国特定的政治环境和社会生态中考量，结合"中国"这一变量，设

---

① Buckner, H. T., "A Theory of Rumor Transmission", *Public Opinion Quarterly*, Vol. 29, 1965, pp. 54 – 70.

② Allport, W. G., & Postman, L. J., *The Psychology of Rumour*, New York: Holt, Rinehart and Winston, 1947, p. 8. Peterson, W. A., & Gist, N. P., "Rumor and Public Opinion", *American Journal of Sociology*, Vol. 57, No. 2, 1951, pp. 159 – 167.

③ Kapferer, J. N., "Le Contrôle des Rumeurs", *Communications*, Vol. 52, No. 1, 1990, pp. 99 – 118.

④ Fisher, D. R., "Rumoring Theory and the Internet", *Social Science Computer Review*, Vol. 16, No. 2, 1998, pp. 158 – 168.

⑤ 界面新闻：《专访田海：〈叫魂〉是本好书但孔飞力不能只用一个例子来证明观点》（2017 年 6 月 5 日），2018 年 7 月 31 日，https://www.jiemian.com/article/1369148.html。

⑥ ［美］奥尔波特：《谣言心理学》，刘水平、梁元元、黄鹂译，辽宁教育出版社 2003 年版，第 19 页。

定谣言的指标体系。[1]

结合伪信息的定义，"谣言"与"伪信息"在特征方面有着相似的部分。不过，总的来说，伪健康信息（偏向于"misinformation"）与健康谣言（rumor，偏向于"disinformation"）既有联系又有区别。从相互联系角度看，事后被证明是非真的健康谣言是伪健康信息的重要类型。从相互区别角度看，健康谣言是动态的和过程的产物，即以谣言的形式传播或在传播的过程中是谣言（但受众或用户可能不认为其是谣言），但事后可能被证实或证伪；伪健康信息自始至终都是非真的、非科学的信息。"伪信息"是在目前科学共同体或专业共同体的理性范围内，被证明为非真的或含有非真元素的信息，其内涵更多地关注信息的真实度与精准度。这意味着，谣言偏向传播过程，而伪健康信息强调信息本身的真伪属性。总之，"伪信息"与"谣言"如两个相交的集合，有内涵重叠的部分，但也各有意涵，不尽相同。

不过，在伪健康信息与健康谣言的关系上，出现了不同的表述，乃至争论。在坦（Tan）等人看来，伪健康信息是不包括健康谣言的。因为谣言中间可能包括真实的信息。[2] 但是，根据迪丰佐（DiFonzo）及其同事对谣言概念的解释，"未经证实的声明不一定是不真实的，谣言也可能（有时候被证明）是真的"，而且"谣言的推测性质是它的中心特征"。[3] 这意味着，通过谣言可以逼迫真相出场，[4] 那么这部分事后被证实是真实的健康"谣言"，就不是伪健康信息，这是合理的。但是，坦（Tan）等人将所有的健康谣言都排除在伪健康信息之外，却又是不合理的。原因在于，坦（Tan）等人未细致区分健康谣言事后被证伪或证实的情况（虽然这比较困难），而一概认为伪健康

① 郭小安、王国华：《谣言定性与定量的再思考》，《情报杂志》2012 年第 10 期。

② Tan, A. S., Lee, C. J., & Chae, J., "Exposure to Health (Mis) Information: Lagged Effects on Young Adults' Health Behaviors and Potential Pathways", *Jouranal of Communication*, Vol. 65, No. 4, 2015, pp. 674 – 698.

③ DiFonzo, N., & Bordia, P., *Rumor Psychology: Social and Organizational Approaches*, Washington, DC: American Psychological Association, 2007, pp. 35 – 69.

④ 雷霞：《谣言：概念演变与发展》，《新闻与传播研究》2016 年第 9 期。

信息不包括健康谣言。① 本书从严谨的角度,将事后被科学共同体依据当下的知识和共识,认为是非真的健康谣言界定为伪健康信息,而且是伪健康信息的一种重要类型。从研究的角度讲,学界对谣言进行了丰富的研究,这些研究成果能够被伪健康信息传播研究借鉴与吸收。

更进一步分析健康谣言和伪健康信息的关系,谣言作为一个传播过程,经常以传播事件的形态进入公众视野。例如,日本大地震期间国人的抢盐事件。② 而伪健康信息的范围更为广泛,它们可以是传播事件,也可以是日常生活中存在的信息,甚至并没有引起人们足够的重视。以中国的伪健康信息为例,来自中医养生保健的某些未经证实或证伪的、或被误解的知识,或者某些不言自明但却过时的信息,是伪健康信息的来源。这意味着,健康谣言是"大的"(或多的)伪信息,有时候还是传播事件或者媒介事件。而伪健康信息可以是传播事件,也可以是"微小的"、司空见惯的,有点类似于政治糗闻。③

关于伪健康信息与健康流言、健康传言、虚假健康广告的关系,笔者认为,被证实为是虚假的健康流言和传言,是伪健康信息的一部分,也是伪健康信息的重要来源。虚假健康广告是生产与传播伪健康信息的重要源头,它们将商业利益带入了健康传播场域。有些伪健康信息是个体或组织无意识生产和传播的,并没有受到特定目的的指引。但是,虚假健康广告是出于商业利益的目的,有意识地生产与传播伪健康信息,甚至是一种有组织的行为,其危害不容忽视。这提示我们,研究伪健康信息,需要关注商业利益的植入与影响。

---

① Tan, A. S., Lee, C. J., & Chae, J., "Exposure to Health (Mis) Information: Lagged Effects on Young Adults' Health Behaviors and Potential Pathways", *Jouranal of Communication*, Vol. 65, No. 4, 2015, pp. 674 – 698.

② Rosnow, R. L., "Rumor as Communication: A Contextualist Approach", *Journal of Communication*, Vol. 38, No. 1, 1988, pp. 12 – 28.

③ 周树华、单舟:《政坛无小节:政治糗闻在总统选举报道中的角色分析》,《传播与社会学刊》2017 年第 42 期。

四 伪健康信息的主要类型

分类是我们认识世界的方法论，对深入理解伪健康信息必不可少。[①] 不过，由于伪健康信息纷繁复杂，对其细分比较困难。辟谣类网站对伪健康信息按照内容进行划分，主要包括食品安全、癌症、养生运动、雾霾等。[②] 这些分类的实用性强，学术性较弱，而且难免有遗漏。但从学理角度如何分类，目前尚没有定论。谣言研究积累了不少分类的研究成果。例如，基于网络谣言的叙事特征，波迪亚（Bordia）等人将它们分为验证型、忧虑型、疑问型、谨慎型、不信任型、信任型、未分类，共 7 类。[③] 后来，波迪亚（Bordia）和迪丰佐（DiFonzo）在此基础上提出了更为详尽的 14 类分法。[④] 张鹏等人从认知角度，将网络谣言分为简单谣言、复杂谣言、不明确谣言（模糊谣言）3 种类型。[⑤]

结合伪健康信息传播的现状及纠正它们的实践，本书将中国当下流行的主要的伪健康信息分类如下：疾病类、养生保健类、运动休闲类、美容类、食品类、药物类、环境类等。基于这些分类，我们可以开展必要的比较研究。不同类型的伪健康信息在生产与传播方面存在诸多差异，透过考察其差异，可以概括出伪健康信息生产与传播及其纠正的一般性规律。

本书使用伪健康信息的概念，一则是因为其涵盖内容广（包括了事后被证明是非真的健康谣言等），能够准确概括与健康议题相关的伪信息。二则是因为谣言常常被"污名化"，影响了我们对其的客观

---

① ［英］玛丽·道格拉斯：《洁净与危险》，黄剑波、柳博赟、卢忱译，民族出版社 2008 年版，第 9 页。

② 王胜源：《新媒体背景下伪健康信息的传播与治理——以果壳网"流言百科"证伪的医学健康类信息为例》，《科技传播》2015 年第 2 期。

③ Bordia, P., & Rosnow, R. L., "Rumor Rest Stops on the Information Highway Transmission Patterns in a Computer-mediated Rumor Chain", *Human Communication Research*, Vol. 25, No. 2, pp. 163–179.

④ Bordia, P., Difonzo, N., "Problems Solving in Social Interactions on the Internet: Rumor as Social Cognition", *Social Psychology Quarterly*, Vol. 67, 2004, pp. 33–49.

⑤ 张鹏、兰月新、李昊青、瞿志凯：《基于认知过程的网络谣言综合分类方法研究》，《图书与情报》2016 年第 4 期。

认知与科学应对。三则是可以以引入伪信息的视角和理论讨论伪健康信息及其纠正的问题。不过，在后文阐述纠正伪健康信息以及纠正性信息（或曰纠正性健康信息）时，由于对谣言的澄清与纠正常常使用"辟谣"一词，在本书的一些地方为了跟原始文献或现实语境保持一致，亦使用了"辟谣"一词，指的是对健康谣言的干预和纠正。

第二节　伪健康信息的传播特性

从传播角度看，伪健康信息具有如下特性。

（1）从传播者角度看，部分伪健康信息的传播具有目的性，不少商业组织或出于宣传自己的产品与服务的目的，或出于打击竞争对手的目的，以虚假的健康广告等形式传播伪健康信息。当然，不少伪健康信息的传播并不具备特定的目的，例如个体无意识的传播。不过，个体无意识的传播表明人们对伪健康信息的辨识程度低，同样令人担忧。[①]

（2）从传播内容上看，不少伪健康信息跟个体体验或生活经验有关（如喝橙汁治疗感冒），是"生活化的"信息。但它们常常是缺乏逻辑的、不完整的、没有行动细节的信息。例如，喝橙汁能够治愈哪种类型的感冒，应该怎么喝，需要注意什么问题，这些重要的行为信息伪健康信息常常都不会提及。这意味着，伪健康信息在信息构成方面，兼具生活化与"去生活化"的特征。

（3）从信息传播过程上看，伪健康信息因包含耸人听闻的或诉诸恐惧的内容，容易以群体感染的"非常态"形式传播。人们可能在自觉或不自觉的状态下介入了伪健康信息的传播过程。

（4）从传播效果层面看，伪健康信息的传播效果具有不确定性。

---

① 例如，"提醒家人今晚12：30—3：30请务必关机：电视已经宣布了这一消息。请仔细阅读一下和照顾好自己。告诉你其他的亲爱的亲人和朋友：今天晚上12：30—凌晨3：30，极度危险的、高辐射的宇宙射线将会贴近地球而通过。所以，请关掉你的手机，不要让你的手机靠近你的身体，可能会造成伤亡或者损坏。请告知这条消息给你关心的人，晚上记得关机，记得群发给你的朋友，关爱身边的每一个人——群发，电视播报中央13台新闻！"（来自2018年2月1日流传于微信群的信息）

伪健康信息常常以模糊的状态出现，信息内容、传播过程与社会影响等具有不确定性。从信息内容上讲，有些信息没有科学的结论或者在"此时此刻"科学并不能给出一个确定的结论。对于接收者来说，有些伪健康信息真伪难辨，而且不同的个体对伪健康信息的识别是有差异的。从传播过程看，有些伪健康信息在传播中带来了新的不确定性，比如受到人际传播等因素的影响，出现了内容的"变体"。从社会影响上看，伪健康信息对人们的影响以及产生了何种影响，常常是不确定的。

不过，我们应当辩证地看待不确定性。当人们不能从正式渠道（如新闻媒体或权威信源）获取足够的信息时，不确定性的心理诱使人们通过造谣、传谣来寻求"补偿"不确定性会导致社会恐慌，[1] 也会刺激人们采取保护性行为。从科学发展角度看，某些科学结论尚处于发展或争议之中。例如转基因问题，其在"当下的"语境中没有达至科学的定论，不确定性是其内在属性。这与"信息"构成了内在的冲突。信息是消除人们某种不确定性的东西，消除不确定性是信息的本质属性，也是人们接收信息的诉求。因此，人们倾向于从信息中接收自己确信的东西，"宁可信其有，不可信其无"的心理是选择性接收的机制之一。这造成了科学的不确定性与人们的信息接收心理之间的张力。这是科学发展过程中的正常现象，也是无法在"当下"解决的问题。对于不确定性的科学信息，如何面向公众开展传播，例如报纸如何报道不确定性的科学信息，[2] 如何在传播的过程中避免产生伪信息，是科普传播需要注意的问题。

---

① Bordia, P., & Difonzo, N., "A Tale of Two Corporations: Managing Uncertainty During Organizational Change", *Human Resource Management*, Vol. 37, 1998, pp. 295 – 303.

② Dumas – Mallet, E., Smith, A., Boraud, T., & Gonon, F., "Scientific Uncertainty in the Press: How Newspapers Describe Initial Biomedical Findings", *Science Communication*, Vol. 40, No. 1, 2018, pp. 124 – 141.

第三节　伪健康信息的传播现状及其社会危害

伪信息的泛滥已经成为当下的传播"景观"之一。伪健康信息的扩散淹没了可靠的信息来源，进而导致公众的"信息混乱"，并会诱致伪健康信息更大范围的传播。[①] 这种现象引起了广泛的关注和担忧。《2017 腾讯公司谣言治理报告》显示，与健康养生相关的谣言所占的比重最大，[②] 而健康谣言占据着微信谣言的前两名。[③] 在 2018 年，健康信息作为谣言频发的第一大"灾区"，约占该年度全部谣言的 40%。[④] 泛滥的伪健康信息诱致用户形成错误的健康认知，乃至采取不当的健康行为，是公共健康的一大威胁。例如，引发社会广泛关注的"青年魏则西死亡"事件以及"权健"保健品事件等。

由于我国社交媒体的用户规模庞大，大量的伪健康信息在社交媒体中传播，对人们产生了不可低估的影响。在量化角度，兰月新等人主张从扩散广度、内容热度、态度倾向三个维度建立网络谣言影响力的评价体系。[⑤] 从思辨角度分析，本书认为伪健康信息的危害主要体现在个体层面和社会层面。

首先，从个体层面看，伪健康信息会诱致错误的健康观念或不当的健康行为，进而对个体造成生理或心理上的伤害。1993 年，一项针对在玻利维亚市场工作的艾马拉妇女的调查显示，74% 的妇女由于种种原因选择避孕来逃避成为母亲。但因为对性、避孕方法的错误认识，

---

① Mian, A., & Khan, S., "Coronavirus: The Spread of Misinformation", *BMC Medicine*, Vol. 18, No. 1, 2020, pp. 18 – 19.

② 腾讯科技：《关注网络谣言治理，腾讯发布〈2017 腾讯公司谣言治理报告〉》（2017 年 12 月 20 日），2020 年 4 月 17 日，http://tech.qq.com/a/20171220/026316.htm。

③ 徐静：《微信"三大谣"致癌养生丢小孩》，《广州日报》2014 年 12 月 11 日第 A9 版。

④ 今日头条：《2018 健康类辟谣资讯新趋势报告》（2018 年 10 月 22 日），2020 年 4 月 17 日，http://www.199it.com/archives/785014.html。

⑤ 戎蕊、兰月新、戴艳梅、赵丽娟：《网络谣言影响力因素评价体系及策略研究》，《现代情报》2014 年第 10 期。

许多妇女为了流产而故意伤害自己，诸如选择跳卡车等，造成了对身心健康的严重危害。① 威尔克斯（Wilkes）等人研究发现，即使人们相信、理解并随后接受了纠正性信息，但伪信息的影响依旧不能完全消除，其造成的影响依旧存在。② 以雾霾伪信息为例，一些雾霾伪信息打着"提醒人们保护自己"的旗号，渲染、夸大事实，或者传递非科学的信息，误导大众。例如，微信中的不少文章大肆提供"防霾食谱"，将人们防霾的注意力放在"食补"上。这不仅于事无补，还容易导致人们忽视采取真正能够防霾的举措（如戴口罩、少开私家车等）。

社交媒体中的伪健康信息对老年群体的影响尤为严重，需要引起更多的重视。以微信为例，因其使用的便利性，越来越多的老年人加入了微信的"使用大军"。③ 老年人使用微信的情形有多种，④ 包括为了和子孙辈沟通，或者为了跟上时代变化和重新社会化，等等。因为老年群体更为关注身体健康和养生问题，因此，他们较多地使用社交媒体来获取和传递健康信息。但其信息的过滤能力相对较差，而且会因存在病痛而对某些健康信息更感兴趣，从而更容易受到这些健康信息的影响。

随着老年群体越来越多地使用微信，他们还扮演起伪健康信息传播的"志愿大军"的角色。老年人不仅关注自己的健康，还关心子孙辈的健康问题，因此有意无意地向子孙辈传播健康信息，但常常不能甄别转发的信息的真伪。这形成了一个悖论，一方面老年网民的数量与微信用户在上升，另一方面因为老年人的话语权不够，信息过滤能力不足，他们较多地接收健康信息，主动发出老年人自己的声音较少，对伪健康信息开展求证与纠正的行为较少。有时，一些商家本着"老

①　Schuler, S. R., Choque, M. E., & Rance, S., "Misinformation, Mistrust, and Mistreatment: Family Planning Among Bolivian Market Women", *Stud Fam Plann*, Vol. 25, 1994, pp. 211 – 221.

②　Wilkes, A. L., & Leatherbarrow, M., "Editing Episodic Memory Following the Identification of Error", *Quarterly Journal of Experimental Psychology*, Vol. 40, 1988, pp. 361 – 387.

③　腾讯科技：《2016 微信数据报告》（2016 年 12 月 28 日），2018 年 7 月 31 日，http://tech. qq. com/a/20161228/018057. htm#p = 1。

④　吴丹：《老年人网络健康信息查询行为研究》，武汉大学出版社 2017 年版，第 3 页。

人和小孩的钱容易赚”的理念，有目的地生产与传播针对老年人的伪信息（例如养生保健商品或服务，食疗预防或治疗癌症的某些做法等），成为伪健康信息的来源之一。这一问题的成因跟老龄化社会有关，也跟越来越多的老人接触和使用互联网但网络信息素养低有关，是媒体和社会双重因素作用的结果。

这引出了一个重要的问题，即社交媒体中的伪健康信息对易感人群的影响。在通常意义上，老人、儿童和妇女是一般意义上的易感人群。某些对特定的健康信息有需求的群体，在某个特定的时间内（比如病痛时期或急需这些信息的时期）也是易感人群。比如，某人在特定时间内需要减肥，那么在这段时间内便容易受到减肥信息的影响。这提示我们，需要关注伪健康信息对易感人群的影响。

从社会层面看，如果伪健康信息泛滥，不仅纠正它们需要花费高昂的社会成本，而且可能诱致与社会最大利益背道而驰的政治和社会决策，产生深远的社会影响。这也涉及个人和家庭层面。如果个人被误解，他们可能为自己和家庭做出不符合最佳利益并可能产生严重后果的决定。例如，如果家长轻信接种疫苗会导致自闭症的伪健康信息，他们会选择不给孩子接种疫苗，那么本可以避免的儿童住院或死亡便会成为社会问题。[1] 莱万多夫斯基（Lewandowsky）等人认为，相信伪信息比无知更可怕。[2] 因为认识到自己无知的人往往在做决定时选择直观判断，这种方法有时也会奏效。此外，人们往往对这类人的决策抱有较低的期待值。因此，向社会传播错误信息的成本相对较低。

以雾霾伪信息为例，一方面，澄清和辟谣需要耗费巨大的社会成

---

① Larson, H. J., Cooper, L. Z., Eskola, J., & Katz, S. L., "Addressing the Vaccine Confidence Gap", *The Lancet*, Vol. 378, 2011, pp. 526 – 535. Poland, G. A., & Spier, R., "Fear, Misinformation, and Innumerates: How the Wakefield Paper, the Press, and Advocacy Groups Damaged the Public Health", *Vaccine*, Vol. 28, 2010, pp. 2361 – 2362. Ratzan, S. C., "Editorial: Setting the Record Straight: Vaccines, Autism, and The Lancet", *Journal of Health Communication*, Vol. 15, 2010, pp. 237 – 239.

② Lewandowsky, S., Ecker, U. K., Seifert, C. M., Schwarz, N., & Cook, J., "Misinformation and its Correction: Continued Influence and Successful Debiasing", *Psychological Science*, vol. 13, 2015, pp. 106 – 131.

本，但在信息传播率高的社交媒体平台，澄清和辟谣未必能起到较好的传播效果。纠正性信息无法保证让所有接触雾霾伪信息的人看到，即使接收伪信息的人看到了纠正性的信息，也未必信任和接受纠正性信息。在社会层面，诸如"风电站、防护林挡风致雾霾""雾霾不散是因为鄂尔多斯的'核污染'"和"'煤改气'加剧北京空气污染"等雾霾伪信息，用不实信息质疑和批判国家的现行政策，一经大范围传播开来，则会动摇政府的公信力，形成恶劣的社会影响。而"北京空气含抗生素耐药性细菌""北京肺癌发病率远高于全国"等雾霾伪信息则以夸张的观点吸引眼球，容易造成社会恐慌。

第四节 社交媒体中伪健康信息泛滥的成因

伪健康信息在中国的社交媒体中泛滥，那么，它们的源头在哪里？为什么会在社交媒体中大肆传播？是信息内容的原因，还是平台与传播的原因？

信息内容无疑是导致伪健康信息泛滥的原因之一。对于后一个问题，一种流行的解释是，技术催生的社交媒体使得伪信息能够更快地流通，并在传播的过程中被不断地放大。这种技术维度的阐释有一定的解释力，但会遭受"技术决定论"的质疑。不过，从技术和传播角度，能够解释伪健康信息传播的部分原因，我们需要从历史传统、文化因素和现实语境等角度来综合解释。

一 技术与信息环境的影响

如果说商业利益驱动的伪健康信息传播是有意识的，那么，个体传播伪健康信息在很多时候是无意识的。这受到了技术和信息环境的影响，主要表现在：一是社交媒体使用的便利性。信息技术是一个快速发展变化的领域，[1] 而技术的发展总是将越来越"便利"作为目标

---

① Nissenbaum, H., "Hackers and the Contested Ontology of Cyberspace", *New Media & Society*, Vol. 6, No. 2, 2015, pp. 195−217.

之一。微博与微信因其使用的便利性，而被用户越来越多地用于获取与分享健康信息。

二是自媒体的传播渠道丰裕，为真伪健康信息的传播提供了广阔的空间与可能性。

三是信息把关的减弱乃至消失。在自媒体环境中，传统媒体语境下的信息把关人的作用减弱乃至消失，为各种信息进入自媒体场域准备了可能的"条件"。从表面上看，这是把关人的弱化，个体信息生产和传播能力增强，但它导致信息生产模式和传播模式发生质变，即沿着个体化和网络化的方向变迁，个体越来越多地进入信息生产与传播场域，基于个体节点的传播网络扩大，带来了新的不确定性。这种变化为伪健康信息的传播提供了"土壤"。

四是伪健康信息在网络空间中大量存在，而且会以各种"变体"反复传播，难以逐一求证与纠正。伪健康信息会以各种"变体"重新出现，沉渣泛起，反复产生危害。在信息爆炸的环境中，难以也不可能澄清所有的伪健康信息。

二 信息生产者与传播者的"转型"

在社交媒体时代，信息的生产者和传播者出现"双重转型"，表现为信息生产者与传播者是同一的，而且更加多元与分散，既包括机构化媒体与专业人士，也包括商业组织以及个体。

第一，个体网民既是生产者，又是传播者，自主生产和传播健康信息。网民的自我把关是存在的，但具有不确定性，而且会因教育程度、媒介素养等呈现参差不齐的状况。第二，大多数网民不会主动求证与纠正伪健康信息，但他们作为社交传播节点，可能不断扩散与放大伪健康信息，扮演着伪健康信息传播"志愿者"的角色。原因主要是网民没有甄别伪健康信息，或没有条件开展辟谣工作。① 第三，社交关系为某些伪健康信息的传播"背书"，是伪健康信息被社交放大

---

① 为了论述的需要，有时候本书也把纠正伪健康信息表述为"辟谣"，指的是对伪健康信息的证伪和纠正，比一般意义上的辟谣概念更为丰富。

的原因之一。在不少时候，人们因为信任社交关系而转发与信任伪健康信息。

总之，分散的个体，多元化的传播主体，缺少把关，求证与纠正行为少等因素助长了伪健康信息的传播。

三　商业利益的干扰

在商业利益促使下，一些公司或个人有目的地生产和传播伪健康信息。例如，虚假健康广告等。媒体报道曾批评，当前的电视广播节目、网络信息，看似形式多样、内容丰富，其实多为某些药品、保健品的"托儿"。① 商业利益对伪健康信息生产与传播的影响主要表现在以下方面。

一是有意识地生产与传播，表现为有关产品或服务的虚假广告，或是针对竞争对手的虚假广告行为。这种情况在日常生活中很常见，尤其是一些商业组织利用自媒体平台开展自主的广告活动时，其散布伪健康信息的行为很活跃，而且隐蔽。商业组织对新技术应用很敏感，常常利用最新的技术手段宣扬伪健康信息，难以被公众甄别，也不易治理。

二是部分有影响力的微博账号或微信公众号，传播健康信息并不是其主业，但会刊发健康产业类广告，或者"蹭热点"以吸引眼球和流量，其中不少信息并没有经过专业或权威机构验证。这些自媒体广告的乱象，滋生与传播了伪健康信息。

三是个体从事商业活动，出于宣传产品或服务的需要，有目的地在网络空间中散布伪健康信息。例如，个体的微商公众号，个体经营的网络店铺等。这些伪健康信息的影响范围大多限于平台之内或者接触信息的人群，但难以进行求证与纠正。

四　社会心理因素的作用

伪健康信息得以"病毒式"扩散，有其复杂的社会心理因素。第

---

① 健康报网：《"微"时代警惕伪健康信息陷阱》（2014 年 11 月 13 日），2018 年 8 月 1 日，http：//www.jkb.com.cn/news/industryNews/2014/1113/354807.html。

一,伪健康信息常常含有惊奇、夸张等内容,但这些内容具备社交价值,人们出于自我表达的需要而促成了伪健康信息的二次传播。研究表明,外向型性格者更易分享伪信息以满足社交需求。[①] 第二,有时,伪健康信息作为一种补充的"传播媒介",由于能够增强与信息接收者的情感联结,以及引起情感共鸣,而诱致转发。对于发布或转发伪健康信息的受众来说,他们通过转发行为可以确认和强化自身的价值观,进而实现自我形象的塑造[②]以及身份地位的确立。[③] 第三,行为动机倾向于"避害型"人群,容易被强调损失的负面信息劝服。[④] 为规避健康风险,受众会抱着"宁可信其有,不可信其无"的心理竞相转发,致使伪健康信息在网络空间中层层扩散。[⑤]

总之,社交媒体中的伪健康信息受到技术、商业、社会心理和人群等因素的影响。此外,社会治理不力,民众健康素养不高也是影响伪健康信息产生与扩散的原因。当然,如何把握信息自主生产、传播与社会治理之间的平衡,是新的问题。

① Chen, X., Sin, S. C. J., Theng, Y. L., et al., "Why do Social Media Users Share Misinformation?", *Proceedings of the 15th ACM/IEEE - CS Joint Conference on Digital Libraries*, 2015, pp. 111 - 114.

② 孙会、李丽娜:《高频次转发微博的特征及用户转发动机探析——基于新浪微博"当日转发排行榜"的内容分析》,《现代传播》(中国传媒大学学报)2012 年第 6 期。

③ Chen, X., Sin, S. C. J., Theng, Y. L., et al., "Why do Social Media Users Share Misinformation?", *Proceedings of the 15th ACM/IEEE - CS Joint Conference on Digital Libraries*, 2015, pp. 111 - 114.

④ Uskul, A. K., Sherman, D. K., & Fitzgibbon, J., "The Cultural Congruency Effect: Culture, Regulatory Focus, and the Effectiveness of Gain - vs. loss - Framed Health Messages", *Journal of Experimental Social Psychology*, Vol. 45, No. 3, 2009, pp. 535 - 541.

⑤ 曹乘瑜:《权威在哪里?——关于焦点调节和信源选择的研究》(2012 年 2 月 28 日),2020 年 4 月 20 日,http://media.people.com.cn/GB/22114/150608/150617/17243727.html。

第 二 章

文献探讨、研究问题与研究方法

本章是文献讨论、研究设计和研究方法部分。在综述国内外研究成果的基础上，讨论了本书的研究问题，并结合研究问题，探讨了研究方法与技术路线，以后各章节会进一步讨论具体的研究问题以及对研究方法的具体应用。

第一节　健康传播与伪健康信息传播

一　健康传播及其发展

现代意义上的健康传播起源于美国。20 世纪 70 年代，美国传播学者与心脏科医生尝试将传播理论应用到公共卫生的宣传之中，即斯坦福大学的"心脏病防治计划"，这既是健康传播介入社区模式的起点，也被认为是健康传播学的起点。在随后的发展进程中，新闻传播学与公共卫生间的整合越来越密切，两个相互独立的专业领域在理论与策略上互通有无，逐渐发展成为一种新的学科分支，即"健康传播"。

20 世纪 90 年代，健康传播概念被正式提出。杰克逊（Jackson）于 1992 年首次提出"健康传播"的概念。他认为，健康传播就是以大众传媒为信道来传递与健康相关的资讯以预防疾病、促进健康。[①]1996 年罗杰斯（Rogers）对健康传播的概念进行了详细的说明。根据

---

① Jackson, L. D., "Information Complexity and Medical Communication: The Effects of Technical Language and Amount of Information in a Medical Message", *Health Communication*, Vol. 4, No. 3, 1992, pp. 197 – 210.

罗杰斯的界定,健康传播是将医学研究成果转化为大众的健康知识,并通过态度和行为的改变,以降低疾病的发生率和死亡率,有效改善个人、社区、国家的生活质量和健康水平为目的的行为。[①] 按照美国疾病控制与预防中心(Centers for Disease Control and Prevention, CD-CP)的定义,健康传播指的是"研究和使用传播策略来告知和影响个体及社区作出正确的决策,以提高生活品质和健康水平"[②]。这些定义将"传播和健康问题"结合起来,界定了健康传播的内涵。简言之,健康传播是面向公众开展的健康沟通。

从知识谱系角度讲,在与相关知识领域的交叉方面,或曰健康传播可资借用的理论资源方面,张自力认为,健康传播是联结和建立在许多学科和观念之上的一门"汇合学科",汇合了传播学、社会学、心理学、语言学和人类学以及医学、医学社会学、护理学等。[③] 其中心理学领域的说服理论结合非强制性的、社会性的"创新的扩散",为健康传播的效果研究奠定了理论基础。[④] 由此可见,健康传播涵盖的知识体系是"跨学科的"。

美国是健康传播研究的重镇,其健康传播研究基于实用取向,密切追踪美国的健康问题。[⑤⑥] 因此,其健康传播研究聚焦特定的疾病或健康问题(包括控烟、艾滋病、癌症、酒精与药物使用等),发掘媒介向公众传播健康信息的最有效方式。[⑦] 诸多研究关注大众媒介如何

---

① 王健:《媒体的伪健康传播及其治理》,《现代传播》(中国传媒大学学报)2006 年第 5 期。

② 李赖俊卿:《以人为本的健康传播》,《传播与社会学刊》2015 年第 31 期。

③ 张自力:《健康传播研究什么——论健康传播研究的九个方向》,《杭州师范学院学报》(社会科学版)2005 年第 5 期。

④ 同上。

⑤ Dutta – Bergman, M. J., "Theory and Practice in Health Communication Campaigns: A Critical Interrogation", *Health Communication*, Vol. 18, 2005, pp. 103 – 122.

⑥ Davis, K. C., Uhrig, J., Rupert, D., Fraze, J., Goetz, J., &Slater, M., "Effectiveness of a Mass Media Campaign in Promoting HIV Testing Information Seeking Among African American Women", *Journal of Health Communication*, Vol. 16, 2011, pp. 1024 – 1039.

⑦ Kreps, G. L., Query, J. L., & Bonaguro, E. W., *The Interdisciplinary Study of Health Communication and Its Relationship to Communication Science*, Göttingen, Germany: Hogrefe – Huber Publishers, 2008.

准确地传递平衡的、易用的、有效的乃至是定制的信息给公众。[①][②] 相关研究在个体水平、人际水平、群体和组织及大众水平四个水平上开展。[③] 徐开彬等基于自我个体、人际、群体、组织与大众传播五个层面，将以美国为代表的西方健康传播研究划分为健康叙事、医患沟通、社交支持与社区健康、医疗组织传播、公卫运动五个领域。[④] 当前，互联网和健康问题的融合，正在为健康传播开辟新的研究领域。在健康传播实践与理论研究的关系层面，由于科学研究在特定的时空中具有不确定性和争议性，而大众媒介倾向于传递确定性的科学信息，[⑤] 这在一定程度上造成了健康传播实践的混乱。

在国内，健康传播研究虽早在 20 世纪 80 年代就已开启，但发展缓慢。长期以来，健康传播研究主要由医学与卫生专业的研究人员开展。进入 21 世纪，受"非典"、口蹄疫、禽流感、H1N1 等现实健康问题与公共卫生事件的推动，健康传播逐渐成为热点研究领域。当下，虽然传播学者"缺席"健康传播研究的状况[⑥]有所改善，但诸如健康传播运动等重要的概念在实践和研究领域尚处于"缺席状态"，[⑦] 我国的健康传播研究仍处于学科建制的探索发展阶段。[⑧]

---

① Smith, K. C., Singer, R. F., & Kromm, E. E., "Getting Cancer Research into the News: A Communication Case Study Centered on One US Comprehensive Cancer Center", *Science Communication*, Vol. 32, 2010, pp. 202 – 231.

② Greiner, A., Smith, K. C., & Guallar, E., "Something Fishy? News Media Presentation of Complex Health Issues Related to Fish Consumption Guidelines", *Public Health Nutrition*, Vol. 13, 2010, pp. 1786 – 1794.

③ Rice, R. E., Katz, J. E., *The Internet and Health Communication*, Los Angeles: Sage Publications, Inc., 2000, p. 7.

④ 徐开彬、万萍：《西方健康传播研究的五个主要领域》，《新闻与传播评论》2017 年第 1 期。

⑤ Jensen, J. D., "Scientific Uncertainty in News Coverage of Cancer Research: Effects of Hedging on Scientists' and Journalists' Credibility", *Human Communication Research*, Vol. 34, 2008, pp. 347 – 369.

⑥ 韩纲：《传播学者的缺席：中国大陆健康传播研究十二年》，《新闻与传播研究》2004 年第 1 期。

⑦ 涂光晋、张媛媛：《中国健康传播运动实践研究》，《国际新闻界》2012 年第 6 期。

⑧ 陈虹、梁俊民：《风险社会背景下中国大陆健康传播研究的历史、现状与发展趋势》，《传播与社会学刊》2013 年第 26 期。

新媒体蓬勃发展起来以后,越来越多的研究者开始关注新媒体与健康传播的议题,开启了互联网健康传播研究。[1][2] 研究者对新媒体之于健康传播的改变及互联网健康传播持有一种与"技术进步主义"相伴随的乐观。基本的共识是,新媒体为健康传播带来了新的传播平台和发展空间,[3] 对健康传播观念创新与范式转换具有促进作用,[4] 并在我国健康服务体系建设中有着广阔的应用前景。[5][6] 不过,在微观层面,由于传统、情境和个体的复杂性,互联网健康传播能否改变人们的健康行为,仍是一个富有争议的话题。[7][8] 当然,争议的产生也受到基于中国场景的实证研究缺乏的影响。

二 伪健康信息传播及其研究

伪健康信息及其传播作为危害公共健康的重要传播现象,引起了国内外研究者的关注。本小节对国内外现有研究成果进行梳理,以描摹与评述研究现状。

(一) 国内的伪健康信息传播研究

健康传播研究具有多维性和多层次性,[9] 伪健康信息传播研究是健康传播研究的一个侧面。严格说来,人们对伪健康信息传播的关注是与健康传播研究同步的,对健康信息的质量的探讨是其"萌芽"。我国真正意义上的伪健康信息传播研究始于 21 世纪的健康流言(谣

---

① 刘瑛:《互联网健康传播》,华中科技大学出版社 2013 年版。

② 李文芳:《微信时代健康传播的特征与应用探讨》,《新闻大学》2014 年第 6 期。

③ 张自力:《健康传播学》,北京大学出版社 2009 年版。

④ 胡百精:《健康传播观念创新与范式转换——兼论新媒体时代公共传播的困境与解决方案》,《国际新闻界》2012 年第 6 期。

⑤ 刘瑛:《互联网在中国重大疾病控制中的传播功能探讨》,《现代传播》(中国传媒大学学报)2006 年第 1 期。

⑥ 吴小坤、吴信训:《新媒体对健康传播的新拓展》,《新闻记者》2010 年第 10 期。

⑦ 刘瑛:《互联网改变健康行为的作用探讨》,《华中科技大学学报》(社会科学版)2008 年第 5 期。

⑧ 郑满宁:《缺位与重构:新媒体在健康传播中的作用机制研究——以北京、合肥两地的居民健康素养调查为例》,《新闻记者》2014 年第 9 期。

⑨ 张自力:《健康传播研究什么——论健康传播研究的 9 个方向》,《新闻与传播研究》2005 年第 3 期。

言）研究，其作为一个学术概念于 2005 年被正式提出。① 目前，我国学者对伪健康信息传播的研究主要集中在如下几个方面：（1）基础研究，梳理伪健康信息传播的历史与现状，② 剖析健康报道失实的原因③与传播特征。④（2）热点事件研究，以张悟本事件、"养生大师"李一事件等典型案例为切入点，批判大众传媒在伪健康信息传播中的"功能错位"。⑤（3）对策研究。伪健康信息传播作为媒介暴力的一种，⑥其社会危害不容小视，诸多研究提出了治理伪健康信息传播的建议，⑦⑧包括切断传播源头、强化媒体管理、提升受众（用户）的健康素养和媒介素养等。（4）新媒体与伪健康信息传播研究。有研究指出，新媒体承载的良莠不齐的海量信息，带来了更为严重的伪健康信息传播问题："把关人"缺失带来虚假信息泛滥，新媒体包装营销容易导致"伪专家"与"伪健康"盛行，⑨ 微信用户之间的强信任关系导致伪健康信息更容易流通。⑩ 不过，研究者也注意到，结构化与类型化的大数据在某种程度上可减少或消除虚假信息，提高信息质量，⑪这提供了遏制伪健康信息泛滥的一种新媒体机制。

总的来说，国内的健康传播研究尚处于探索发展阶段，不少研究

---

① 杨再华：《伪健康传播与公民媒介素养》，《新闻记者》2005 年第 4 期。

② 刘永生：《健康传播如何求真——兼评近三十年来的"伪健康传播"》，《新闻爱好者》（上半月）2011 年第 5 期。

③ 南肇胜：《伪健康传播的原因及对策》，《新闻爱好者》（下半月）2011 年第 9 期。

④ 王胜源：《新媒体背景下伪健康信息的传播与治理——以果壳网"流言百科"证伪的医学健康类信息为例》，《科技传播》2015 年第 22 期。

⑤ 马祥：《"健康传播"如何才能传播健康——基于对"养生专家"张悟本造假事件的思考》，《今传媒》2010 年第 12 期。

⑥ 杨再华：《伪健康传播与公民媒介素养》，《新闻记者》2005 年第 4 期。

⑦ 王健：《媒体的伪健康传播及其治理》，《现代传播》（中国传媒大学学报）2006 年第 5 期。

⑧ 王丽娜：《健康谣言的传播学分析与科学舆论引导》，《新闻爱好者》2012 年第 10 期。

⑨ 陈虹、梁俊民：《风险社会背景下中国大陆健康传播研究的历史、现状与发展趋势》，《传播与社会学刊》2013 年第 26 期。

⑩ 董杉杉：《微信朋友圈伪健康信息的泛滥及治理》，《青年记者》2015 年第 3 期。

⑪ 喻国明、何睿：《健康信息的大数据应用：内容、影响与挑战》，《编辑之友》2013 年第 6 期。

致力于引介和综述国外的研究成果,① 基于本土经验材料的问题意识不强,规范的实证研究不多,研究水平亟须提高。学界对伪健康信息传播的研究侧重梳理现象、探讨成因、提供对策,具有立足宏观、重视案例、注重应用的特点,尚处于以描述和宏观政策研究为主的发展阶段,迫切需要运用多元视角和多种研究方法,开展解释性研究和进行细致的理论探讨。

（二）国外的伪健康信息传播研究

国外的伪健康信息传播常常被置于伪科学（Pseudoscience）的范畴内开展。②③ 不过,其与媒介研究有着天然的密切关系。具体说来,基于媒介场域的伪健康传播研究有两种研究取向。

一是从"正面"研究伪健康信息,从生产者、内容和用户维度研究伪健康信息的生产、传播及其影响。美国众议院能源和商务委员会（下辖有"健康分会"）的研究报告指出,"美黑沙龙"（Tanning Salon）广告中的伪健康信息对青少年具有不良影响。④ 不过,伪健康信息影响的发生有着复杂的机制,与人们对伪健康信息的甄别和信任有关。⑤ 这与健康信息的社会影响的发生有着相似的机制。例如,针对网络健康信息的研究发现,信息消费者对网络健康信息的信任程度与个人资本、社会资本、线下的健康信息处理经验（past experiences）、

---

① 王积龙:《健康传播在国际学界研究的格局、径路、理论与趋势》,《上海交通大学学报》（哲学社会科学版）2011 年第 1 期。

② Eve, R. A. , "Science Education and Belief in Pseudoscience: Good News—But the Glass is Still Two – thirds Empty", *Skeptic* (*Altadena*, *CA*), Vol. 13, 2007, pp. 14 – 16.

③ Baum, Christopher. , "It's Time to Teach the Controversy: Since Creationism isn't Going A-way, let's use it in the Classroom to Teach the Difference Between Science and Pseudoscience", *Skeptic* (*Altadena*, *CA*), Vol. 15, 2009, pp. 42 – 47.

④ U. S. House of Representatives Committee on Energy and Commerce Minority Staff, *False and Misleading Health Information Provided to Teens by the Indoor Tanning Industry: Investigative Report*, 2012.

⑤ Lewandowsky 等人指出,伪信息的可信度（believability）及其激起情绪反应的能力,影响着伪信息的扩散。参见 Lewandowsky, S. , Ecker, U. K. , Seifert, C. M. , Schwarz, N. , & Cook, J. , "Misinformation and Its Correction: Continued Influence and Successful Debiasing", *Psychological Science in the Public Interest*, Vol. 13, No. 3, 2015, pp. 106 – 131。

信息内容、人口统计学特征等相关。[①] 为了降低或消除伪健康信息给个体健康行为与公共卫生带来的危害，研究者们关注如何甄别、证伪（或反驳）和纠正伪健康信息的问题。[②] 例如，有研究考察了 5 条纠正吸烟之危害的伪信息的效果，研究发现，5 条纠正性信息（corrective statements）都增加了公众的知识，纠正了公众对吸烟的错误认知（mis-perceptions）。[③] 当然，关于信息在增加人们的知识之后，能否推动期望的行动改变，尚存在争议。

　　二是从"反面"研究伪健康信息，通过探讨健康信息的质量和准确度来阐释伪健康信息的存在状态及其社会危害。这一脉络的研究在新媒体传播时代取得了长足的发展。随着 20 世纪 90 年代以来 E - health 研究的推进，互联网中伪健康信息（包括错误的、误导的、不适当的、虚假的、欺骗性的、自私自利的信息）的传播问题引起了研究者的担忧，[④] 有关网络健康信息的质量和准确度[⑤][⑥]以及其可接近性、可读性[⑦]等问题得到了细致的探讨。因应伪健康信息对网络健康信息传

---

① Ye. Y. , "Correlates of Consumer Trust in Online Health Information: Findings from the Health Information National Trends Survey", *Journal of Health Communication*, Vol. 16, 2010, pp. 34 – 49.

② Aikin, K. J. , Betts, K. R. , O'Donoghue, A. C. , Rupert, D. , Lee, P. K. , Amoozegar, J. , & Southwell, B. , "Correction of Overstatement and Omission in Direct – to – Consumer Prescription Drug Advertising", *Journal of Communication*, Vol. 65, No. 4, 2015, pp. 598 – 618.

③ Smith, P. , Bansal – Travers, M. , O'Connor, R. , Brown, A. , Banthin, C. , Guardino – Colket, S. , &Cummings, K. M. , "Correcting over 50 Years of Tobacco Industry Misinformation", *American Journal of Preventive Medicine*, Vol. 40, No. 6, 2011, pp. 690 – 698.

④ Risk, A. , &Dzenowagis, J. , "Review of Internet Health Information Quality Initiatives", *Journal of Medical Internet Research*, Vol. 3, No. 4, e28.

⑤ Hansen, D. L. , Derry, H. A. , Resnick, P. J. , & Richardson, C. R. , "Adolescents Searching for Health Information on the Internet: An Observational Study", *Journal of Medical Internet Research*, No. 5, 2003, e25.

⑥ Skinner, H. , Biscope, S. , & Poland, B. , "How Adolescents Use Technology for Health Information: Implications for Health Professionals from Focus Group studies", *Journal of Medical Internet Research*, Vol. 5, No. 4, 2003, e32.

⑦ Berland, G. K. , Elliott, M. N. , Morales, L. S. , Algazy, J. I. , Kravitz, R. L. , Broder, M. S. , Kanouse, D. E. , Muñoz, J. A. , Juan – Antonio, Puyol. , Lara, M. , Watkins, K. E. , Yang, H. , & McGlynn, E. A. , "Health Information on the Internet: Accessibility, Quality and Readability in English and Spanish", *The Journal of the American Medical Association*, Vol. 285, 2001, pp. 2612 – 2621.

播的干扰，有研究者主张对网络健康信息检索者进行教育，[①] 另外一些研究者转而探讨建立网络健康信息评价体系。[②] 不过，如何建立网络健康信息评价体系，引起了不小的争论。[③] ［本书在后文阐述对伪健康信息的纠正时，将会综述纠正与纠正性信息（或曰纠正性健康信息）的相关研究。］

　　总之，上述两种研究取向殊途同归，它们通过探讨伪健康信息传播及其社会影响，提出了"甄别与纠正伪健康信息"与"健康传播的信息质量及其评估"两大命题，并积累了较为丰富的研究成果。社交媒体中伪健康信息传播的社会危害日益凸显，这预示着对其研究不仅紧迫，而且具有重要的现实意义。

第二节　本书的研究问题

　　基于对伪健康信息传播现象的观察与思考，结合既有文献的研究成果和跨学科的研究取向，本小节梳理社交媒体中伪健康信息传播研究的重要议题与理论问题，以为本书和后续研究提供导引。

一　伪健康信息研究的关键议题

　　一是社交媒体中的伪健康信息的构成特征与叙事模式。伪健康信息的构成有着特定的规律，这是信息生产者为了取得传播效果而采取的内容生产策略。揭示伪健康信息的构成特征和叙事模式有助于人们辨识伪健康内容。该议题可以从观察现象入手，通过回溯社交媒体中发生的伪健康信息传播案例（或事件），并结合微博与微信的传播特

---

① Crespo, J., "Training the Health Information Seeker: Quality Issues in Health Information Web Sites", *Library Trends*, Vol. 53, 2004, pp. 360 – 374.

② Buhi, E. R., Daley, E. M., Oberne, A., Smith, S. A., Schneider, T., & Fuhrmann, H. J., "Quality and Accuracy of Sexual Health Information Web Sites Visited by Young People", *Journal of Adolescent Health*, Vol. 47, No. 2, 2010, pp. 206 – 208.

③ Bernstam, E. V., Walji, M. F., Sagaram, S., Sagaram, D., Johnson, C. W., & Meric - Bernstam, F., "Commonly Cited Website Quality Criteria are not Effective at Identifying Inaccurate Online Information about Breast Cancer", *Cancer*, Vol. 112, No. 6, pp. 1206 – 1213.

征（即基于"弱关系"与"强关系"的传播），归纳其中不同类型（预防类、风险类和治疗类等）的伪健康信息所具有的相似或相同的母题，概括其信息构成的特征，辨识其叙事特征和叙事模式。基于对伪健康信息构成和叙事的分析，可以建立特征词库，为匹配、识别伪健康信息提供数据支撑。

二是伪健康信息在不同的传播渠道中如何扩散。该议题可以基于信息扩散理论开展比较研究，通过分析已发生的典型案例，基于报纸、电视、网络论坛、微博与微信等传播渠道，考察传统媒体和新媒体如何呈现伪健康信息，透视不同情境下不同类型的伪健康信息扩散的方向、速度、接受者数量和空间分布情况的变化，侧重探索社交媒体中的伪健康信息的传播规律。

三是行动者（主要是微博与微信用户）接收、处理伪健康信息的行为与心理。行动者参与伪健康信息的传播过程受到不同的微观动力机制的影响，该议题可以运用健康传播学和社会心理学的理论与方法，探讨行动者认知、信任、处理及传播伪健康信息的行为，透视行动者信息处理的心理过程及其行为方式。针对不同类型的伪健康信息，侧重考察特定的人群（孕妇、某一类病患者等）对社交媒体中的伪健康信息的信任模式、阐释方式与传播行为，归纳其特定的心理和行为模式。

四是社交媒体中的伪健康信息的劝服效果及影响因素。从说服理论出发，可以运用控制实验法考察不同类型的伪健康信息对特定人群的劝服效果，探索人口特征、个体焦虑、信息类型、制度性因素对劝服效果的影响。特别是，需要探讨何种人群容易受到伪健康信息的影响，以及具体产生了何种影响的问题。

五是如何辨识、证伪（falsifying，或反驳 – refute）、纠正（cor-rect，或矫正 – remedy）和治理社交媒体中的伪健康信息。这是社会各界关注的重大议题，涉及净化健康信息、优化社交媒体中的健康信息的质量等问题。

在辨识伪健康信息方面，可以根据伪健康信息的构成特征与叙事模式，结合权威与专业机构的报告，通过考察信源、内容、证据来源、表达方式等变量,提出甄别社交媒体中的伪健康信息的原则、策略、方法及步骤。

在证伪、反驳、纠正伪健康信息方面,可以基于科学传播的视角,透过分析社交媒体中的伪健康信息文本和证伪文本的特征、框架与话语,考察两种文本的框架博弈与话语博弈,进而探讨如何证伪才能取得更好的纠正效果。初步研究发现,用户主动求证或澄清伪健康信息的情形较少,这是造成伪健康信息泛滥和反复传播的原因之一。而与此同时,求证与澄清对于阻遏朋友圈中的伪健康信息具有一定的效果。①

在治理方面,可以从信源、用户、制度等维度提出治理伪健康信息恶性传播的合理化建议。特别是,公众(用户)对伪健康信息关注度高,但认知度低,这需要提高公众的认知度,降低个体的接受概率。

二 伪健康信息研究的理论问题

第一,社交媒体中的伪健康信息的传播机制。伪健康信息在不同的传播渠道和传播平台上的传播机制,受到信息内容、媒介属性、公众卷入度等因素的影响,既需要基于这些因素开展比较分析,又需要发掘其传播机制的共性,给出新的理论解释。

第二,公众(用户)接收、处理、信任社交媒体中的伪健康信息的心理机制。伪健康信息与人们的健康利益密切相关,人们对其接收和处理有着深刻的社会和心理根源。当下,可以从理论的高度探讨特定人群(尤其是易感人群)对社交媒体中的伪健康信息的处理、信任与传播,侧重考察信任模式、传播行为与心理机制,从而为理解社交媒体中的伪健康信息传播提供新视角。特别是,社交媒体平台上源自熟人关系("强关系")的原创、转发与评论,为用户信任伪健康信息附加了条件,可以从理论层面做出新的概括与阐释。初步的研究发现,用户倾向于采取"边缘路径"处理微信中的健康信息,除非有实在的需求,否则很少采取"中心路径",也较少运用专业知识和社会资源

---

① 吴世文、吴梦梦:《新媒体用户对微信中伪健康信息的处理研究:基于焦点小组法的考察》,"新媒体与社会变革"国际学术研讨会会议论文,武汉,2016 年 11 月 11 日至 13 日。

来甄别、求证伪健康信息。[①]

第三，伪健康信息治理中的沟通与责任问题。所谓沟通问题，指的是医疗专业人士如何运用专业力量介入社交媒体平台伪健康信息的传播过程之中，通过传播科学的健康信息、证伪等方式"阻遏"伪健康信息的传播。专业人士的作为、沟通效率以及信任等问题，需要在理论层面做出回应。所谓责任问题，是指从组织层面讲，社交媒体平台是否应为伪健康信息的泛滥承担责任，如何分担责任，这是一个颇具争议的命题，需要进行理论探索。

第四，健康信息的质量与伪健康信息的影响问题（effects）。有关信息质量对传播效果的影响问题常常被忽视。随着自媒体平台中的伪信息日益泛滥，需要重视信息质量如何影响传播效果的问题。故而，我们追问：人们接触伪健康信息，形成了哪些错误的观念（misconceptions）、错误的认知（misperception）或错误的信任（mistrust），又是如何形成的？它们是否导致健康信念改变（health belief change），对后续的健康行为产生了何种影响？对伪健康信息的反驳或纠正是否产生了适得其反的效果？基于对这些问题的考察，我们可以反思和发展有关健康信息质量与伪健康信息效应的理论。

第五，从文化、制度和个体生命史的维度考察我国社交媒体中的伪健康信息。中国独特的中医养生文化如果被误解或误用，则可能成为伪健康信息的来源之一。研究我国社交媒体中的伪健康信息传播，需要结合文化、医药制度以及用户的个体生命史发掘新的理论命题，进而提出新的理论解释。此外，伪健康信息传播需要在更大的范畴上，呼应其他类型伪信息（例如伪政治信息和伪科学信息等）和不确定性信息传播的基本命题，思考更加宏观的理论问题。

三 本书的研究问题

本书以问题意识为导向，结合理论研究和应用研究，主要研究如

---

① 吴世文、吴梦梦：《新媒体用户对微信中伪健康信息的处理研究：基于焦点小组法的考察》，"新媒体与社会变革"国际学术研讨会会议论文，武汉，2016 年 11 月 11 日至 13 日。

下几个相互关联的问题：

（1）社交媒体中的伪健康信息有何内容与传播特征？有何共性？

（2）新媒体用户如何处理伪健康信息？

（3）如何证伪或纠正伪健康信息？

（4）从信息传播角度如何治理伪健康信息？

以这些研究问题为导引，本书致力于运用健康传播理论，结合质化和量化研究方法，对伪健康信息传播的问题进行立体的研究，以期帮助人们更好地认知和应对伪健康信息。

第三节　研究方法与技术路线

本书使用的研究方法如下。

（1）案例研究法。为了探索那些难以从其所处的情境中分离出来的现象，[①] 人文社科研究发展出了案例研究方法。案例研究主要有描述性、解释性和探索性三种。但是，"不论个案研究的类型是什么，其研究目的主要是通过解剖'麻雀'，即对具有典型意义的个案进行研究，形成对某一类共性（或现象）的较为深入、详细和全面的认识，包括对'为什么'（解释性个案研究）和'怎么样'（描述性个案研究）等问题类型的认识"[②]。

多案例分析是案例研究的具体应用形态之一。一般说来，多案例研究有两种分析逻辑：一是比较不同案例的差异，寻找相异点。二是寻求多案例的共性。两种分析逻辑都自成体系，在人文社科研究中有着广泛的应用。本书将选择伪健康信息传播的案例进行分析，既关注它们传播的共性，也关注其差异性，洞察伪健康信息传播与扩散的多种可能性。在具体研究中，本书选择典型案例，进行"深描式"的个案研究和比较式的跨案例研究。

---

① ［美］罗伯特·K. 殷：《案例研究方法的应用》，周海涛等译，重庆大学出版社 2009 年版，第 11、172 页。

② 同上书。

（2）内容分析与文本分析。内容分析法是"一种对显明的传播内容进行客观、系统和定量描述的研究方法"①，文本分析是对文本或话语进行定性分析的一种方法。前者以定量分析为主，后者多为定性分析。本书将结合这两种方法，对伪健康信息的文本开展分析。

（3）问卷调查法。本书设计调查问卷，考察人们对癌症伪健康信息的认知，及其影响因素。

（4）焦点小组法。本书除了在问卷设计前进行访谈以发掘设计问卷的要素外，还采用焦点小组法，探索个体如何处理社交媒体中的伪健康信息。焦点小组的访谈提纲依据研究问题拟定。

对于多种研究方法的兼容性，以及如何能够适用于本书，是需要不断考问的。混合研究方法如何混合，混合的方法相互之间的关系为何，是采用混合的研究方法应当反思的问题。本书在具体应用研究方法时进行了必要的反思。

---

① Berelson，B.，*Content Analysis in Communication Research*，New York：Free Press，1952. 转引自［美］迈克尔·辛格尔特里《大众传播研究：现代方法与应用》，刘燕南等译，华夏出版社2000年版，第273页。

第 三 章

微信中伪健康信息的扩散
与"社交回应"

伪健康信息在社交媒体中快速扩散，本章节的研究源于追问：伪健康信息在社交媒体中如何扩散？一条特定的健康信息如何扩散与被社交放大？哪些节点和因素会促使伪健康信息的传播加速，或者阻断其传播？本章节以微信朋友圈为例，考察在不同类型的微信朋友圈中伪健康信息以及与之对应的纠正性信息（即纠正性健康信息）的扩散。

第一节　伪健康信息在社交媒体中的扩散

探究社交关系作用下的信息扩散，涉及传播模式这一经典命题。新媒体带来了传播模式的变革。新媒体通过改变信息传播模式，重新组织人的活动，对社会联系的形成或消失发挥作用，是信息社会中塑造人类关系的要素之一。在农业社会，农业协作是塑造人类关系的中心；在工业社会，产品制造是塑造人类关系的中心；在信息社会，信息是塑造人类关系的中心。不过，陈韬文认为，纵观社会转型，传播过程的基本要素以及传播模式在很大程度上并未发生改变，信源、渠道、受众、反馈仍是传播的主要要素，新媒体改变的是信源、渠道、受众、反馈之间的关系。① 换言之，如果传播模式发生了变革，不仅

---

① 人民网：《陈韬文：数字化媒体影响下，传播过程是否发生了改变？》（2012 年 7 月 19 日），2018 年 8 月 1 日，http://media.people.com.cn/BIG5/n/2012/0719/c120837 – 18553427.html。

是技术的作用，而且有行动者的推动，传播者、传媒组织、接收者等行动者的变化可以带来传播模式的改变。

本书认为，新媒体参与塑造的新型社会关系以参与、分享、创新为主要特征，发挥着推动社会变革的作用。基于社交媒体的传播模式（即"大众化的自传播"模式）和社会关系模式（如"熟人关系"模式）生产与散布伪健康信息，实现了伪健康信息生产与传播的变革。

由于有关社交媒体中伪健康信息的传播模式的研究尚付阙如，因此，本书通过探讨有关谣言（尤其是健康谣言）的传播模式的研究，以期为分析伪健康信息的传播模式提供参考。

谣言传播媒介的演变给谣言传播提供了机会，也推动着谣言研究出现了三个阶段：基于传统媒体、基于计算机媒体和基于社会化媒体的谣言研究。[①] 在传统媒介语境下，环境因素和心理因素影响着谣言传播。[②] 环境因素包括模糊性、社交关系和接收频率等，心理因素包括不确定性、重要性、焦虑、控制感降低、信念、信任、个人卷入度、偏见一致性等。在网络谣言的形成过程中，王国华等人指出，学习与模仿以及网民编造和发布新谣言，是网络谣言散布的重要节点与过程。[③] 不过，这一研究未区分不同关联程度的网民。例如，对于网络健康谣言来说，网民个体之间或个体与群体的关联程度（如利益的关联程度），影响着网民的传播行为。

关于网民传播谣言的行为，话题、[④] 情绪[⑤]、卷入度等都是影响因素。例如，罗思诺（Rosnow）认为，"谣言传播的数量会随着参与者

① 闵庆飞、刘晓丹：《谣言研究综述：基于媒介演变的视角》，《情报杂志》2015 年第 4 期。

② 同上。

③ 王国华、方付建、陈强：《网络谣言传导：过程、动因与根源——以地震谣言为例》，《北京理工大学学报》（社会科学版）2011 年第 13 期。

④ 沈超、朱庆华、朱恒民：《网络谣言话题传播与网民行为协同演进研究》，《情报科学》2016 年第 5 期。

⑤ 赖胜强、唐雪梅：《信息情绪性对网络谣言传播的影响研究》，《情报杂志》2016 年第 1 期。姬浩、苏兵、吕美：《网络谣言信息情绪化传播行为的意愿研究——基于社会热点事件视角》，《情报杂志》2014 年第 11 期。

卷入事件的程度而变化"①。他和同事针对一所大学中一起谋杀案的争论的研究，证实了这一假说。② 也就是说，当人们感觉到自己与谣言涉及的事件相关程度高时，他们有更大的可能性去传播它。③ 不同因素的影响有所差异。例如，研究发现，在社会危机情况下信息来源的模糊性对于谣言行为的影响最大、个人卷入度次之、焦虑的作用最小，而内容的模糊性和社会关系的作用不显著。④ 对于健康谣言来说，不同的个体或人群的卷入度存在差异，因而产生的影响也有所不同。李仕争等人分析移动社交网络谣言演化系统的动力学模型发现，好奇心理极大地推动网民传播谣言。⑤ 谣言受众的情绪在谣言转发中起着中介效应。情绪化谣言通过情绪感染使谣言受众产生相类似的正负情绪，从而加大了受众转发谣言的可能。⑥ 个体对网络谣言的信任度可以对转发产生中介作用。⑦

有时，惩罚会中断人们传播谣言的行为。例如，针对热点事件的谣言，人们存在情绪化的传播行为，而正式惩罚、非正式惩罚和羞愧惩罚会在一定程度上约束人们传播谣言的意愿。⑧ 张志花等人通过模拟仿真研究发现，鼓励用户积极参与谣言的举证，能够降低谣言的社

---

① Rosnow, R. L., "Inside Rumor: A Personal Journey", *American Psychologist*, Vol. 46, 1991, pp. 484 – 496.

② Rosnow, R. L., Esposito, J. L., Gibney, L., "Factors Influencing Rumor Spreading: Replication and Extensionos", *Language & Communication*, Vol. 8, 1988, pp. 29 – 42.

③ Oh, O., Agrawal, M., & Rao, H. R., "Community Intelligence and Social Media Services: A Rumor Theoretic Analysis of Tweets During Social Crises", *Mis Quarterly*, 2013, pp. 407 – 426. Bordia, P., & DiFonzo, N., "Problem Solving in Social Interactions on the Internet: Rumor as Social Cognition", *Social Psychology Quarterly*, Vol. 67, No. 1, 2004, pp. 33 – 49.

④ Oh, O., Agrawal, M., & Rao, H. R., "Community Intelligence and Social Media Services: A Rumor Theoretic Analysis of Tweets During Social Crises", *Mis Quarterly*, 2013, pp. 407 – 426.

⑤ 李仕争、丁菊玲、蒋鹏、姜飞：《移动社交网络谣言演化的系统动力学模型与仿真》，《情报杂志》2016 年第 9 期。

⑥ 赖胜强、唐雪梅：《信息情绪性对网络谣言传播的影响研究》，《情报杂志》2016 年第 1 期。

⑦ 赖胜强：《网络谣言对受众再传播行为的影响机理研究》，《情报杂志》2014 年第 5 期。

⑧ 姬浩、苏兵、吕美：《网络谣言信息情绪化传播行为的意愿研究——基于社会热点事件视角》，《情报杂志》2014 年第 11 期。

会影响。① 这意味着，受众参与求证和纠正谣言能够阻遏谣言的扩散。此外，公共治理会降低微信谣言的转发，例如，网络服务商的监管会显著降低传谣者比率。②

媒介属性影响着谣言的生成与传播。以微博为例，微博的即时性、碎片化和网状结构等特征，塑造着微博谣言的特性。对于微信谣言，郭小安等指出，从传播动机和传播内容上看，微信谣言多为生活型谣言；从传播方式上看，微信谣言往往借助科学的外衣来混淆视听；从传播强度上看，微信谣言强度弱，但持续时间长，不容易预警、辟谣和自我净化。③ 覃志华等人研究微信谣言传播与转发过程发现，首次接触谣言和真相所获得的谣言和真相转发兴趣值，以及转发兴趣衰减系数，直接关系到谣言和真相的传播率，因此对谣言的传播影响显著。④ 节点信任度与微信谣言的传播力度正相关，即节点信任度越高，谣言传播越广，传播过谣言的人越多，但当个人用户网络之间的信任度非常高时，公众号对谣言传播的影响甚微。⑤

微信朋友圈是人们获取健康信息的主要渠道。对于健康信息与伪健康信息如何在微信朋友圈中流通，我们尚缺乏细致的了解。本章节致力于描摹和解释微信朋友圈中科学的健康信息与伪健康信息的传播情状。

---

① 张志花、夏志杰、薛传业：《微博谣言自净化机制模拟仿真》，《情报杂志》2015 年第 7 期。

② 沈超、朱庆华、朱恒民：《网络谣言话题传播与网民行为协同演进研究》，《情报科学》2016 年第 5 期。

③ 郭小安、薛鹏宇：《微信朋友圈会让我们更相信谣言吗——论微信谣言的三个传播特征》，《电子政务》2015 年第 2 期。

④ 覃志华、刘咏梅：《考虑转发阈值差异的微信两层网络谣言传播演化研究》，《情报杂志》2016 年第 8 期。

⑤ 覃志华、刘咏梅：《基于三层微信网络的谣言传播模型仿真研究》，《情报科学》2017 年第 5 期。

第二节　微信群中伪健康信息的
流动与"社交回应"

一　研究设计与资料收集

首先，本书利用微信软件工具（http：//www. qiepai. net/），采集微信群内成员之间信息交流的数据作为分析文本，信息条目包含成员 ID、消息发布时间、消息状态、消息类型以及消息内容等。然后，对收集的信息进行匿名化处理。为保证研究伦理，笔者对微信群中所有用于本书的分析资料做了脱敏化处理。因为微信群具有封闭性，其资料难以公开采集，目前，已有不少研究者利用这种方法研究微信群。[1][2]例如，《公共事件在微信社群的传播场域与话语空间研究》导出微信群数据信息，字段包括 ID（微信号名称）、时间（具体到秒）、联系人（群昵称）、状态（是否接收）、类型（具体区分为系统消息、文本、视频、动画表情、图片、小视频等）、消息（文本内容）等作为研究素材。[3] 接着，对数据进行清理，删除"@ emoji""@ 双击打开图片""小视频"（因为图片、emoji 以及视频无法被完整收集，因此未计入分析），发言人是"我"，发言人是网址，发言人提取的是内容不是人的等信息，然后使用 Pajek 软件进行分析。

资料的基本情况如下（见表 3—1）。zypt 是一个兴趣类（跑步）微信群，共有 127 人。wl 是一个生活服务群，提供修车等服务，共有 227 人。ylrd 是一个学术讨论群，参与者包括海峡两岸、港澳台和海外的学者，共有 500 人，达到了微信群人数的上限。jksh 是一个健康信息类微信群，提供饮食与餐饮服务等信息，共有 114 人。笔者加入这

---

① 巴志超、李纲、谢新洲：《网络环境下非正式社会信息交流过程的理论思考》，《图书情报知识》2018 年第 4 期。

② 巴志超、李纲、王晓、李显鑫：《微信群内部的会话网络结构及关键节点测度研究》，《图书情报工作》2017 年第 20 期。

③ 郑满宁：《公共事件在微信社群的传播场域与话语空间研究》，《国际新闻界》2018 年第 4 期。

些微信群的时间均在它们创立之初。收集资料的时间为 2018 年 4 月 18 日。其中，zypt 收集的时间范围是 2016 年 8 月 11 日至 2018 年 4 月 18 日，共计 26040 条，整理后可用资料为 20827 条。ylrd 收集的时间范围是 2016 年 8 月 11 日至 2018 年 4 月 18 日，共计 5080 条，整理后可用资料为 4127 条。wl 收集的时间范围是 2016 年 12 月 18 日至 2018 年 4 月 18 日，共计 2358 条，整理后可用资料为 1068 条。jksh 收集的时间范围是 2017 年 10 月 6 日至 2018 年 4 月 18 日，共计 2766 条，整理后可用资料为 1572 条。由于微信群里的信息量非常大，因此，本书使用了"病、药、雾霾、癌、肿瘤"等关键词检索相关的伪健康信息及对应的纠正性信息。作为四个微信群的成员，本人在 2018 年 2 月至 4 月，进行了网络民族志观察，部分观察的思考和笔记也纳入了本书的分析（见表 3—2）。

表 3—1　　　　　　　　　　四个微信群的基本信息

群名称	来源用户	类型	成员数（人）	总消息量（条）	成立目的
zypt		趣味群	127	20827	分享跑步信息，组织跑步活动
wl		生活服务群	227	1068	提供生活（修车）信息
ylrd	U1	学术研究与信息分享群	500	4127	线上学术交流与信息分享
jksh		饮食与健康信息群	114	1572	提供健康与饮食信息

表 3—2　　　　　　　　　　四个微信群的网络情况

微信群	密度	度数中心势	接近中心势	中介中心势	聚类系数
ylrd	0.0282	0.3117	0.4468	0.3902	0.1051
jksh	0.0730	0.5846	0.6064	0.6271	0.1425
wl	0.0549	0.4005	0.4428	0.5008	0.1087
zypt	0.0473	0.6741	0.6815	0.4759	0.1164

二 案例分析

(一) 基于学术研究与信息分享的微信群

由图3—1可见,该微信群形成了多个中心。其中以 ylrd001 的度中心性(degree centrality)最高,而且与度中心性较高的 ylrd002 和 ylrd012 有着较强的连接。通过网络民族志观察发现,该微信群中有不少伪健康信息,主要是用户转发进来的,但基本上无人理睬。例如,"完整版《科学》杂志重磅发布!新型血检可早诊8种常见肿瘤。都好好活着,再熬几年,人类或许不再受制于癌症"。(后被证实是谣言,或被辟谣过,下文同此逻辑判断真伪)"ylrd056"在2018年1月24日11:40:22转发进群这一信息,"ylrd056"在微信群"ylrd"中的活跃度排名第56位,主动发言16次。这条信息是通过超链接转载

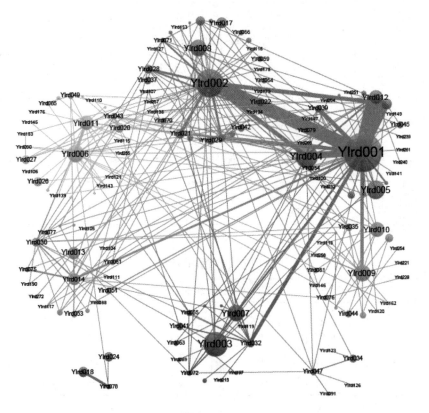

图3—1 ylrd 微信群成员交流网络结构图

过来的，处于无人理睬的境地，既没有人辟谣，也没有人响应。再如，"伟大胜利！澳洲即将成为世界上第一个消灭这种癌症的国家！全世界都羡慕死澳洲了！"这条伪健康信息由"ylrd192"通过超链接转发进群，时间是 2018 年 3 月 12 日 19：57：31。"ylrd192"在该微信群中的活跃度排名在第 192 位，只发表了 1 条内容。同样，这条内容也无人理睬。

再如，另一条伪健康信息如下，"各种咳嗽怎么破？8 种食物，6 种茶，比消炎药还靠谱！""ylrd019"在 2018 年 3 月 20 日 7：56：23 发布，同样无人理睬。"ylrd019"在该群内的活跃度排名第 19 位，比较活跃，主动发言 43 次。其发言的频次比前两位信息发布者高，但其发布的这条信息还是无人理睬。这意味着，是否获得社交响应与其在网络中的地位或活跃度关系不大。

（二）生活服务性质的微信群

由图 3—2 可见，该微信群的密度较低，仅为 0.0549（见表 3—2)，其中以 wl001 的度中心性最高。wl001 是该微信群的群主。"wl004"于 2018 年 1 月 4 日 22：07：36 在 wl 微信群中转发了一条很长的伪健康信息，具体内容见附录一（"本书中提及的部分伪健康信息案例"第 4 条"wl 微信群中转发的第二则伪健康信息"）。其开头写着，"刚开始以为是谣言，查了一下，确实是美国药监局 12 月 29 号发布的通知"。这是一则在网络空间中广泛传播与不断有变体出现的伪信息。

wl004 是 wl 微信群活跃度排名第 4 位的成员，发言 71 次。该条信息只有"wl101"在 2018 年 1 月 7 日 18：20：03 @ wl004 说"这个好"。不过，这个回应难以视为是对该条伪健康信息的肯定。这条信息基本处于无人理睬的境地。

再如，"wl010"在 2018 年 3 月 24 日 11：08：00 转发消息："请转发：北京陆军总医院陈惠仁教授强调，如每个收到这份简讯的人，能够转发十份给其他人，肯定至少有一条生命将会被挽救回来……我已经做了我的部分了，希望你也能帮忙做了你的部分。感谢！热的柠檬水可以救你一辈子。再忙也要看，然后告诉别人，把爱传出去！热

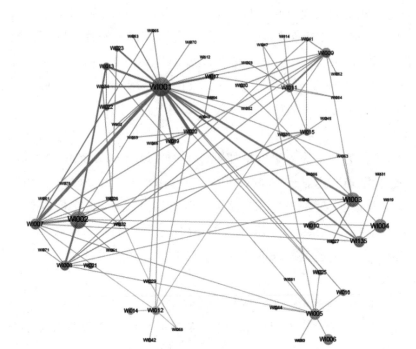

图3—2   wl 微信群成员交流网络结构图

柠檬一只杀癌细胞！……另……柠檬汁内的柠檬酸和柠檬多酚，能调整高血压，有效预防深静脉栓塞，调整血液回圈，减低血液凝块。看完，告诉别人，把爱传出去！要照顾好自己的健康噢。温馨提示：陈惠仁教授强调，如每个收到这份简讯的人，能够转发十份给其他人，肯定至少有一条生命将会被挽救回来……我已经做了我的部分了，希望你也能帮忙做了你的部分。感谢！"①

　　这也是一条典型的伪健康信息。发言者"wl010"处于网络结构中第 10 的位置，主动发言 29 次。这条伪健康信息出现后，也无人理睬。从中可见，伪健康信息在 wl 微信群中处于放任自流的境地。

　　后来，"wl004"在 2018 年 2 月 7 日 14：28：19 再次发送了另一条伪健康信息（见附录一"本书中提及的部分伪健康信息案例"第 2

___

① 该谣言文本完整版链接：https：//www. meipian. cn/z9re3bg? from = timeline。

条 "wl 微信群中转发的第一则伪健康信息"），也处于无人理睬的境地。从中可见，wl 微信群的特点是群中的活跃者转发伪健康信息，但没有获得社交回应。这表明，对于群成员转发来的伪健康信息，群内其他成员要么没有阅读，要么在阅读之后，采取"置之不理"的态度。

（三）有关健康与饮食的微信群

由图 3—3 可见，该微信群的度中心性以 jksh001 最高。jksh 群转发了一条伪健康信息（见附录一 "本书中提及的部分伪健康信息案例"第 3 条 "jksh 微信群转发的一则伪健康信息"）。该信息的开头写道："请大家花三分钟时间看看，国务院防癌办强调，如每个收到这份简讯的人，能够转发十份给其他人，肯定至少有一条生命将会被挽救回来……"

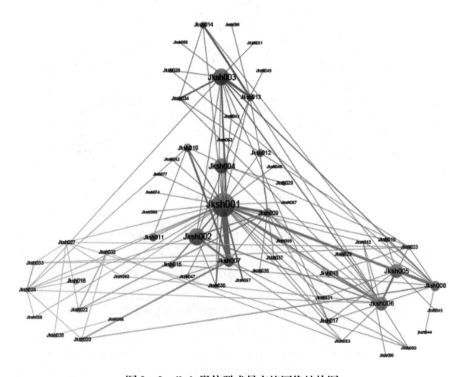

图 3—3　jksh 微信群成员交流网络结构图

jksh002 在 2018 年 4 月 3 日 10：12：50 转发的这条信息，未获得响应。jksh002 处于群内活跃度的第 2 位，共发言了 170 次，但这条伪健康信息依然没有被甄别，也没有被求证和纠正。

三　纠正性信息的流动与"社交回应"

由社会网络分析的结构图3—4可见，zypt的密度较大（0.0473）（见表3—2），形成了多个网络中心，其中以zypt001的度中心性最高。该微信群的成员发言比较活跃，在2016年8月11日至2018年4月18日期间，第1名的发言高达4000余条，第10名发言也有600多条。

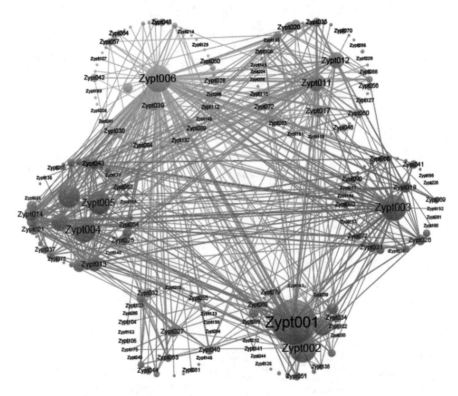

图3—4　zypt微信群成员交流网络结构图

纠正性信息如何在微信群流动？以zhpt为例，"'滴血验癌、立等可取'？癌症真没这么好查"的辟谣文章被转发进群，起因是"zypt002"提问"跑步会引起铁蛋白增高吗，大神们"，"zypt004"回复，"一些运动员需氧量高，合成的铁蛋白相应增加"，然后"zypt002"表示"吓着了"，并写道"好的，谢谢某帅"。然后"zypt154"表示，"这个肿瘤标志物检测不准确，结果差别很大"。然后这个辟谣文章被转发进群。后来，"zypt002"回应，"好的，文章我下午认真看看"。最后 zypt004 说道，"抽两管子血的检查，不靠谱，哈哈"。这节对话主要在 3 个成员之间展开，并引出了关于如何体检的讨论。话轮表现为一个人有疑问，两个人参与讨论。从结果上看，辟谣文章的出现有助于纠正疑问提出者的问题。不过，并没有更多的人参与到对话之中。

表 3—3　　　　　　　　　zypt 排名前 10 位的成员的发言数

label	number_ of_ authored_ works
zypt001	4464
zypt002	1727
zypt006	1626
zypt003	1472
zypt004	1313
zypt005	1208
zypt007	1115
zypt008	786
zypt011	653
zypt010	633

再来分析另一些真伪难辨的健康信息的传播情况。zypt007 发布了"太喜欢跑步也是一种病，得治。大家可以简单判断一下自己跑步上瘾的程度"的文章，[①]"zypt002"回复，"啊，太喜欢跑步为什么是一种病［流汗］"，进而引发了对这一问题的讨论，讨论主要在此二人之间展开。后来"zypt017"加入进来，调节二者的争论，第四人"zypt102"参与后，用自己的经验佐证文章的观点。从讨论结果上看，并没有达成一致，但出现了比较理性的看法，对于消除信息的不确定性有所帮助。

————————

① 文章题目是《太喜欢跑步也是一种病，得治。大家可以简单判断一下自己跑步上瘾的程度》，参见 https：//www. sohu. com/a/213010238_ 114613。

　　分析网络关系可见，zypt007 主动发言总数为 1080 次，zypt002 主动发言总数为 1538 次，zypt004 主动发言总数为 1230 次，都是该群的活跃者，活跃度排名分别为第 7 名、第 2 名、第 4 名。zypt102 主动发言总数为 29 次，排名第 102 位，相对来说不太活跃。前三者都是群中的活跃者，处于“意见领袖”之列。这意味着，健康信息的传播多发生在活跃者（意见领袖）之间，纠正性信息的传播也是如此。

　　基于前述分析，微信群中热衷于传播伪健康信息的群成员会持续传播伪健康信息。伪健康信息在大多数时候没有获得社交回应，置之不理是微信群用户处理伪健康信息的主要方式。因此，微信群中对伪健康信息的求证和纠正不足，不仅很少有人主动求证或纠正，而且对纠正性信息的传播也不活跃。这造成了伪健康信息传播与纠正性信息传播都不活跃的情况。考虑到“宁可信其有，不可信其无”的心理作用，阅读这些伪健康信息会对人们造成影响。伪健康信息的重复传播会获得受众的信任。温伯格（Weinberg）等人发现，当大学生听到 2—3 次谣言之后，他们就会更容易相信谣言并去传播它。① 这意味着，虽然用户在微信群中对伪健康信息置之不理，但是其可能的危害不容忽视。

　　进一步比较不同类型的微信群及其网络关系，从中可见，传播伪健康信息的成员往往是一些特定的少数人，他们是传播伪健康信息的“意见领袖”。这些人往往是群中的活跃者。伪健康信息是否会获得响应，受到网络等因素的影响，群内活跃者（如“群主”）转发的信息更有可能激起社会回应。这即是说，特定的群成员扮演着传播伪健康信息的角色，他们在纠正伪健康信息中也可能发挥作用。从治理伪健康信息角度讲，需要针对这些特定的人（“意见领袖”）进行，尤其需要提高他们的媒介素养。

　　结合这些群的背景信息，我们可以进一步理解其传播行为。zypt

---

① Weinberg, S. B., Weiman, L., Mond, C. J., Thon, L. J., Haegel, R., Regan, E. A., Kuehn, B. &Shorr, M. B., “Anatomy of a Rumor: A Field Study of Rumor Dissemination in a University Setting”, *Journal of Applied Communication Research*, Vol. 8, No. 2, 1980, pp. 156 – 160.

成员的受教育程度比较高，大多数人拥有一定的社会身份。ylrd 的规模比较大，成员比较分散。jksh 的主题是健康，也经常分享一些鸡汤类文章。wl 是一个生活服务类微信群，主要发布修车等服务信息。从中可见，群的性质和群成员会显著影响健康信息的传播。成员属性集中或者说相似度高的群容易发生求证和纠正伪健康信息的行为。网络关系越紧密的群越容易发生求证与纠正行为，例如 zypt 微信群。不过，总的来说，伪健康信息在微信群中得到求证与纠正的可能性并不大，后文的焦点小组将继续回答这一问题。

4 个微信群中还有不少视频和图片，这跟当下的传播进入"影像传播"时代有关。其中，一些视频与图片、健康信息有关，但因为无法系统地收集，难以窥探其全貌。但这提醒我们后续研究可以关注以图片和视频形式出现的伪健康信息。

第三节　总结与反思

一　伪健康信息传播源头的不确定性

从传播源头上看，伪健康信息的来源可以分为两类：一是不少伪健康信息来自网络平台，比如，BBS 和博客等，这类伪健康信息的成因前文已分析。二是部分伪健康信息是为了"辟谣"而总结出来的，其最初的源头可能是中医的某个被误解的常识性错误、民间谚语、土方、偏方等。总结或提炼这些伪健康信息的主要的目的是"辟谣"，或者说是作为一个话题、靶子而存在的。

基于我们收集的资料发现，微信群中的伪健康信息以转发居多，传播源头具有不确定性，难以溯源。

二　伪健康信息的社交放大

伪健康信息在传播中存在不断放大和增值的过程。谣言在传播中存在准确性（accuracy）的问题。它包括谣言的真实性（verity）和谣言的精确性（precision）。前者关注谣言与真相的关系，后者聚焦谣言与最初的版本之间的差异。谣言的精确性指出了谣言传播过程中的变体、增殖或减弱的问题，也涉及伪健康信息的社会放大。伪健康信息在传播中存在不断被放大的社会过程。第一，社交关系中的重要节点扮演着"放大站"的作用，为伪健康信息"背书"。例如，来自可信任的社交关系的信息（比如老师传播给学生的信息），因为社交信源的可信度而增加了信息被信任的可能。因此，不少伪健康信息努力寻求权威或意见领袖的加持。这些权威既包括组织权威，也包括个体权威。

第二，不同平台的转载扮演着"扩音器"的作用。这犹如媒体间的议程设置，实现了媒介间的共鸣效应和"溢散效应"。[①] 网站、博客、社交媒体等不同平台有意或无意地转发伪健康信息，制造了"共鸣效应"和"溢散效应"。

第三，人际传播也扮演着"放大"伪健康信息的作用。伪健康信息由在线传播进入人际传播，即是伪健康信息扩散的过程。伪健康信息在人际传播中会通过个体经验、口碑效应等因素放大。

在 Web2.0 时代，信息传播模式从"One to N"转变为"One to N to N"的信息裂变模式，信息的传播分层扩散并不断裂变，而处于传播链条中的个体作为传播节点可以放大信息，并通过个体参与信息再生产而实现信息的增殖。我们且以雾霾伪信息为例分析如下。

在社交媒体环境下，雾霾伪信息能够基于个体的传播节点与社交关系扩散，并在扩散中被不断加入个体的情感、经验、观点等内容，从而实现了"增殖"。我们可以从下列案例中瞥见雾霾伪信息增殖的情状。2016 年 12 月 16 日开始，我国华北、黄淮等地区出现了持续性的不同程度的雾霾，超过 12 个省市受到此次雾霾的影响。此间，网友"喵爷—吴淼"爆料了一段名为"微距镜头下的北京雾霾"的视频，在各个微信群内被广泛传播。视频一经发布，便引起广泛关注，"雾霾现原形"等成为网友附言转发的关键词。同时，"太可怕了""出门

---

① 靖鸣、郭艳霞、潘宇峰：《"魏则西事件"主流媒体与社交媒体舆论监督的共振与互动》，《新闻爱好者》2016 年第 7 期。

一定要戴口罩""感觉不能呼吸"等评论随处可见。[①] 该则雾霾伪信息在传播过程中的增殖可见一斑。

　　这种信息增殖并不鲜见。谣言在传播过程中会出现内容变异的情况，平化、锐化、添加、同化是其四大"变异机制"。其中，"添加"机制意味着谣言的传播是一个"滚雪球"的过程。谣言在传播的过程中会被不断地增添进新的信息，从而出现被放大，甚至被夸大的情形。在社交媒体中，雾霾伪信息的增殖是通过个体的节点而实现的。

　　个体在社交媒体语境中有意识或无意识地扮演着信息增殖的"节点"，但某些商业组织却有意识地推动雾霾伪信息的增殖。例如，鼓吹"水果酵素"拥有众多神奇的功能，后来被加上了能够"净化雾霾"的噱头。分析传播这些信息的微信公众号"酵道孝道"，不难发现其致力于宣传水果酵素的神奇功效，以达到售卖酵素的目的。这表明，商业利益是导致雾霾伪信息增殖的一大原因。

三　纠正性信息作为伪健康信息传播的"阻滞因素"

　　伪健康信息及其传播有着特定的生命周期。伪健康信息何时能够衰减或者平息，纠正性信息可以成为阻滞因素，这是纠正效果的问题。部分人对伪健康信息采取置之不理的态度，也会打破伪健康信息的传播链条。

　　由于微信群的封闭性，难以获取资料，因而不易开展研究。本书尝试将微信群的信息导出，进而研究伪健康信息的传播，是一种必要的尝试。后续研究可以获取更大规模的数据，采取更为系统的分析方法，例如主题分析或语义分析，以得出更为实证的结论。同时，不同的微信群的成员存在差异，结合成员属性开展比较分析是后续研究的方向之一。

---

　　① 《别再拿雾霾当玩笑，它是一级致癌物》（2016 年 11 月 20 日），2018 年 8 月 2 日，搜狐网（http：//www.sohu.com/a/119439105_ 498813）。

第 四 章

社交媒体中的健康信息质量
评估：以微博为例

本章节聚焦社交媒体如何生产和传播健康信息的问题，以新浪微博为例，从信息生产质量角度探讨社交媒体的健康传播责任。采取真实、权威、时效、全面、深度、原创、客观 7 项指标，对新浪微博中个人账号和营销账号（各 10 个）的原创微博（800 条）进行了分析，评估其内容质量，反思其健康传播责任。

第一节　社交媒体的健康传播及其信息质量

一　社交媒体的传播责任及其信息功能

在新媒体传播语境中，成为新媒体用户的受众可以参与书写和发布信息，其积极性得以通过技术赋权释放，受众在传统媒体时代的"沉默表达"随之转变成为"声张表达"。不过，也产生了"负向效应"，即导致信息生产鱼龙混杂，出现了谣言蔓延、虚假信息泛滥等问题，污染了信息环境，破坏了信息秩序。[①] 与此相对应，真实客观的责任随着信源的"泛化"而"泛化"，引发了"泛责任"问题。[②]

所谓责任，是对个体或群体"做或不做"某些事的要求与规范。

---

① 展莲蓉：《微博的舆论构建与社会责任意识解析》，《中国传媒科技》2012 年第 10 期。

② 任正安、仇韶华：《泛传播与泛责任：新媒体环境下的人格权保护》，《西南政法大学学报》2008 年第 3 期。

兼具媒介与社会双重属性的微博，是一个社会化与大众化的媒体平台，是"个性化的公共传媒"，担当着不可推卸的社会责任。作为崇尚个体表达自由的社交媒体平台，强调其社会责任似乎有悖于其开放、分享、创新的原则。但是，微博平台的自由表达与社会责任并不矛盾，"社会责任论"推崇的"明显而即刻的危险"原则，同样适用于微博等社交媒体。该原则强调"传媒自己也承认，对公共利益的考虑优于自由发表言论的权利"①。基于社会责任的原则，个人在微博平台中的自由表达附带的义务，指向了包括自己在内的公众。由于个人言论可能损伤公共利益，因此，个体在发表言论前需要三思。② 从法律层面看，虽然处于匿名性与虚拟性交织状态下的网民言论能够起到宣泄情绪的作用，但是，网民言论作为一种新的言论传播形式，需要受到现实社会法律的约束。③

　　基于社交媒体的信息传播功能，尼（Ni）和同事主张将微博文字（文章）划分为"教育性文字（文章）"和"情感性文字（文章）"两类。④ 教育性文字与新闻网站的内容相似，侧重提供技术方面的指导、普及常识和评论事件。与之相反，情感类文字的内容与个人日记相似，包含了博主对特定事物的体验与情感。致力于促进健康事业发展的专业人士意识到，社交媒体正在成为快速高效地"积累"受众（用户）群的"快捷方式"和"经济渠道"，尤其是通过发布教育性内容这种方式。这意味着，社交媒体可以通过传递不同类型的信息而发挥迥异的功能。

　　联系社交媒体的传播责任与信息功能，本书认为，在操作化维度，

---

　　① ［美］弗雷德里克・S. 西伯特、西奥多・彼得森、威尔伯・施拉姆：《传媒的四种理论》，戴鑫译，中国人民大学出版社 2008 年版，第 68 页。

　　② 邱超奕：《网络新媒体时代"社会责任论"的再思考——"社会责任论"的现实困境与理论延展探析》，《新闻知识》2013 年第 5 期。

　　③ 任正安、仇韶华：《泛传播与泛责任：新媒体环境下的人格权保护》，《西南政法大学学报》2008 年第 3 期。

　　④ Ni, N., Xue, G. R., Ling, X., Yu, Y., & Yang, Q., "Exploring in the Weblog Space by Detecting Informative and Dffective Articles", Paper Represented at the 16th International World Wide Web Conference, Banff, Alberta, Canada, 2007, pp. 281 - 290.

我们可以将社交媒体的传播责任具体界定为其信息功能实现的程度，包括信息生产的质量和信息传播的效率。其中，信息生产质量是根本性的量度。

二 社交媒体的健康传播、信息质量及其责任

基于技术赋权带来的条件与便利，社交媒体用户可以"实时"传递、分享信息，[1] 共同写作、内容分享、在线交流等都是用户直接参与信息生产和传播过程的方式。[2] 但是，社交媒体的用户群由来自不同地区、领域、文化背景、信仰和动机的人组成，因此，用户生产的信息参差不齐。[3] 用户在实际的信息生产和传播过程中会被信息环境所左右，例如一些用户生产的内容受到商业利益的影响。例如，在社交媒体的健康传播中，不少健康机构经营 Facebook 等社交媒体账号，它们通过扩散健康信息来获取更多朋友和粉丝的关注。[4] 其中，不少内容涉及健康行为（例如锻炼身体）和健康观念（例如轻油饮食），进而推销商品（例如自行车头盔）和服务等。[5]

不少评论家批评道，社交媒体因为缺乏社会监督和来自专业与社会的压力，而无法提供准确且公正的信息，[6][7] 这种指责不无道理，也

---

[1] Thackeray, R., Neiger, B. L., Hanson, C. L., & McKenzie, J. F., "Enhancing Promotional Strategies Within Social Marketing Programs: Use of Web 2.0 Social Media", *Health Promotion Practice*, Vol. 9, No. 4, 2008, pp. 338 – 343.

[2] Dawson, R., "Launching the Web 2.0 Framework", 2008 – 01 – 28, 2020 – 04 – 25, http: //www.rossdawsonblog.com/weblog/archives/technology_ trends.

[3] Agichtein, E., Castillo, C., Donato, D., Gionis, A., & Mishne, G., Finding High – Quality Content in Social Media, Proceedings of the International Conference on Web Search and Web Data Mining, WSDM 2008, Palo Alto, California, USA, 2008, pp. 183 – 194.

[4] Neiger B. L., Thackeray R., Van Wagenen S. A., et al., "Use of Social Media in Health Promotion Purposes, Key Performance Indicators, and Evaluation Metrics", *Health Promotion Practice*, Vol. 13, No. 2, 2012, pp. 159 – 164.

[5] McKenzie, J. F., Neiger, B. L., & Thackeray, R., *Planning, Implementing, and Evaluating Health Promotion Programs* (5thed.), San Francisco: Benjamin Cummings, 2009.

[6] Finberg, H., & Stone, M. L., *Digital Journalism Credibility Study*, Washington, D. C.: Online News Association, 2002.

[7] Starobin, P. On the Square, *National journal*, 25 May 1996, pp. 1145 – 1149.

道出社交媒体信息质量的隐忧，折射着"丰裕媒体"条件下信息环境所存在的问题。对于微博来说，其传播的信息是原始的和直观的，带有强烈的个人色彩和随意性，难以做到客观、全面、公正、真实，而微博随意化的写作和粘贴更是让一些道听途说、子虚乌有的信息被生产出来，并最终传播开来。[①] 这都造成了微博信息生产质量的隐忧。

　　越来越多的人正在使用社交媒体（不管是通过电脑还是手机移动终端）获取健康信息，社交媒体在健康传播中扮演着重要角色。[②] 社交媒体能够给个体或群体的健康认知、健康行为等带来积极的影响，这是社交媒体在健康传播中的重要功能。社交媒体可以根据用户的健康需求，提供个性化的健康信息定制服务，并鼓励用户参与到网络应用之中。[③] 韦伯（Webb）等人指出，网络媒体提供的定制化信息能够有效地提升互动，并通过发送强动机性的信息，颠覆用户原有的观念和提供行动指导。[④] 这意味着，用户使用定制化的健康信息服务，能够有效地促进其网络参与以及健康观念与健康行为改变。

　　如果我们期待社交媒体发挥积极作用，就必须检视其信息生产的质量。信息质量在不同领域中的内涵各异，尚未形成统一且成熟的概念。[⑤] 信息质量在广义上指的是文学使用的恰当程度。[⑥] 不过，信息的可靠性、权威性、可读性等是检视网络健康信息质量的重要标准与评

---

①　熊萍，《"微博"伦理失序及其伦理秩序构建》，《伦理学研究》2012 年第 1 期。

②　Korda H. ， Itani Z. ， "Harnessing Social Media for Health Promotion and Behavior Change"， *Health Promotion Practice*， Vol. 14， No. 1， 2013， pp. 15 – 23.

③　Korda， H. ， & Itani， Z. Harnessing， "Social Media for Health Promotion and Behavior Change"， *Health Promotion Practice*， Vol. 14， No. 1， 2013， pp. 15 – 23.

④　Webb， T. L. ， Joseph， J. ， Yardley， L. ， & Michie， S. ， "Using the Internet to Promote Health Behavior Change： A Systematic Reviewand Meta – analysis of the Impact of Theoretical Basis， Use of Behavior Change Techniques， and Mode of Delivery on Efficacy"， *Journal of Medical Internet Research*， Vol. 12， No. 1， 2010， p. e4.

⑤　刘冰：《网络环境中基于用户视角的信息质量评价研究》，中国社会科学出版社 2015 年版，第 54—63 页。

⑥　Cappiello， C. ， Francalanci， C. ， & Pernici， B. Data Quality， Assessment from the User's Perspective. In Proceedings of the ACM SIGMOD International Conference on Management of Data， 2004， pp. 68 – 73.

估维度。① 李月琳等人基于真伪健康信息特征来分析健康信息质量,发现实验中有超过半数的样本被认定为伪健康信息,社交媒体中健康信息质量不容乐观。② 这意味着,我们有必要探究社交媒体的健康传播责任及其生产的健康信息质量。

第二节　研究设计

本章节考察个人微博账号(下文简称个人账号)和营销类微博账号(下文简称营销账号)的健康内容生产质量,选择非健康领域(即非医疗/医药类、养生保健类、运动健身类、美容美体类等)专业人士的个人账号和营销账号作为研究对象。专业人士的微博内容生产一般有其专业性"背书",而机构化或组织化(包括公司等)微博一般容易辨认,用户会对其内容保持警惕。而个人账号和营销账号面向普通公众传播,对其考察能够发掘一般性意义。笔者通过搜索热门微博发现,新浪微博平台中有很多营销性质的健康微博,从其基本介绍上看,它们没有明确的机构或组织(包括公司等)作为依托,也没有经过新浪微博加"V"认证,通常以个人账号的面目出现(例如,在介绍中写着,"为大家分享美容和健康小知识,进来先关注,有事请私信,谢谢大家支持")。这些微博粉丝量大、内容更新快、信息量大。进一步分析,其发布的微博文本有一些是可辨识的商业宣传内容。因此,本小节界定它们是营销账号。

本小节按照如何方法与步骤收集资料进行案例分析。首先,点击新浪微博的"发现"板块,进入热门微博。其次,在热门微博榜分类中选择"健康",并在此主界面选择"热门",获得 3 页搜索时段内的热门健康类微博。再次,依次点击热门微博的发布账号,进入其主页进行筛选。最后,选择了 10 名非健康相关专业的个人账号(非专业人

① 宋立荣、齐娜、张群:《网络健康信息传播的信息质量问题思考》,《医学信息学杂志》2014 年第 10 期。
② 李月琳、张秀、王姗姗:《社交媒体健康信息质量研究:基于真伪健康信息特征的分析》,《情报学报》2018 年第 3 期。

士的个人账号）和 10 个营销账号（非机构或非组织类商业微博。）

由于热门微博数量有限，且可能出现同一博主当天发布的多条微博。因此，研究者分别在 2015 年 3 月 26 日至 3 月 29 日每天晚上 10 时，通过热门微博进行筛选，最终确定该时段内符合标准，且粉丝数量排序前 10 名的非健康相关专业的个人账号和营销账号各 10 个。个人类包括：@ 健身课、@ 泰拳刚猛 GANGSTA、@ 蕨代霜蛟、@ 姆姬、@ 妈咪 jane 育儿妙方、@ 每日健康百科、@ 健康养生 – 郭宁、@ 老王谈跑步、@ayiyayo 加加、@ 火爸朱剑笛；营销类包括：@ 老中医健康养生、@ 美容健康贴士、@ 美食健康顾问、@ 健身专辑、@ 中医养身堂、@ 美容健康、@ 教您瘦到 90 斤、@ 修心养生辞典、@ 时尚瘦身、@ 时尚女性护肤沙龙。

确定账号后，选取每一目标账号 2014 年内转发量超过 50 条的原创健康信息类微博。具体选择方法如下：首先在目标账号主页右侧选择 2014 年，再选择"原创"，然后通过浏览，选择每一页上与健康信息相关且转发量最高的 2 条微博。如果遇到 2014 年该账号的原创微博少于 20 页，则选择每一页上转发量最高的 3 条或 4 条微博，最终共选取了 800 条有效的微博文本。

本书从信息生产质量角度，通过真实、权威、时效、全面、深度、原创、客观 7 项指标，评价原创微博的健康信息生产质量，采用 1—5 分制对 7 个指标进行赋分，[①] 进而对其传播责任进行评价。具体说来：

（1）真实，是指原创微博中的健康信息内容是否真实，具体赋值如下：①1 分：完全不真实，即是伪健康信息。②2 分：不真实，包括不同程度的科学的健康信息和伪健康信息，伪健康信息多一些。③3 分：一般，包括程度大致相当的科学的健康信息和伪健康信息。④4 分：比较真实，包括不同程度的科学的健康信息和伪健康信息，科学的健康信息多一些。如果属于常识性健康知识，则按照生活经验进行

---

① 微博信息面向公众传播，其对公众产生的影响取决于公众的信息浏览、阅读和认知。研究者根据既定的标准，结合自己的理解和判断在集中的时段进行打分，力求客观和公正。在这一过程中，研究者个体的知识和经验对打分的影响在所难免，需要保持警惕。不过，这符合人们对微博阅读和理解的现实情状。

理解和判断是否真实的, 如判断是真实的, 则赋值 3 分。⑤5 分: 完全真实, 是科学的健康信息。如果研究者对其中的健康信息的真实程度无法判断, 则赋予 0 分。①

(2) 权威, 指的是信源的权威程度。权威信源具体包括: 研究机构或人员、官方机构或人员、医药/医疗机构、医药/医疗领域专业人士、学术期刊或研究报告等, 同时结合引用这些信源时表述的明确与清晰程度进行打分。①1 分: 非常不权威 (信源是普通民众, 或者没有明确的出处); ②2 分: 不权威 (例如, 某医生、某医学生); ③3 分: 一般 (例如, 来自减肥专家、养生专家、常识等); ④4 分: 比较权威 (信源可信度高, 但具体信息不完整); ⑤5 分: 非常权威 (信源可信度高, 信息完整)。0 分代表无法判断。

(3) 时效, 即信息的时效性, 比如与重要的日子 (例如冬至、艾滋病日等)、彼时的公共卫生事件的时间节点的接近程度, 以及讨论当时发生的重要健康话题的情况。② ①1 分: 时效性非常弱; ②2 分: 时效性比较弱; ③3 分: 时效性一般; ④4 分: 时效性比较强; ⑤5 分: 时效性非常强。0 分是无法判断。

(4) 全面, 指的是从不同角度阐述主题 (观点全面), 以及指出某种健康信息针对的对象和具体的使用方法等 (事实全面)。①1 分: 非常不全面; ②2 分: 不全面; ③3 分: 一般; ④4 分: 比较全面; ⑤5 分: 非常全面。0 分是无法判断。

(5) 深度, 指的是论述主题、透视现象、分析原因的深刻程度。①1 分: 非常不深刻; ②2 分: 不深刻; ③3 分: 一般; ④4 分: 比较深刻 (包括对常识性内容的阐述); ⑤5 分: 非常深刻。0 分是无法判断。

(6) 原创, 即微博内容的原创程度。①1 分: 非原创, 全部内容都是转载转发 (包括图片等) 等; ②2 分: 原创的内容少于转载转发的内容; ③3 分: 原创的内容和转载转发的内容大致相当; ④4 分: 原

---

① 吴世文、徐少申、徐精:《社交媒体的健康信息传播及其社会责任建构》, 载钟瑛等主编《中国新媒体社会责任研究报告 (2015)》, 社会科学文献出版社 2015 年版。

② 这个点的判断较为困难。具体操作时, 以 3 分为起点, 然后根据时效程度进行调整。

创的内容多于转载转发的内容；⑤5 分：内容全部都是原创。0 分是无法判断。

（7）客观，指的是基于客观的立场，而非主观的目的（包括商业目的或个人兴趣爱好）生产微博内容的程度。①1 分：非常不客观；②2 分：不客观，出于商业宣传的目的；③3 分：一般，基于个人兴趣爱好；④4 分：比较客观，基于分享信息的目的；⑤5 分：非常客观，基于客观的立场。0 分是无法判断。

具体打分参照内容分析编码的流程由两位研究生完成。在编码前，对两位打分者进行了培训，明确了编码的任务与细节。正式打分前，选取 50 篇微博对两位打分者进行信度测试，豪斯提（Holsti）可信度系数计算结果显示，两位打分者的可信度指数达到 0.83，可信度较高。正式打分过程中，如果遇到打分者不能确定或者分歧较大的微博内容，则另请一位专业研究者共同研判，争取得出一致认可的结论。两位编码者打分的时间集中、连续，旨在确保编码者按照同一标准与思路进行编码，力求客观。采用统计分析软件 SPSS18.0 进行数据统计分析。

第三节　微博中的健康信息质量评估

一　微博健康信息质量的总体概况

由表 4—1 可见，微博健康内容生产质量的总体得分均值为 20.70 分（满分 35 分），按照百分制计算为 59.14 分，尚未达到及格水平。加权计算后，① 达到了 60.25 分，刚好达到及格水平。这意味着，微博健康信息生产的质量总体不高。其中，微博健康信息的权威性在 7 项指标中最低，均值仅为 2.66（53.2 分），这表明，信源权威性不够是影响微博健康信息质量的一大原因。鉴于微博在中国社会的广泛应用，以及微博健康信息的传播影响力，信息质量较

---

① 具体是：真实 * 0.4007、权威 * 0.1333、时效 * 0.1412、全面 * 0.0906、深度 * 0.0775、原创 * 0.054、客观 * 0.1026。

低的现状令人担忧。

表4—1   微博健康信息生产质量的描述性统计

		真实	权威	时效	全面	深度	原创	客观	总分	加权总分
N	有效值	800	800	800	800	800	800	800	800	800
	缺失值	0	0	0	0	0	0	0	0	0
均值		3.14	2.66	3.07	3.19	2.78	2.91	2.94	20.70	3.0123
中位数		3.00	3.00	3.00	3.00	3.00	3.00	3.00	21.00	3.0850
众数		3	3	3	3	3	3	3	21	3.49
标准差		0.986	1.186	0.267	0.810	0.864	0.980	0.428	3.319	0.60935
最小值		0	0	3	0	0	1	1	12	1.23
最大值		5	5	5	5	5	5	4	28	4.38

二 基于具体指标的评估与讨论

具体分析微博健康内容的真实、权威、时效、全面、深度、原创、客观7项指标，结果如表4—2所示。

表4—2   微博健康信息质量指标的具体情况   （单位：条，%）

指标						
真实	非常不真实 (20、2.5)	不真实 (87、10.9)	一般 (332、41.5)	比较真实 (324、40.5)	非常真实 (6、0.8)	无法判断 (31、3.9)
权威	非常不权威 (18、2.2)	不权威 (135、16.9)	一般 (448、56.0)	比较权威 (71、8.9)	非常权威 (43、5.4)	无法判断 (85、10.6)
时效	时效性非常弱 (0)	时效性比较弱 (0)	一般 (745、93.1)	时效性比较强 (53、6.6)	时效性非常强 (2、0.2)	0
全面	非常不全面 (5、0.6)	不全面 (160、20.0)	一般 (327、40.9)	比较全面 (288、36.0)	非常全面 (19、2.4)	无法判断 (1、0.1)
深度	完全无深度 (46、5.8)	没有深度 (254、31.8)	一般 (335、41.9)	较有深度 (156、19.5)	非常有深度 (8、1.0)	无法判断 (1、0.1)

续表

指标						
原创	非原创 (92、11.5)	原创内容少 (63、7.9)	一般 (552、69.0)	原创内容多 (10、1.2)	全部原创 (83、10.4)	0
客观	非常不客观 (25、3.1)	不客观 (22、2.8)	一般 (726、90.8)	比较客观 (27、3.4)	非常客观 0	0

　　总体上看，微博健康信息的质量在真实、权威、时效、全面、深度、原创、客观 7 个指标上，均以居于"一般"水平为主（达到了41%以上），在时效性指标上，甚至达到了 93.1%，而处于 1 分与 5 分两个最小值和最大值的情况普遍较少。比较"一般"选项之外的 5 个选项得分，在真实性上，比较真实的微博健康内容占四成（41.3%），不真实的比重为 13.4%。全面性指标的分布情况与此相类似，比较全面的占 38.4%，不全面的占 20.6%。从总体上看，真实度和全面性较好。但由于健康信息直接关系到人们的身心健康，不真实和不全面的健康内容的传播，令人担忧。在权威度指标上，比较权威的占 14.3%，略低于不权威（19.1%）的内容。值得注意的是，有 85 条（占 10.6%）内容无法判断其信息来源，严重干扰了人们对健康信息的认知。在时效性上，时效性普遍较强。这与微博灵活、快速应变的传播特征有关。原创的内容（11.6%）低于转载转发的内容（19.4%），这反映出微博健康内容传播的超文本链接特征。这意味着，一旦作为源头的内容存在问题，其较为活跃的转载转发容易造成恶性扩散。在深度上，诸多内容（37.6%）是没有深度的，仅有 20.5% 的内容在论述主题、透视现象、分析原因等方面有深度。虽然比较客观的内容（3.4%）略低于不客观的内容（5.9%），但微博健康内容的传播动机令人怀疑。

　　总之，微博中的健康信息内容呈现真实性和全面性较高，时效性一般，但权威性和深度较低的情形。

三　个人账号和营销账号的比较分析

进一步考察个人账号和营销账号在各项指标上的差异（见表 4—

3),我们发现,营销账号(14.2%)中的内容不真实的程度高于个人账号(7.5%),两者比较真实的内容大致相当(分别是40.2%和40.8%)。由于真实性指标在信息生产质量评价中的权重较大,占到了两成(0.4007),因此,真实性在很大程度上影响着微博健康信息生产的质量。个人账号发布的健康内容中有7.0%无法判断真实性,造成了用户接收与理解的困难。

表4—3 真实 * 个人账号和营销账号的交叉分析

			两类微博账号		Total
			个人账号	营销账号	
真实	无法判断	Count	28	3	31
		% within v12	7.0%	0.8%	3.9%
	非常不真实	Count	0	20	20
		% within v12	0.0%	5.0%	2.5%
	不真实	Count	30	57	87
		% within v12	7.5%	14.2%	10.9%
	一般	Count	176	156	332
		% within v12	44.0%	39.0%	41.5%
	比较真实	Count	163	161	324
		% within v12	40.8%	40.2%	40.5%
	非常真实	Count	3	3	6
		% within v12	0.8%	0.8%	0.8%
Total		Count	400	400	800
		% within v12	100.0%	100.0%	100.0%

注:$\chi^2 = 49.758$, $df = 5$, $p = 0.000 < 0.001$。

在健康内容的权威性指标上(见表4—4),个人账号中比较权威的内容(13.5%)高于营销账号(4.2%),不权威内容的分布情形也是如此(分别是27.5%和6.2%)。这意味着,个人账号在权威性上的两极化趋势比营销账号明显，营销账号有高达68.0%的内容处于"一般"（权威度）程度上。营销账号对于信源采取了模糊策略，高达14.2%的健康内容无法判断信源的权威性。

表4—4　　　　权威*个人账号和营销账号的交叉分析

			两类微博账号		Total
			个人账号	营销账号	
权威	无法判断	Count	28	57	85
		% within v12	7.0%	14.2%	10.6%
	非常不权威	Count	0	18	18
		% within v12	0.0%	4.5%	2.2%
	不权威	Count	110	25	135
		% within v12	27.5%	6.2%	16.9%
	一般	Count	176	272	448
		% within v12	44.0%	68.0%	56.0%
	比较权威	Count	54	17	71
		% within v12	13.5%	4.2%	8.9%
	非常权威	Count	32	11	43
		% within v12	8.0%	2.8%	5.4%
Total		Count	400	400	800
		% within v12	100.0%	100.0%	100.0%

注：$\chi^2 = 13.152$，$df = 5$，$p = 0.000 < 0.001$。

这种分布情形在全面性上出现了反转（见表4—5），个人账号中不全面的内容（15.8%）比营销账号（24.2%）低，比较全面的内容亦如此，个人账号（32.8%）低于营销账号（39.2%）。总体上看，个人账号在全面性上处于一般以上水平的内容（83.2%）多于营销账号（75.2%）。

表4—5 全面 * 个人账号和营销账号的交叉分析

			两类微博账号		Total
			个人账号	营销账号	
全面	无法判断	Count	1	0	1
		% within v12	0.2%	0.0%	0.1%
	非常不全面	Count	3	2	5
		% within v12	0.8%	0.5%	0.6%
	不全面	Count	63	97	160
		% within v12	15.8%	24.2%	20.0%
	一般	Count	193	134	327
		% within v12	48.2%	33.5%	40.9%
	比较全面	Count	131	157	288
		% within v12	32.8%	39.2%	36.0%
	非常全面	Count	9	10	19
		% within v12	2.2%	2.5%	2.4%
Total		Count	400	400	800
		% within v12	100.0%	100.0%	100.0%

注：$\chi^2 = 21.975$，$df = 5$，$p = 0.001 < 0.005$。

在健康内容深度上（见表4—6），个人账号中有180条没有深度，而在营销账号中只有120条。个人账号中有107条被认为比较和非常有深度，但营销账号只有57条。这说明，个人健康信息微博的深度出现了两极分化，因个体的不同而表现出较大的差异性，增加了用户辨识的难度。但是，营销账号的健康内容深度两极差异小，其处于一般水平的有55.8%。这意味着，营销账号的健康内容深度处于一个中等水平，容易被用户理解，这是它形成社会影响的原因之一。

表4—6　　　　　　　　　深度 * 个人账号和营销账号的交叉分析

			两类微博账号		Total
			个人账号	营销账号	
深度	无法判断	Count	1	0	1
		% within v12	0.2%	0.0%	0.1%
	非常没有深度	Count	36	10	46
		% within v12	9.0%	2.5%	5.8%
	没有深度	Count	144	110	254
		% within v12	36.0%	27.5%	31.8%
	一般	Count	112	223	335
		% within v12	28.0%	55.8%	41.9%
	比较有深度	Count	105	51	156
		% within v12	26.2%	12.8%	19.5%
	非常有深度	Count	2	6	8
		% within v12	0.5%	1.5%	1.0%
Total		Count	400	400	800
		% within v12	100.0%	100.0%	100.0%

注：$\chi^2 = 80.212$，$df = 5$，$p = 0.000 < 0.001$。

在健康内容的原创性上（见表4—7），全部源自个人原创的内容占13.0%，全部是非原创的内容只有7.8%，营销账号的这两项指标分别为7.8%和15.2%，个人账号原创的内容多于营销账号，营销账号更多地采取了转载转发的策略，这是它们快速更新、吸引用户注意的手段之一。

表4—7　　　　　　　　　原创＊个人账号和营销账号的交叉分析

			两类微博账号		Total
			个人账号	营销账号	
原创	非原创	Count	31	61	92
		% within v12	7.8%	15.2%	11.5%
	原创内容少	Count	58	5	63
		% within v12	14.5%	1.2%	7.9%
	一般	Count	253	299	552
		% within v12	63.2%	74.8%	69.0%
	原创内容多	Count	6	4	10
		% within v12	1.5%	1.0%	1.2%
	全部是原创	Count	52	31	83
		% within v12	13.0%	7.8%	10.4%
Total		Count	400	400	800
		% within v12	100.0%	100.0%	100.0%

注：$\chi^2 = 63.916$，$df = 4$，$p = 0.000 < 0.001$。

在健康内容的客观性上（见表4—8），与个人出于自己的兴趣爱好等主观目的生产健康信息不同，营销账号力求将自己"去商业化"和"去主观化"，其不客观内容的比重仅为1.5%，低于个人微博的4.0%。在比较客观的层面，二者差距不大（分别为5.8%与1.0%）。这意味着，营销账号有意和个人化的微博保持"风格"一致。营销账号在基本信息介绍中，常常不明说所依托的公司等信息。在信息传播的过程中，它们通过"小编提示""小编的朋友/闺蜜表示"等极具感情色彩的表达，来拉近与用户的距离。同时，它们通过"对照自己看一看""为父母（或其他的'某某某'）转"等诱导用户去转发信息。也即是说，它们采取了伪装成为"个人化微博"的策略。营销账号的这些做法有降低成本的考虑，因为作为机构来通过新浪微博认证加"V"，认证成本高，而且对内容的质量和运作要求严格。营销账号采取伪装成为个人微博的做法，值得我们警惕。

表4—8　　　　　　　　客观＊个人账号和营销账号的交叉分析

			两类微博账号		Total
			个人账号	营销账号	
客观	非常不客观	Count	25	0	25
		% within v12	6.2%	0.0%	3.1%
	不客观	Count	16	6	22
		% within v12	4.0%	1.5%	2.8%
	一般	Count	355	371	726
		% within v12	88.8%	92.8%	90.8%
	比较客观	Count	4	23	27
		% within v12	1.0%	5.8%	3.4%
Total		Count	400	400	800
		% within v12	100.0%	100.0%	100.0%

注：$\chi^2 = 43.268$，$df = 3$，$p = 0.000 < 0.001$。

　　总之，营销账号中有更多的伪健康信息，个人发布的微博噪音较多，其真实性有不少难以判断。个人账号在内容的权威性和深度上两极化趋势明显，营销账号对于信源采取模糊策略，高达14.2%的健康信息内容无法判断权威性，其内容的深度处于中等水平。在全面性上，个人账号处于一般以上水平的内容多于营销账号。个人账号原创的内容多于营销账号，营销账号更多地采取了转载转发的策略。在客观性上，营销账号力求去商业化和去主观化，通过伪装成为个人化微博以及采取诱导用户关注或转发转载的策略，来扩大其社会影响力。在时效性指标上，两者的时效性相当，均处于一般的水平（分别为90.8%和95.5%）。

第四节　社交媒体的健康传播责任建构

　　以微博为代表的社交媒体正日益成为健康信息传播的重要平台，

随着其社会影响的持续加大,我们对其健康信息生产的质量和社会责任应当越来越重视。本书发现,微博健康信息的质量总体不高,这令人担忧。应从以下几个方面着手来建构其社会责任。

第一,推进社交媒体用户的健康传播能力建设。社交媒体用户的健康传播能力,指的是用户通过社交媒体平台生产、传播和使用健康信息的能力。在自媒体传播语境中,用户拥有了越来越便利的生产和传播信息的机会,强化社交媒体传播能力建设越来越受重视。针对用户健康信息生产中的"噪音",以及其在权威性和深度上的两极化趋势、全面性处于中等水平的现状,需要通过提升用户的媒介素养和健康素养,持续地、动态地提升其信息生产能力。同时,需要从制度建设和自律建设层面,在保障个体用户基于兴趣爱好生产健康信息内容的前提下,规范其信息生产行为以及转发行为。

第二,对营销类微博账号强化规范。营销类微博账号在健康传播中扮演着重要角色。本书发现,营销类微博账号对信源采取了模糊策略,生产了不少伪健康信息,其内容的深度处于一个中等水平,更多地采取了转载转发的策略,并且通过去商业化和去主观化伪装成个人化微博。这些做法是不恰当的,直接影响着其健康信息生产的质量,需要网络管理部门、工商行政部门以及微博平台共同努力,规范营销类微博账号生产与传播健康信息的行为。

第三,提倡健康领域专业人士进入社交媒体中有效"发声"。本书发现,社交媒体中健康信息生产的信源,比较权威的占 14.3%,不权威的有 19.1%,这从侧面反映了权威机构和专业力量介入的不足。当前,越来越多的专业人士开办微博与微信,并提供在线咨询,值得肯定。我们应当鼓励更多的专业人士积极利用社交媒体开展健康传播活动,并针对性"证伪"与纠正伪健康信息。

本书尝试从健康信息生产质量角度,基于对微博文本的细致解读,以真实、权威、时效、全面、深度、原创、客观等作为指标,尝试对社交媒体的健康传播责任作出评估。本书主要探讨了个体微博账号和营销类微博账号健康信息生产质量的问题,受限于样本量,未能对两类微博健康信息生产的总体状况进行全面评估,研究结论在推广时也须谨慎。后续研究可以运用大数据挖掘等资料收集方法，获取更为丰富的与多元的样本，延伸探讨机构类和健康领域专业人士的健康内容生产，力争通过立体的和长时段的研究，建立一套完善的社交媒体健康传播责任评价体系，为更好地开展健康传播提供参考。

第 五 章

伪健康信息的结构与叙事

本章节从观察现象与传播案例入手，收集人民网"求真"栏目、果壳网"谣言粉碎机"、腾讯新闻"较真"栏目中被"证伪"（辟谣）的伪健康信息，通过考察信源、标题、框架等变量来探讨伪健康信息的构成与特征，归纳伪健康信息相似或相同的母题，为后文提出求证与甄别伪健康信息提供导引。

第一节　伪健康信息的构成

伪健康信息旨在说服人们接受其传递的观点或行为建议，是一种"说服性信息"，其内容常常包括一些"说服性要素"，以试图引人关注和说服受众。例如，"人生路上，你不得不知的十大健康知识""七大营养素，助您延年益寿"等。[①] 说服性要素构成了伪健康信息的内容特征。在内容中植入说服性因素，是伪健康信息的说服策略，也是它们"伪装"自己的方法。例如，食品类伪信息的内容常常热衷于展现恶劣的环境和肮脏的原料，强调不当的习惯会引发严重疾病，夸大某些食品的养生保健效果，标题采用"死亡""疾病"等关键词等。[②] 在互联网与自媒体传播语境中，李月琳等发现，伪健康信息具有"夸

① 《伪健康帖被奉为经典网上热传"伪专家"会说敢说占优势》（2014年6月26日），2020年5月3日，东方网（http://sh.eastday.com/m/20140626/u1a8177193.html）。

② 《"谣言"分析2揭开食品类谣言的"伪装术"》（2018年8月2日），2020年4月22日，知微（http://yy.zhiweidata.com/1.002.html）。

张或绝对"的表述、"诱导性文字"、"鼓动性宣传和推广"、"声称独特、机密信息"及"否定性信息"等显著的特点。①

在健康传播领域的说服研究中，研究者由于意识到仅仅从"受众"端研究健康信息的说服效果存在不足，因而开始关注"信息"端的健康信息设计，包括说服性信息的特征（Persuasive Message Features）等。② 蒋少海等人指出，有效的说服性健康信息包括主观规范（subjective norms）、感知风险（perceived risk）、自我效能感（self – efficacy）等。③

从内容维度考察，信息能否产生说服效果，不仅取决于受众，还取决于信息自身是否包括说服性因素。例如，信源可信度是重要的说服性因素，其在说服中的重要性已经得到证明。④ 一般来说，高可信度的信源相较于低可信度的信源更加具有说服力。⑤ 再如，在内容层面，伪健康信息常常假借专家的名义暗示其传播的信息的"科学性"与"权威性"，⑥ 或是通过"硬科学"（Hard science）的方式，对期刊或科学研究进行错误的引用以及不当的推理与解读，⑦ 从而"骗取"人们对其信息内容的信任。

---

① 李月琳、张秀、王姗姗：《社交媒体健康信息质量研究：基于真伪健康信息特征的分析》，《情报学报》2018 年第 3 期。

② Skubisz, C., Miller, A., Hinsberg, L., Kaur, S., and Miller, G. A., "Tips from Former Smokers: A Content Analysis of Persuasive Message Features", *Applied Research*, Vol. 13, No. 1, 2016, pp. 13 – 20.

③ Jiang, S. & Beaudoin, C. E., "Smoking Prevention in China: A Content Analysis of an Anti – Smoking Social Media Campaign", *Journal of Health Communication*, 2016, pp. 1 – 10.

④ Slater, M. D., & Rouner, D., "How Message Evaluation and Source Attributes May Influence Credibility Assessment and Belief Change", *Journalism & Mass Communication Quarterly*, Vol. 73, No. 4, 974 – 991. doi: 10. 1177/107769909607300415.

⑤ Eagly, A. H., & Chaiken, S., *The Psychology of Attitudes*, Harcourt Brace Jovanovich College Publishers, 1993.

⑥ 王胜源：《新媒体背景下伪健康信息的传播与治理——以果壳网"流言百科"证伪的医学健康类信息为例》，《科技传播》2015 年第 22 期。

⑦ Moran, M. B., Lucas, M., Everhart, K., Morgan, A., & Prickett, E., "What Makes Anti – vaccine Websites Persuasive? A Content Analysis of Techniques Used by Anti – vaccine Websites to Engender Anti – vaccine Sentiment", *Journal of Communication in Healthcare*, Vol. 9, No. 3, 2016, pp. 151 – 163.

佩蒂（Petty）及其同事进一步总结道，影响说服效果的因素有四类：信源特征、信息特征、信息接收者特征以及信息传播渠道。[①] 也即是说，说服性因素包括这四类，我们可以从这些维度考量健康信息的说服效果。[②] 本章节探究伪健康信息的内容属性，从作者、标题、信源、呈现方式、框架以及行为建议等层面考察其构成，以帮助我们从内容属性上深入理解伪健康信息。

第二节　研究设计

一　资料收集

网络空间中的伪健康信息散布于不同的平台及其内部板块，例如网站、论坛、博客、微博、微信等，并在不同的平台之间实现跨平台"流转"。受到"辟谣"与"净网行动"的影响，不少平台中的伪健康信息已经被删除，或者无法正常检索到。不过，它们在严格意义上并没有消逝，而是以不同的版本散落于网络的不同角落。例如，论坛中的伪健康信息被删除了，但同一条内容可能保留在百度贴吧，或个人博客、百度知道中。还有一些伪健康信息以提问"这是伪健康信息吗"的形式被保留了下来，而另外一些在"辟谣"中被提及。

在此语境下，收集伪健康信息的文本存在一定的困难。但是，这并不意味着无法获取它们。本书采取的解决办法是：基于辟谣中提及的伪健康信息，然后使用其关键字句在百度（包括百度贴吧）、搜狗、微博、博客、微信、天涯论坛等网络平台中检索。然后，比较不同平台中的伪健康信息版本，选取发布时间早的、文本内容全的作为伪健康信息样本。最终，本书选取的样本大多是出现在检索平台首页中的文本。

---

① Petty, R. E., Wegener, D. T., The Handbook of Social Psychology (4th ed.), McGraw - Hill, pp. 323 – 390.

② Skubisz. C., Miller. A., Hinsberg. L., Kaur. S., and Miller, G. A., "Tips from Former Smokers: A Content Analysis of Persuasive Message Features", *Applied Research*, Vol. 37, No. 1, 2016, pp. 13 – 20.

本章节选择人民网"求真"栏目、果壳网"谣言粉碎机"和腾讯"较真"栏目作为资料来源。之所以选择它们，主要是因为：一是三个平台针对原始的健康谣言，进行了原创辟谣；二是其资料保存比较完整，满足系统研究的需要；三是它们可以呈现样本的多样性和代表性，作为三类不同性质的平台，人民网是重点新闻网站，果壳网是兴趣类网站，腾讯是门户网站，体现了平台的多样性。本书在 2017 年 7—8 月集中收集了伪健康信息的文本（在 2020 年 3—4 月，进行了资料核查），收集的时段是：人民网"求真"栏目（它转载了《人民日报》"求证"栏目的内容）是 2012 年 5 月至 2017 年 6 月，果壳网"谣言粉碎机"是 2010 年 11 月至 2017 年 2 月，腾讯新闻"较真"栏目是 2017 年 2 月至 6 月。经过筛选后，获得了 822 篇作为样本，本书对它们进行了内容分析。

二 类目建构

基于伪健康信息的特征和既有研究，本书建构了内容分析类目。具体如下（见附录三"伪健康信息编码表"）：

（1）伪健康信息的来源，指的是伪健康信息来自的媒体平台，主要包括：1 = 微博，2 = 微信，3 = 商业健康类网站或医院网站，4 = 传统新闻媒体，5 = 传统媒体网站，6 = 网络论坛或在线社区，7 = 机构或组织网站，8 = NGO 等组织，9 = 未标记来源。

（2）伪健康信息的作者，是指伪健康信息的作者，包括：1 = 机构或组织，2 = 个人，0 = 无作者或难以辨识作者。

（3）伪健康信息的标题修辞，指的是标题采用的修辞，主要包括：1 = 比喻，指用有相似之处的另一事物来描写或说明，例如《抗菌天网：免疫系统的"血肉长城"》，以"长城"来比喻中性粒细胞；2 = 拟人，将人以外的事物描写为具有人类行动或情感的"存在"，例如，《把光当能量饮料物联网芯片自供电技术》，将芯片人格化，可以喝饮料（吸收光能）；3 = 借代，以关系密切的另一个名称代替事物的名称，例如以"福尔摩沙"代替"台湾"；4 = 对偶，指前后两组字句的字数相等、结构一致、意义对应，例如《神曲都洗脑？洗脑才神曲》；5 = 无修辞。

（4）伪健康信息的标题确定性，是指标题对其所呈现的内容的确定性表述，以其程度来衡量，主要包括：1 = 高度确定性：出现"确定""确认""纯属""完全""从来都不""千万不""无稽之谈""瞎扯""毫无"等程度重的词汇；2 = 低度确定性：如果出现"可能""也许""或许"等词，则编码为"低度确定性"；3 = 中度确定性，"高度确定性"和"低度确定性"之外的为"中度确定性"。

（5）伪健康信息涉及的人群，包括：1 = 婴幼儿（0—2 岁）；2 = 儿童（3—6 岁），3 = 青少年（7—35 岁）；4 = 中年女性（36—60 岁）；5 = 中年男性（36—60 岁）；6 = 老人；7 = 所有人群，8 = 未标明人群。

（6）伪健康信息的信源。伪健康信息的信源具有多样性和综合性，主要包括：1 = 科研机构或科研人员、专家，2 = 医疗机构或医疗领域专业人士，3 = 商业机构或其人员，4 = 民间组织或其人员（包括民众调查），5 = 官方机构（如世界卫生组织等），6 = 个体网民，7 = 俗语或民间谚语（包括约定俗成的经验等），8 = 媒体，9 = 无明确信息来源（某医院、某专家、某医生等），10 = 其他。

（7）伪健康信息的呈现方式，指的是伪健康信息以何种方式呈现，主要包括：0 = 文字，1 = 数据与图表，2 = 相关图片，3 = 无关图片（和主题无关的图片、表情包和动图等，其目的是方便阅读），4 = 音、视频，5 = 辅助的资料链接或资源链接。

（8）伪健康信息的框架，主要指的是伪健康信息的论述框架（叙事框架）。

框架理论"是一个关于人们如何建构社会现实的研究领域"[①]，主要考察话语、议题与意义如何准确地建构、组织并得以展开。[②] 它反映了一种社会建构主义（socialconstructionism）的思路，其核心研究问

---

① 夏倩芳、张明新：《新闻框架与固定成见：1979—2005 年中国大陆主流报纸新闻中的党员形象与精英形象》，《新闻与传播研究》2007 年第 2 期。

② 同上。

题是框架如何被社会建构（谁是框架提供者，frame sponsors），以及框架如何影响人们的理解与偏好（preferences）等。在媒介和新闻传播研究领域，框架理论逐渐发展成为定性研究方法的重要支撑观点之一。[①] 新闻传播研究中的框架是指"人们或组织对事件的主观解释与思考结构"[②]。新闻记者在新闻报道中运用新闻框架去"框限"（或框选）部分事实、"选择"部分事实，以及主观地"重组"这些社会事实，最终赋予新闻文本特定的意义，从而建构客观社会现实，并影响着受众的认知和理解。对于伪健康信息文本来说，其表达存在一个被框架化的过程，人们对伪健康信息的接收受到其论述框架的影响。

本书建构的论述框架，主要包括：1 = 描述研究、报告、发现，2 = 引述专家或公众人物的支持意见，3 = 解释科学原理、原因或定律，4 = 例证框架，5 = 个体经验或生活经历，6 = 古籍/古人经验和名言，7 = 中医理论，8 = 其他。

（9）伪健康信息的行为建议，指的是伪健康信息提出了何种行为建议，主要包括：1 = 扩散信息（转发等）；2 = 呼吁购买特定商品或服务；3 = 提醒或警示；4 = 改变行为；5 = 无建议。

三 编码与资料分析

编码员由两名研究生担任，研究者在编码前对他们进行了培训，明确了编码任务与细节。为了保证编码的有效性，编码选择在集中的和连续的时间进行，旨在促进编码员按照同一标准与思路进行编码。对两位编码员存在争议的编码结果，研究者本人作为专家加入共同研判，争取得出一致认可的结论。在正式编码之前，两位编码员随机选择了 90 条伪健康信息进行信度测试，Cohen's Kappa 系数显示，[③] 两位

---

① 转引自张洪忠《大众传播学的议程设置理论与框架理论关系探讨》，《西南民族学院学报》（哲学社会科学版）2001 年第 10 期。

② 《臧国仁：新闻报导与真实建构：新闻框架理论的观点》（2009 年 10 月 24 日），2020 年 5 月 12 日，http://ccs.nccu.edu.tw/UPLOAD_ FILES/HISTORY_ PAPER_ FILES/950_ 1.pdf。

③ Cohen, J., "A Coefficient of Agreement for Nominal Scale", *Educational & Psychological Measurement*, Vol. 20, No. 1, 1960, pp. 37 – 46.

编码员的信度在 0.82—0.92,可信度较高。本书采用统计分析软件 SPSS18.0 进行数据统计分析。

第三节　伪健康信息的构成与叙事

一　伪健康信息的来源

由表 5—1 可见,伪健康信息的来源较广,微博、微信、商业健康类网站或医院网站、传统新闻媒体、传统媒体网站、网络论坛或在线社区、机构或组织网站、NGO 等组织等都可能散布伪健康信息,是传播伪健康信息的网络平台。其中,微博因信息发布便捷,用户规模大且互动频繁,是散布伪健康信息最多的平台,在 787 篇有效样本中 17.9%(141 篇)源自微博。

表 5—1　　　　　伪健康信息样本的来源媒体　　　　　单位:篇,%

		频率	百分比	有效百分比	累计百分比
有效	微博	141	17.2	17.9	17.9
	微信	93	11.3	11.8	29.7
	商业健康类网站或医院网站	87	10.6	11.1	40.8
	传统新闻媒体	50	6.1	6.4	47.1
	传统媒体网站	103	12.5	13.1	60.2
	网络论坛或在线社区	86	10.5	10.9	71.2
	机构或组织网站	91	11.1	11.6	82.7
	NGO 等组织	53	6.4	6.7	89.5
	未标记来源	83	10.1	10.5	100.0
	合计	787	95.7	100.0	
缺失	0	28	3.4		
	99	7	0.9		
	合计	35	4.3		
合计		822	100.0		

二　伪健康信息的作者

如表5—2所示，伪健康信息以无作者或难以辨识作者居多，共有475篇，占可辨识样本822篇的58.4%，个人作者167篇（占比20.5%），组织或机构作者172篇（占比21.1%）。

表5—2　　　　　　　　　　伪健康信息样本的作者　　　　　　　单位：篇,%

		频率	百分比	有效百分比	累计百分比
有效	无作者或难以辨识作者	475	57.8	58.4	58.4
	个人	167	20.3	20.5	78.9
	机构或组织	172	20.9	21.1	100.0
	合计	814	99.0	100.0	
缺失	99	8	1.0		
	合计	822	100.0		

难以辨识的作者包括佚名、微信朋友圈中不具名的伪健康信息内容等。例如，2012年5月1日的一则伪健康信息《蘑菇富含重金属流言不虚》作者为佚名，文章写道："网上流传着'蘑菇还是少吃一点吧'的说法，称蘑菇虽好，但食用菌对重金属富集能力特别强。而人体没有排出重金属的机制，久之这些重金属就会在肾小管内聚集甚至引起肾小管坏死，因此每人每月最多只能吃200克蘑菇。……"[①] 个人作者包括某位医生、某位记者、某位"专家"等。例如，2014年1月4日发布的伪健康信息《中国煤炭工业的崩溃和核污染灾难》的作者为"马可安"。机构或组织作者包括网站、社区论坛、媒体等。例如，《养殖户自曝：虾和牛蛙黄鳝等均添加抗生素避孕药》，来自"搜狐健康"。[②]

从作者的分布来看，半数以上的伪健康信息缺少明确的作者，这

[①] 《蘑菇富含重金属流言不虚（图）》（2011年2月23日），2018年8月2日，搜狐网（http://roll.sohu.com/20110223/n307636472.shtml）。

[②] 《养殖户自曝：虾和牛蛙黄鳝等均添加抗生素避孕药》（2011年4月23日），2018年8月24日，搜狐网（http://health.sohu.com/20110423/n306333554.shtml）。

使得伪健康信息难以溯源。这从侧面说明,伪健康信息发布者是谁并不重要,重要的是其内容及其可能激起的反应。

三　伪健康信息的标题

(一)标题修辞

由表5—3可见,伪健康信息的修辞比较单一,以无修辞居多(693篇,占可辨识样本822篇的96.3%),比喻、拟人、借代、对偶的比重均小于2.5%。一般说来,修辞有助于塑造生动的标题,从而有利于吸引人们的注意力。伪健康信息的标题绝大多数没有修辞,意味着伪健康信息并没有利用标题修辞来吸引人,而可能采用了其他手段来吸引人们的注意力。这跟社交自媒体的传播形态也有关系,不少文章以大段或连篇的文字被转发,其标题不像报纸版面的编排,能够出现在占有优势的显眼位置。

表5—3　　　　　　　　伪健康信息样本的标题修辞　　　　　　　单位:篇,%

		频率	百分比	有效百分比	累计百分比
有效	比喻	8	1.0	1.1	1.1
	拟人	16	1.9	2.2	3.3
	借代	2	0.2	0.3	3.6
	对偶	1	0.1	0.1	3.8
	无修辞	693	84.3	96.3	100.0
	合计	720	87.6	100.0	
缺失	0	95	11.6		
	99	7	0.9		
	合计	102	12.4		
合计		822	100.0		

(二)标题确定性

由表5—4可见,绝大多数伪健康信息的标题是高度确定性的,822篇有效样本中共有599篇(占比83.2%),中度确定性(118篇,占比 16.4%）次之。伪健康信息很少使用低度确定性的标题，仅有 0.4%。这意味着，伪健康信息为了吸引受众的注意，倾向于在标题中采用高度确定性的词语。例如，"一定""毫无疑问"等，常见的标题如《吃水果的最佳时间表！这些水果一定不能晚上吃！》[1]，《夏季养生一定要谨防水果病》[2]。

表5—4　　　　　　**伪健康信息样本的标题确定性**　　　　单位：篇,%

		频率	百分比	有效百分比	累计百分比
有效	高度确定性	599	72.9	83.2	83.2
	低度确定性	3	0.4	0.4	83.6
	中度确定性	118	14.4	16.4	100.0
	合计	720	87.6	100.0	
缺失	0	94	11.4		
	99	8	1.0		
	合计	102	12.4		
合计		822	100.0		

四　伪健康信息涉及的人群

由表5—5可见，伪健康信息样本以覆盖所有年龄阶段的人群居多（822篇有效样本中，涉及所有人群有465篇，占比59.8%），这为伪健康信息在不同年龄段的受众中传播创造了条件。同时，青少年与婴幼儿占比相对较高（青少年83篇占比10.7%，儿童3.6%，婴幼儿3.1%），这提示我们关注针对低龄人群的伪健康信息。

---

[1]　良品铺子微信公众号原创：《吃水果的最佳时间表！这些水果一定不能晚上吃！》（2017年3月8日），2018年8月2日，https：//mp. weixin. qq. com/s? _ _ biz = MjM5OTUwNTQyMQ%3D%3D&idx = 1&mid = 2650651521&scene = 0&sn = 728d546f81446fe83eda6c3e8053ad23。

[2]　减肥健身学院微信公众号：《夏季养生一定要谨防水果病》（2008年8月8日），2018年8月2日，http：//care. 39. net/088/8/604011. html。

表5—5   伪健康信息样本涉及的人群   单位：人，%

		频率	百分比	有效百分比	累计百分比
有效	婴幼儿（0—2岁）	24	2.9	3.1	3.1
	儿童（3—6岁）	28	3.4	3.6	6.7
	青少年（7—35岁）	83	10.1	10.7	17.4
	中年女性（36—60岁）	4	0.5	0.5	17.9
	中年男性（36—60岁）	1	0.1	0.1	18.0
	老人	9	1.1	1.2	19.2
	所有人群	465	56.6	59.8	78.9
	未标明人群	164	20.0	21.1	100.0
	合计	778	94.6	100.0	
缺失	0	37	4.5		
	99	7	0.9		
	合计	44	5.4		
合计		822	100.0		

五　伪健康信息的信源

由表5—6可知，伪健康信息提供的明确信源比较少。在822个样本中，无明确信息来源的有166篇（占比20.4%）。个体网民作为信源占比17.7%，伪健康信息的个体化倾向比较明显。20.2%的样本引用了科研机构或科研人员、专家作为信息来源，不难发现，伪健康信息试图以专家的权威为伪健康信息"加持"。总的来看，信源可以作为判别真伪健康信息的一个标准，即无明确信息来源、源自个体网民的信息是伪健康信息的可能性更大。

表5—6   伪健康信息样本的信源   单位：篇，%

信源	频率	百分比	有效百分比
科研机构或科研人员、专家（N=815）	165	20.1	20.2
医疗机构或医疗领域专业人士（N=815）	116	14.1	14.2
商业机构或其人员（N=815）	64	7.8	7.9
民间组织或其人员（N=815）	22	2.7	2.7

续表

信源	频率	百分比	有效百分比
官方机构（N＝815）	125	15.2	15.3
个体网民（N＝813）	144	17.5	17.7
俗语或民间谚语（N＝814）	43	5.2	5.3
媒体（N＝815）	80	9.7	9.8
无明确信息来源（N＝814）	166	20.2	20.4
其他（N＝813）	21	2.6	2.6

考察伪健康信息的信源，伪健康信息使用最多的是科研机构或科研人员、专家信源（20.2%）以及官方机构信源（15.3%）。伪健康信息如此使用这些信源，是为了提升自身的可信度，博取人们的信任。这不失为一种信源的"伪装策略"。但是，更多的伪健康信息没有明确信源（166篇，占比20.4%），以及采用了个体网民作为信源（144篇，占比17.7%）。这一特征有利于我们从信源上辨识伪健康信息。

进一步分析，不少伪健康信息喜欢引用海外的"权威机构"或专家作为信源，甚至为作为信源的中国专家"授予"国际头衔，"拉大旗作虎皮"。例如，在《服用维生素的七个惊人益处》这条伪健康信息中，有美国医学杂志等作为信源。[1] 在《PVC保鲜膜超九成含有对人体有害的塑化剂DEHA》中，[2] 采用了"国际食品包装协会常务副会长、食品安全专家董金狮"作为信源。这反映出伪健康信息包装的"巧妙"，它们试图利用人们倾向于信任国际机构或国际专家的心理。而伪健康信息引用国外的专业人士、医疗机构等作为信源，无疑增大了求证和纠正的难度。

六　伪健康信息的呈现方式

由表5—7可见，绝大多数伪健康信息的呈现方式为文字（在822

---

[1] 《服用维生素的七个惊人益处》（2018年6月8日），2018年8月3日，山东星火（https://wenku.baidu.com/view/9a27d8cde45c3b3567ec8bca.html2015-06-16）。

[2] 《PVC保鲜膜超九成含有对人体有害的塑化剂DEHA》（2015年4月14日），2018年8月3日，中塑在线（http://info.21cp.com/industry/News/201504/984366.htm）。

篇有效样本中，有735篇以文字形式呈现，占比90.2%）。这值得我们追问：为什么文字这一简洁的方式，依然能够广泛地用于传播伪健康信息？除此之外，相关图片与数据、图表也是伪健康信息采用较多的呈现方式。相关图片356篇占比43.7%，数据与图表156篇占比19.1%。伪健康信息使用了较多相关的图片来呈现，试图借助图片传播来增强信息的真实性，给受众制造"有图有真相"的可靠感。这需要我们在纠正伪健康信息时警惕。

表5—7　　　　　　　　　伪健康信息样本的呈现方式　　　　单位：篇,%

呈现方式	频率	百分比	有效百分比
文字（N＝815）	735	89.4	90.2
数据与图表（N＝815）	156	19.0	19.1
相关图片（N＝815）	356	43.3	43.7
无关图片（N＝815）	19	2.3	2.3
音、视频（N＝815）	18	2.2	2.2
辅助的资料链接或资源链接（N＝815）	64	7.8	7.9

七　伪健康信息的框架

由表5—8可见，伪健康信息主要使用了描述研究、报告、发现（23.6%）以及解释科学原理、原因或定律（22.0%）、引述专家或公众人物的支持意见（16.8%）作为框架。前两者是"科学框架"，引述专家或公众人物的支持意见利用了"名人框架"。伪健康信息使用这些框架旨在增强自身的权威性，获得受众的信任。从本质上看，伪健康信息使用科学框架和名人框架是在"伪装自己"，企图将自身伪装成科学的健康信息，混淆视听。对于受众来说，这些伪装在不少时候是难以甄别的。

表5—8　　　　　　　　　　　　伪健康信息的论述框架　　　　　　　　单位：篇,%

		频率	百分比	有效百分比	累计百分比
有效	描述研究、报告、发现	173	21.0	23.6	23.6
	引述专家或公众人物的支持意见	123	15.0	16.8	40.4
	解释科学原理、原因或定律	161	19.6	22.0	62.4
	例证框架	74	9.0	10.1	72.5
	个体经验或生活经历	85	10.3	11.6	84.2
	古籍/古人经验和名言	8	1.0	1.1	85.2
	中医理论	15	1.8	2.0	87.3
	其他	93	11.3	12.7	100.0
	合计	732	89.1	100.0	
缺失	0	83	10.1		
	99	7	0.9		
	合计	90	10.9		
合计		822	100.0		

八　伪健康信息的行为建议

由表5—9可见，按照行为建议的高低频次排列，是否改变行为370篇占比45.5%，是否警示或提醒198篇占比24.3%，无建议151篇占比18.5%，是否扩散信息49篇占比6%，是否呼吁购买商品或服务31篇占比3.8%。从中可见，接近一半的伪健康信息给出了具体的行为建议，主要是希望人们改变健康行为，一些伪健康信息有商业利益诉求。

表5—9　　　　　　　　　　伪健康信息样本的行为建议　　　　　　　　单位：篇,%

行为建议	频率	百分比	有效百分比
是否扩散信息（N＝815）	49	6.0	6.0
是否呼吁购买特定商品或服务（N＝815）	31	3.8	3.8
是否提醒或警示（N＝815）	198	24.1	24.3
是否改变行为（N＝814）	370	45.0	45.5
无建议（N＝815）	151	18.4	18.5

第四节　结论与讨论

总的来看，伪健康信息的构成从叙事、框架与结构层面看，具有如下特点。

一是很多伪健康信息没有明确的作者。这存在多种情况：其一是伪健康信息的作者出于逃避可能的"造谣"惩罚，没有标出自己的信息；其二是不少伪健康信息是拼凑起来的，并没有明确的作者与知识产权归属；其三是不少伪健康信息的生产与传播存在商业力量的参与，这些商业力量选择进行隐晦的宣传，而不是在作者的位置明确标注自身的信息，以免引起受众反感。从传播角度讲，没有作者会降低信息的公信力。但实际情况是，伪健康信息仍被不少人信任。这或许表明，信息内容比作者这一要素更能够影响人们对伪健康信息的信任。

二是从标题上讲，诸多伪健康信息使用了高度确定性的标题，这有利于提升伪健康信息的"说服效果"。不少科学研究的结论在"此时此刻"是不确定的，但伪健康信息常常"以科学的外衣"伪装自己，将不确定性的科学结论作为"确定性"的结果对待，甚至伪冒科学的研究结论。这些都是伪健康信息的特征，也是它们希望提升自身传播效果的策略。

三是从信源和框架上讲，伪健康信息的信源较为模糊，这是其重要的叙事特征之一。同时，伪健康信息"偏好"引用科研机构或科研人员、专家作为信源，以增强自身的"科学性"，较多地使用了科学框架。这也是伪健康信息伪装自身的策略。

四是伪健康信息在行为建议方面希望人们改变行为，这意味着，伪健康信息有着强烈的行为诉求，企图改变人们的行为。

总之，通过内容分析，我们发现伪健康信息在作者、标题、信源、框架以及行为建议等方面具有显著的特征，伪健康信息试图利用这些特征作为"说服性因素"来劝服人们接受和信任它们。这些特征有助于我们从内容属性上辨识它们，而对于纠正性信息的设计来说，也需要考虑伪健康信息的内容属性。

第 六 章

纠正性信息的构成、叙事及其比较

纠正性信息（即"纠正性健康信息"）与伪健康信息相对应，本章节接续上一章节的研究，考察对应的纠正性信息的构成与叙事，并就二者的构成与叙事展开比较分析，进而思考纠正性信息如何设计方能有助于取得更好的纠正效果。

第一节　伪健康信息的纠正

伪健康信息危害公共健康，如何避免或消除其影响，是研究者关注的议题。不少研究聚焦讨论纠正伪信息的策略。例如，赛弗特（Seifert）等人指出，在人们最初暴露于伪信息时发出警告，重复撤回伪信息，纠正（以另一个正确的叙事来替代伪信息）等三种策略可以有效地抵消"伪信息"的影响。[①] 不过，研究发现，单纯地指出错误或简单地撤回伪信息，并不是有效的方法[②]。部分健康辟谣采用撤回的做法，会给人们带来认知断层，来自权威机构的信息撤回还有可能引

① Lewandowsky, S., Ecker, U. K., Seifert, C. M., Schwarz, N., & Cook, J., "Misinformation and its Correction: Continued Influence and Successful Debiasing", *Psychological Science in the Public Interest*, Vol. 13, No. 3, 2015, pp. 106 – 131.

② U. K. H. Ecker, S. Lewandowsky, B. Swire, et al., "Correcting False Information in Memory: Manipulating the Strength of Misinformation Encoding and its Retraction", *Psychonomic Bulletin Review*, Vol. 18, No. 3, 2011, pp. 570 – 578. U. K. H. Ecker, S. Lewandowsky, D. T. Tang, "Explicit Warnings Reduce but do not Eliminate the Continued Influence of Misinformation", *Memory & Cognition*, Vol. 38, 2010, pp. 1087 – 1100.

发社会抗拒。① 为了消除伪信息的危害，传播相应的纠正性信息进行 "反说服" 较为有效。② 兰月新亦持此观点，认为针锋相对地纠正对于 "辟谣" 来说是重要的③。沃尔特（Walter）等人进一步指出，纠正性信息在健康领域比政治领域更加有效。④ 这意味着，对伪健康信息进行纠正是抑制它们的有效办法。

纠正不仅需要判断信息正误（例如查证和核实），更重要的是对先前错误的信息进行部分的或完整的纠正。纠正伪健康信息常常使用 "另一个正确的叙事来替代"，即生产与传播与之对应的、进行 "反说服" 的纠正性信息。所谓 "纠正性信息"，指的是 "证明先前的信息是错误的信息"，它们可以对错误的内容进行部分的或完全的纠正。⑤

具体到纠正伪信息的过程，莫拉翰 – 马丁（Morahan – Martin）以互联网上可能存在的心理伪信息为例指出，可以采取五个针对性的措施：（1）提供关于如何评估在线信息的信息和培训；（2）制定、完善健康与精神卫生场域的统一标准；（3）完善筛查设备并开发面向心理健康的专门设备；（4）根据消费者的需要定制网站信息，然后针对特定人群进行推送；（5）启动对用户如何检索和评估在线信息，以及有关在线信息的质量和信息素养教育方法的研究。⑥

----

① S. Lewandowsky, U. K. H. Ecker, C. N. Seifert, et al., "Misinformation and its Correction: Continued Influence and Successful Debiasing", *Psychological Science in the Public Interest*, 2012, Vol. 13, No. 3, 2012, pp. 106 – 131.

② E. K. Vraga, L. Bode, "I do not Believe You: How Providing a Source Corrects Health Misperceptions Across Social Media Platforms", *Information Communication & Society*, 2018, Vol. 21, No. 10, 2018, pp. 1337 – 1353. M. P. S. Chan, C. R. Jones, J. K. Hall, D. Albarracín. Debunking, "A Meta – analysis of the Psychological Efficacy of Messages Countering Misinformation", *Psychological Science*, Vol. 28, No. 11, 2017, pp. 1531 – 1546.

③ 兰月新：《突发事件网络谣言传播规律模型研究》，《图书情报工作》2012 年第 14 期。

④ N. Walter, S. T. Murphy, "How to Unring the Bell: A Meta – analytic Approach to Correction of Misinformation", *Communication Monographs*, Vol. 85, No. 3, 2008, pp. 423 – 441.

⑤ M. P. S. Chan, C. R. Jones, J. K. Hall, D. Albarracín. Debunking, "A Meta – analysis of the Psychological Efficacy of Messages Countering Misinformation", *Psychological Science*, Vol. 28, No. 11, 2017, pp. 1531 – 1546.

⑥ Morahan – Martin, J., & Anderson, C. D., "Information and Misinformation Online: Recommendations for Facilitating Accurate Mental Health Information Retrieval and Evaluation", *Cyber Psychology & Behavior*, Vol. 3, No. 5, 2000, pp. 731 – 746.

在纠正伪信息的过程中，技术是重要的手段。波德和弗拉加（Bode & Vraga）发现，Facebook 上的"推荐阅读"有助于人们消除错误观念。[①] 科琳（Colleen）等人认为，通过操纵行为技术来消除伪信息，要比公开地宣称消除偏见与伪信息有效。[②] 霍尔顿（Avery E. Holton）等人认为在新闻报道中增加图片、表格等视觉形式，有助于传递科学的健康信息，帮助读者获得正确的信息。[③] 但是，另外一些研究却发现，视觉化的表达可能会适得其反。奈恩（Nyhan）和同事发现，在介绍疫苗益处的文章里加上关于"疾病的危害"的图片，反而会增加人们对疫苗的负面效果的担心。[④]

伪信息是顽固的，纠正它们并非易事。在观念方面，由于人们的意识观念存在差异，因此当纠正性信息与人们最初的观点或看法相违背时，则会加深人们对错误信息的信任，[⑤] "逆火效应"（Backfire Effects）随之出现。耶恩（Jern）等人认为，受到信念极化的影响，伪信息会留在人类的大脑之中，影响难以消除。[⑥] 如何解决这一难题，霍尔顿等人开出的"药方"是，可以通过肯定人们的世界观来慢慢地驯化，逐渐让大家接收正确的信息。同时，他们也指出，持"怀疑主义"观点的人，比较不容易被伪信息所支配。因此，他们鼓励大家接收

①　Bode L. , & Vraga E. K. , "In Related News, That Was Wrong: The Correction of Misinformation Through Related Stories Functionality in Social Media", *Journal of Communication*, Vol. 65, No. 4, 2015, pp. 619 – 638.

②　Lewandowsky, S. , Ecker, U. K. , Seifert, C. M. , Schwarz, N. , & Cook, J. , "Misinformation and Its Correction: Continued Influence and Successful Debiasing", *Psychological Science in the Public Interest*, Vol. 13, No. 3, 2015, pp. 106 – 131.

③　Dixon, G. N. , McKeever, B. W. , Holton, A. E. , Clarke, C. , & Eosco, G. , "The Power of a Picture: Overcoming Scientific Misinformation by Communicating Weight – of – Evidence Information with Visual Exemplars", *Journal of Communication*, Vol. 65, No. 4, 2015, pp. 639 – 659.

④　Nyhan B. , Reifler J. & Ubel P. A. , "The Hazards of Correcting Myths about Health Care Reform", *Medical Care*, Vol. 51, 2013, pp. 127 – 132. Nyhan, B. , Reifler, J. , & Ubel, P. A. , "The Hazards of Correcting Myths about Health Care Reform", *Medical Care*, 127 – 132.

⑤　Shao, C. , Ciampaglia, G. L. , Flammini, A. , & Menczer, F. , Hoaxy: A Platform for Tracking Online Misinformation, In Proceedings of the 25th International Conference Companion on World Wide Web, International World Wide Web Conferences Steering Committee, 2016, pp. 745 – 750.

⑥　Jern, A. , Chang, K. M. K. , & Kemp, C. , "Bayesian Belief Polarization", *Advances in Neural Information Processing Systems*, Vol. 121, No. 2, 2009, pp. 853 – 861.

信息时多持怀疑态度，不要无条件地付出自己的信任。[1] 钱德勒（Clare Chandler）等人强调地方性经验与知识在纠正伪健康信息中的作用，基于对西非人对埃博拉病毒的错误认识的考察，以及对有关埃博拉病毒的伪信息的研究，他们主张因地制宜，根据具体的情况采取合适的救治与防治措施，而不是大刀阔斧地推行统一的方案。[2] 这些研究提示我们，既需要积极纠正伪健康信息，又必须正视纠正的困境与难题。本章节考察纠正性信息的内容属性，并展开与伪健康信息内容的比较分析，思考如何设计纠正性信息的内容以针对伪健康信息进行"针锋相对"的纠正。

第二节　研究设计

一　资料收集

本章节沿袭上一章的做法，继续选择人民网"求真"栏目、果壳网"谣言粉碎机"和腾讯"较真"栏目作为资料收集平台。由于是事后回溯性研究，因此，本章节收集已经被证实是健康谣言的文本作为研究对象。在 2017 年 7—8 月，集中检索三大平台自其成立以来发布的纠正伪健康信息的文本（即"纠正性信息"）。在 2020 年 4 月，进行了资料核查。具体说来，人民网"求真"栏目（它转载了《人民日报》"求证"栏目的内容）收集的时段是 2012 年 5 月至 2017 年 6 月，果壳网"谣言粉碎机"收集的时段是 2010 年 11 月至 2017 年 2 月，腾讯新闻"较真"栏目收集的时段是 2017 年 2 月至 6 月。经过人工过滤后，获得了 766 篇伪健康信息作为样本。本书对检索到的文本进行了内容分析。

---

[1] Dixon, G. N., McKeever, B. W., Holton, A. E., Clarke, C., & Eosco, G., "The Power of a Picture: Overcoming Scientific Misinformation by Communicating Weight – of – Evidence Information with Visual Exemplars", *Journal of Communication*, Vol. 65, No. 4, 2015, pp. 639 – 659.

[2] Chandler, C., Fairhead, J., Kelly, A., Leach, M., Martineau, F., Mokuwa, E., Melissa, P., Richards, P., & Wilkinson, A. "Ebola: Limitations of Correcting Misinformation", *The Lancet*, Vol. 385, 2015, pp. 1275 – 1277.

二　类目建构

本书建构了如下类目（见附录四"纠正性信息编码表"）来分析与伪健康信息相对应的纠正性信息。为了进行比较，结合伪健康信息与纠正性信息的内容特征，部分类目和分析伪健康信息的类目相同。

（1）纠正性信息的作者，即指伪健康信息的作者，包括：1 = 机构或组织，2 = 个人，0 = 无作者或难以辨识作者。

（2）纠正性信息的标题格式，指的是标题的构成，是标题生动性考察的内容之一。[①] 主要包括：1 = 主标题，2 = 兼有主、副标题。

（3）纠正性信息的标题句式，即标题采用的主要句式，包括：1 = 陈述句，如《吃烂苹果致癌》；2 = 疑问句，判别标准为句末使用问号；3 = 祈使句，判别标准为句末使用惊叹号，如《跑步前，有六样东西你绝对不能碰！》；4 = 设问句，自问自答。由于不少标题采用了多种句式，因此本类目是多选题。如《食盐里面添加氰化钾！要灭种的节奏吗？》包括了感叹句和疑问句。

（4）纠正性信息的标题修辞，指的是标题采用的修辞手法，主要包括：1 = 比喻，2 = 拟人，3 = 借代，4 = 对偶，5 = 无修辞。

（5）纠正性信息的标题确定性，是指标题对其所呈现的内容的确定性表述，以其程度来衡量，主要包括：1 = 高度确定性，2 = 低度确定性，3 = 中度确定性。

（6）纠正性信息的信源。信源是影响纠正效果的重要因素。凯利（Kiely）等人发现，抵制伪信息的网站认为打击假新闻的核心战略是"必须考虑信源"。[②] 马什（Marsh）等指出，当信源被认定为可信时，人们更有可能相信该信息乃至采取一定的行动。[③] 在社交媒体上，个

---

① 黄惠萍、刘臻、智飞：《两岸科普网站特色与传播效果初探：以〈果壳网〉与〈泛科学网〉为例》，《传播与社会学刊》2017 年第 39 期。

② Kiely, E., & Robertson, L. How to Spot Fake News. FactCheck. org. Retrieved May 7, 2020, from http：//www. factcheck. org/2016/11/how - to - spot - fake - news/, 2016, November 18.

③ Marsh, E. J., & Yang, B. W., "Believing Things That are not True：A Cognitive Science Perspective on Misinformation", In B. G. Southwell（eds.）, *Misinformation and Mass Audiences*, Austin：University of Texas Press, 2018, pp. 15 - 29.

体发布的纠正性信息效果甚微，但是如果得到了公众信任的专家或组织的回应，就会产生积极效果。①

纠正性信息采取了多种信源，本部分建构的信源类目包括：1 = 科研机构或科研人员、专家，2 = 医疗机构或医疗领域专业人士，3 = 商业机构或其人员，4 = 民间组织或其人员（包括民众调查），5 = 官方机构（如世界卫生组织等），6 = 个体网民，7 = 俗语或民间谚语（包括约定俗成的经验等），8 = 无明确信息来源（某医院、某专家、某医生等），9 = 媒体，10 = 其他。

（7）纠正性信息的呈现方式，主要包括：0 = 文字，1 = 数据与图表，2 = 相关图片，3 = 无关图片，4 = 音、视频，5 = 辅助的资料链接或资源链接。

（8）纠正性信息的论述框架，主要包括：1 = 描述研究、报告、发现，2 = 引述专家或公众人物的支持意见，3 = 解释科学原理、原因或定律，4 = 例证框架，5 = 个体经验或生活经历，6 = 古籍/古人经验和名言，7 = 中医理论，8 = 其他。

（9）纠正性信息的证伪框架，是纠正性信息为了阐明伪健康信息的虚假性与非科学性而使用的框架，是其证伪策略的组成部分，包括"中心证伪"框架和"边缘证伪"框架两种。

"中心证伪"框架包括：1 = 描述性事实谬误框架（作为起因等的描述性的事实或现象有误）；2 = 阐释性知识谬误框架（作为解释和补充说明的科学知识、常识等有误，依据是非真的）；3 = 逻辑谬误框架（证据和结论之间的因果逻辑不存在，或者论证本身的逻辑错误）。

"边缘证伪"框架包括：1 = 质疑动机框架（质疑伪健康信息的动机与目的）；2 = 指责情感滥用框架（指出伪健康信息夸大其词、耸人听闻）；3 = 质疑信源（质疑信源的准确性）；4 = 呼吁惩治造谣者。

（10）纠正性信息的行为建议，指的是纠正性信息提出的行为建

---

① Vraga, E. (2017, October 26), Expert Organizations Can be Effective in Correcting Health Misinformation on Social Media, US App – American Politics and Policy Blog. Retrieved May 7, 2020, from http://blogs.lse.ac.uk/usappblog/2017/10/26/expert – organizations – can – be – effective – in – correcting – health – misinformation – on – social – media/2017.

议，主要包括：1 = 提醒或警示；2 = 建议就医或咨询医疗人士、相关专家；3 = 改变行为（终止或优化某行为）；4 = 提升个人甄别能力；5 = 无建议。

三　编码与资料分析

编码与前文伪健康信息的编码程序一致。在正式编码前，两位编码员随机选择 87 条纠正性信息进行信度测试，Cohen's Kappa 系数显示，[1] 两位编码员的信度在 0.82—0.92 之间，可信度较高。本书采用统计分析软件 SPSS18.0 进行数据统计分析。

第三节　数据分析呈现

一　纠正性信息的作者

由表6—1可见，纠正性信息的作者多为组织或机构，共有 592 篇，占可辨识样本 766 篇的 77.3%，个人及无作者或难以辨识作者均为 87 篇，占比 11.4%。这意味着，纠正性信息大多有明确的作者，有利于促进纠正性信息的传播。

表6—1　　　　　　　　　　　　纠正性信息的作者　　　　　　　　　　单位：篇,%

		频率	百分比	有效百分比	累计百分比
有效	无作者或难以辨识	87	10.6	11.4	11.4
	个人	87	10.6	11.4	22.7
	机构或组织	592	72.0	77.3	100.0
	合计	766	93.2	100.0	
缺失	99	56	6.8		
合计		822	100.0		

---

① Cohen, J., "A Coefficient of Agreement for Nominal Scale", *Educational & Psychological Measurement*, Vol. 20, No. 1, 1960, pp. 37 – 46.

二 纠正性信息的标题

(一) 标题格式

由表6—2可见，纠正性信息主要采用的是主标题格式，在可辨识的有标题的760个样本中，95.1%的样本采用了主标题格式，仅有4.9%的样本使用了主副标题组合的格式。纠正性信息通过网络平台传播，采用单一标题能够适应网络传播的要求。但是，其主标题往往比较长，希望传递尽可能丰富的信息。例如，《网传保鲜膜含增塑剂，对人体有害，专家回应，保鲜膜正确使用则无害（求证·探寻喧哗背后的真相)》①，《生活中的辐射并不可怕（求证·探寻喧哗背后的真相)》②等。长标题是否有利于受众接收和理解，需要进一步探讨。

表6—2　　　　　　　　　　纠正性信息的标题格式　　　　　　单位：篇，%

		频率	百分比	有效百分比	累计百分比
有效	主标题	723	88.0	95.1	95.1
	兼有主标题和副标题	37	4.5	4.9	100.0
	合计	760	92.5	100.0	
缺失	0	6	0.7		
	99	56	6.8		
	合计	62	7.5		
合计		822	100.0		

(二) 纠正性信息的标题句式

由表6—3可见，纠正性信息主要采用了陈述句与疑问句，在可辨识的有标题的766个样本中，37.3%的样本采用了陈述句，40.6%的样本采

① 《网传保鲜膜含增塑剂，对人体有害，专家回应，保鲜膜正确使用则无害（求证·探寻喧哗背后的真相)》（2013年9月9日），2020年5月11日，人民网（http：//society. people. com. cn/n/2013/0909/c1008 – 22848515. html)。

② 《身边的变电站、电视、电脑、打印机等需要担心吗求证·探寻喧哗背后的真相：实地检测辐射多数远低限值》（2013年6月25日），2020年5月11日，人民网（http：//cpc. people. com. cn/n/2013/0625/c83083 – 21959354. html)。

用了疑问句。设问句与祈使句占比较小，分别仅占 16.4% 与 3.8%。伪健康信息倾向于以确定性的标题直击人心，但是纠正性信息使用了不少疑问句。例如，《熊胆真的"不可替代"吗?》[1]，《可乐罐上的老鼠尿会致人于死吗?》[2] 这表明，纠正性信息倾向于利用问句来吸引受众的注意力。

表6—3　　　　　　　　　　纠正性信息的标题句式　　　　　　单位：篇,%

标题句式	陈述句	疑问句	祈使句	设问句	其他句式	合计
频率	286 (37.3)	311 (40.6)	29 (3.8)	126 (16.4)	14 (1.8)	766 (100.0)

（三）纠正性信息的标题修辞

由表6—4可见，纠正性信息的修辞比较单一，以无修辞居多（712篇，占可辨识修辞样本755篇的94.3%），比喻和拟人的比重均小于5%，借代和对偶未曾采用。究其原因，主要是纠正性信息需要秉持中立性与客观性。

表6—4　　　　　　　　　　纠正性信息的标题修辞　　　　　　单位：篇,%

		频率	百分比	有效百分比	累计百分比
有效	比喻	13	1.6	1.7	1.7
	拟人	30	3.6	4.0	5.7
	无修辞	712	86.6	94.3	100.0
	合计	755	91.8	100.0	
缺失	0	11	1.3		
	99	56	6.8		
	合计	67	8.2		
合计		822	100.0		

---

① 《熊胆真的"不可替代"吗?》（2011年2月21日），2020年5月11日，果壳网（https://www.guokr.com/article/7629/? f = wx&page = 3）。

② 《可乐罐上的老鼠尿会致人于死吗?》（2011年2月11日），2020年5月11日，果壳网（https://www.guokr.com/article/6627/? page = 3，https://www.guokr.com/article/7629/? f = wx&page = 3）。

(四)标题确定性

由表6—5可见,纠正性信息的标题多为高度确定性(751篇有效样本中有403篇,占比53.7%)与中度确定性(339篇,45.1%)。这意味着,纠正性信息传递了一半以上肯定的信息与结论。低度确定性和中度确定性的标题不利于人们获得确定性,但是从科学角度讲,因为不少科学结论在"此时此刻"是不确定的,因此,纠正性信息无法给出一个确定的结论。而对于另外一些伪健康信息,其影响或危害存在多种可能,因此也是不确定的。对于这些本身不确定的科学结论,纠正性信息的标题只能使用低度确定性和中度确定性,这是可以理解的。对于低度确定性和中度确定性标题的纠正效果,尚需要进一步考察。

表6—5　　　　　　　　纠正性信息标题的确定性　　　　　单位:篇,%

		频率	百分比	有效百分比	累计百分比
有效	高确定性	403	49.0	53.7	53.7
	低确定性	9	1.1	1.2	54.9
	中确定性	339	41.2	45.1	100.0
	合计	751	91.4	100.0	
缺失	0	14	1.7		
	99	57	6.9		
	合计	71	8.6		
合计		822	100.0		

具体到三个不同的平台(见表6—6),果壳网"谣言粉碎机"多采用中度确定性的标题(242篇,在463篇果壳网样本中占比52.3%),腾讯网"较真"栏目和人民网"求真"栏目使用最多的是高度确定性的标题(分别占比各自样本的79.5%与58.6%)。

表6—6　　　　　　　　　　三个平台的标题确定性比较　　　　　　　单位：篇,%

平台	高确定性	低确定性	中确定性	合计
果壳网	47.3%	0.4%	52.3%	100.0%
人民网	58.6%	3.3%	38.1%	100.0%
腾讯网	79.5%	0.0%	20.5%	100.0%

三　纠正性信息的信源

由表6—7可知，纠正性信息的信源较为多元。按频次高低排列，科研机构或科研人员、专家信源354篇占比46.3%，官方机构信源240篇占比31.6%，医疗机构或医疗领域专业人士信源184篇占比24.1%，媒体信源143篇占比18.7%，商业机构或其人员信源95篇占比12.4%，民间组织或其人员信源79篇占比10.3%，个体网民信源76篇占比9.9%。这意味着，纠正性信息倾向于使用科研机构或科研人员、专家信源以及官方机构信源，以期树立纠正性信息的权威性与可信性。

表6—7　　　　　　　　　　　　纠正性信息的信源　　　　　　　　　单位：篇,%

信源	频率	百分比	有效百分比	累计百分比
科研机构或科研人员、专家（N＝765）	354	43.1	46.3	100.0
医疗机构或医疗领域专业人士（N＝762）	184	22.4	24.1	100.0
商业机构或其人员（N＝764）	95	11.6	12.4	100.0
民间组织或其人员（N＝765）	79	9.6	10.3	100.0
官方机构（N＝760）	240	29.2	31.6	100.0
个体网民（N＝765）	76	9.2	9.9	100.0
俗语或民间谚语（N＝766）	26	3.2	3.4	100.0
媒体（N＝766）	143	17.4	18.7	100.0
无明确信息来源（N＝766）	112	13.6	14.6	100.0
其他（N＝765）	84	10.2	11.0	100.0

进一步分析，在三个平台中，人民网"求证"栏目的信源较多地采用了医疗机构或医疗领域专业人士作为信源，在184篇采用医疗机构或医疗领域专业人士作为信源的样本中占比58.2%（107篇）（见表6—8）。果壳网"谣言粉碎机"较多地采用了媒体信源，在143篇采用媒体作为信源的样本中占比87.4%（125篇）（见表6—9）。人民网"求证"栏目和果壳网的"谣言粉碎机"较之腾讯网"较真"栏目，更多地采用了个体网民作为信源（$x^2 = 12.965$，$p = 0.000 < 0.001$）（见表6—10）。

表6—8   样本平台与医疗机构或医疗领域专业人士的交叉分析

单位：篇,%

			信源是否有医疗机构或医疗领域专业人士		合计
			否	是	
样本平台	果壳网	计数	412	54	466
		样本平台中的%	88.4%	11.6%	100.0%
		信源是否有医疗机构或医疗领域专业人士中的%	71.3%	29.3%	61.2%
		总数的%	54.1%	7.1%	61.2%
	腾讯网	计数	59	23	82
		样本平台中的%	72.0%	28.0%	100.0%
		信源是否有医疗机构或医疗领域专业人士中的%	10.2%	12.5%	10.8%
		总数的%	7.7%	3.0%	10.8%
	人民网	计数	107	107	214
		样本平台中的%	50.0%	50.0%	100.0%
		信源是否有医疗机构或医疗领域专业人士中的%	18.5%	58.2%	28.1%
		总数的%	14.0%	14.0%	28.1%

续表

			信源是否有医疗机构或 医疗领域专业人士		合计
			否	是	
合计		计数	578	184	762
		样本平台中的%	75.9%	24.1%	100.0%
		信源是否有医疗机构或医疗领域 专业人士中的%	100.0%	100.0%	100.0%
		总数的%	75.9%	24.1%	100.0%

注：$\chi^2 = 118.902$，$df = 2$，$p = 0.000 < 0.001$。

表6—9　　　　　　　　**样本平台与媒体信源的交叉分析**

			信源是否有媒体		合计
			否	是	
样本平台	果壳网	计数	343	125	468
		样本平台中的%	73.3%	26.7%	100.0%
		信源是否有媒体中的%	55.1%	87.4%	61.1%
		总数的%	44.8%	16.3%	61.1%
	腾讯网	计数	78	4	82
		样本平台中的%	95.1%	4.9%	100.0%
		信源是否有媒体中的%	12.5%	2.8%	10.7%
		总数的%	10.2%	0.5%	10.7%
	人民网	计数	202	14	216
		样本平台中的%	93.5%	6.5%	100.0%
		信源是否有媒体中的%	32.4%	9.8%	28.2%
		总数的%	26.4%	1.8%	28.2%
合计		计数	623	143	766
		样本平台中的%	81.3%	18.7%	100.0%
		信源是否有媒体中的%	100.0%	100.0%	100.0%
		总数的%	81.3%	18.7%	100.0%

注：$\chi^2 = 51.329$，$df = 2$，$p = 0.000 < 0.001$。

表 6—10   纠正性信息平台与个体信源的交叉分析

			信源是否有个体网民		合计
			否	是	
样本平台	果壳网	计数	434	32	466
		样本平台中的%	93.1%	6.9%	100.0%
		信源是否有个体网民中的%	63.2%	42.1%	61.1%
		总数的%	56.9%	4.2%	61.1%
	腾讯网	计数	70	11	81
		样本平台中的%	86.4%	13.6%	100.0%
		信源是否有个体网民中的%	10.2%	14.5%	10.6%
		总数的%	9.2%	1.4%	10.6%
	人民网	计数	183	33	216
		样本平台中的%	84.7%	15.3%	100.0%
		信源是否有个体网民中的%	26.6%	43.4%	28.3%
		总数的%	24.0%	4.3%	28.3%
合计		计数	687	76	763
		样本平台中的%	90.0%	10.0%	100.0%
		信源是否有个体网民中的%	100.0%	100.0%	100.0%
		总数的%	90.0%	10.0%	100.0%

注：$\chi^2 = 12.965$，$df = 2$，$p = 0.000 < 0.001$。

四 纠正性信息的呈现方式

由表 6—11 可见，绝大多数纠正性信息采用文字形式呈现（在 766 篇有效样本中占比 98.4%）。次之是相关图片与辅助的资料链接或资源链接，采用相关图片的有 533 篇占比 69.6%，使用辅助的资料链接或资源链接的有 322 篇占比 42.1% 。数据与图表的使用共有 246 篇，占比 32.1% 。例如，人民网"求真"栏目的纠正性文章《木耳不宜过夜泡发？泡久可能会产生毒素》写道，"实验结果显示，泡发了 2 个小时的木耳菌落总数为 130000cfu/g，泡发了 5 小时的木耳菌落总数为 350000cfu/g，泡发 8 小时的木耳菌落总数为 410000cfu/g，泡发了 16 小时的木耳菌落总数为 1000000cfu/g，泡发了 24 小时的木耳菌落总数为 1900000cfu/g"[①]。这些数据为纠正提供了有力的支撑。辅助的资料链接或资源链接的使用则使得文章的引用更加规范，也使读者有机会深入地了解纠正性内容。

表 6—11　　　　　　　　纠正性信息的呈现方式　　　　　　　单位：篇,%

呈现方式	频率	百分比	有效百分比	累计百分比
文字（N = 766）	754	91.7	98.4	100.0
数据与图表（N = 766）	246	29.9	32.1	100.0
相关图片（N = 815）	533	64.8	69.6	100.0
无关图片（N = 766）	4	0.5	0.5	100.0
音、视频（N = 766）	9	1.1	1.2	100.0
辅助的资料链接或资源链接（N = 766）	322	39.2	42.1	100.0

　　进一步比较三个平台，仅有使用"辅助的资料链接或资源链接"在三个平台之中存在显著差异（ $x^2 = 219.693$ ， df = 2， p = 0.000 < 0.001），果壳网最多地采用了"辅助的资料链接或资源链接"（在 322 篇样本中占比 91%）（见表 6—12）。

---

① 《木耳不宜过夜泡发？泡久可能会产生毒素》（2016 年 6 月 27 日），2020 年 4 月 25 日，人民网（http://society.people.com.cn/n1/2016/0627/c1008 - 28482168.html）。

表6—12　　　　纠正性信息是否有辅助的资料链接或
资源链接与样本平台的交叉分析

			样本平台			合计
			果壳网	腾讯网	人民网	
信息呈现方式是否有辅助的资料链接或资源链接	否	计数	174	62	207	443
		信息呈现方式是否有辅助的资料链接或资源链接中的%	39.3%	14.0%	46.7%	100.0%
		样本平台中的%	37.3%	75.6%	95.8%	57.9%
		总数的%	22.7%	8.1%	27.1%	57.9%
	是	计数	293	20	9	322
		信息呈现方式是否有辅助的资料链接或资源链接中的%	91.0%	6.2%	2.8%	100.0%
		样本平台中的%	62.7%	24.4%	4.2%	42.1%
		总数的%	38.3%	2.6%	1.2%	42.1%
合计		计数	467	82	216	765
		信息呈现方式是否有辅助的资料链接或资源链接中的%	61.0%	10.7%	28.2%	100.0%
		样本平台中的%	100.0%	100.0%	100.0%	100.0%
		总数的%	61.0%	10.7%	28.2%	100.0%

注:$\chi^2 = 219.693$,df = 2,p = 0.000 < 0.001。

五　纠正性信息的论述框架

由表6—13可见,纠正性信息的论述框架以描述研究、报告、发现(263篇,占可辨识论述框架样本761篇的34.6%),解释科学原理、原因或定律(237篇,占可辨识样本761篇的31.1%),引述专家或公众人物的支持意见(196篇,占可辨识样本的25.8%)占据前三位。例证框架44篇,占可辨识论述框架样本761篇的5.8%,其余框架均小于2%。这意味着,纠正性信息主要采取了科学框架和名人框架。

表6—13 　　　　　　　　　纠正性信息的论述框架　　　　　　　单位：篇,%

		频率	百分比	有效百分比	累计百分比
有效	描述研究、报告、发现	263	32.0	34.6	34.6
	引述专家或公众人物的支持意见	196	23.8	25.8	60.3
	解释科学原理、原因或定律	237	28.8	31.1	91.5
	例证框架	44	5.4	5.8	97.2
	个体经验或生活经历	12	1.5	1.6	98.8
	古籍/古人经验和名言	2	0.2	0.3	99.1
	中医理论	1	0.1	0.1	99.2
	其他	6	0.7	0.8	100.0
	合计	761	92.6	100.0	
缺失	0	5	0.6		
	99	56	6.8		
	合计	61	7.4		
合计		822	100.0		

六　纠正性信息的证伪框架

由表6—14可见，纠正性信息的中心证伪框架多采用阐述性及描述性框架，在766篇有效样本中，584篇采用阐述性知识谬误框架，占比76.2%，391篇采用描述性事实谬误框架，占比51.0%。逻辑谬误框架采用较少，仅为4.6%。

表6—14 　　　　　　　　纠正性信息的证伪框架　　　　　　　单位：篇,%

证伪框架	描述性事实谬误框架	阐述性知识谬误框架	逻辑谬误框架	质疑发布者动机
频率	391 (51.0)	584 (76.2)	35 (4.6)	45 (5.9)
证伪框架	指责滥用情感	质疑信源	惩治造谣者	
频率	65 (8.5)	38 (5.0)	4 (0.5)	

在边缘证伪方面，纠正性信息采用边缘证伪框架的比重较小，在766篇有效样本中，质疑发布者动机、指责滥用情感、质疑信源、呼吁惩治造谣者四个框架均低于10%。这意味着，纠正性信息多采用中

心证伪框架,而较少采用边缘证伪框架。

七 纠正性信息的行为建议

由表6—15可见,纠正性信息的行为建议按频次高低排序为:262篇指出"改变行为"占比34.2%,"提醒或警示"219篇占比28.6%,"提升个人甄别能力"61篇占比8.0%,"建议就医或咨询医疗人士、相关专家"59篇占比7.7%。其中,"建议就医或咨询医疗人士、相关专家"的比重偏低。在26.4%(202篇)的纠正性信息中,行为建议被忽略。

表6—15　　　　　　　　　纠正性信息的行为建议　　　　　　单位:篇,%

行为建议	提醒或警示	建议就医或咨询医疗人士、相关专家	改变行为	提升个人甄别能力	无建议
频率	219(28.6)	59(7.7)	262(34.2)	61(8.0)	202(26.4)

第四节　伪健康信息与纠正性信息的比较

从传播角度讲,纠正伪健康信息是纠正性信息与伪健康信息之间持续"对话"的过程。基于前文的研究,本小节匹配与纠正性信息一一对应的伪健康信息,比较其构成、结构与叙事(仅比较了二者之间存在显著差异的变量,例如作者、标题确定性、信源和呈现方式)。由于有些样本包括多条伪健康信息,如年度"十大谣言",因此,出现了一条纠正性信息针对其中的一条伪健康信息展开,而未能一一对应全部伪健康信息的情况。本章节比较了一一对应的766组伪健康信息与纠正性信息,对存在显著差异的变量(作者、标题、信源和呈现方式等)进行了比较。

一 伪健康信息与纠正性信息的作者

通过交叉分析发现(见表6—16),伪健康信息与纠正性信息的作者存在显著差异（$\chi^2 = 520.144$，$p = 0.000 < 0.001$）。伪健康信息以无作者或难以辨识作者为主，在 549 篇无作者或难以辨识作者的样本中有 462 篇占比 84.2%，远高于纠正性信息样本，个人作者的情况也是如此。纠正性信息的作者以机构或组织为主（占比 77.2%），在 748 篇"作者"为机构或组织的样本中占比 78.9%，远高于伪健康信息样本。这意味着，从作者角度讲，纠正性信息以机构或组织为主，伪健康信息以无作者或难以辨识作者、个人作者为主，二者之间存在显著差异。因此，受众可以将文章作者，比如作者是否明确、是否是个体、是否是组织或机构，作为甄别健康信息真伪的变量之一。

表6—16　　　　　　　　　样本类型 * 样本作者的交叉分析

			文章作者			合计
			无作者或难以辨识作者	个人	机构或组织	
样本类型	伪健康信息	计数	462	145	158	765①
		样本类型中的%	60.4%	19.0%	20.7%	100.0%
		文章作者中的%	84.2%	62.5%	21.1%	50.0%
		总数的%	30.2%	9.5%	10.3%	50.0%
	纠正性信息	计数	87	87	590②	764③
		样本类型中的%	11.4%	11.4%	77.2%	100.0%
		文章作者中的%	15.8%	37.5%	78.9%	50.0%
		总数的%	5.7%	5.7%	38.6%	50.0%
合计		计数	549	232	748	1529
		样本类型中的%	35.9%	15.2%	48.9%	100.0%
		文章作者中的%	100.0%	100.0%	100.0%	100.0%
		总数的%	35.9%	15.2%	48.9%	100.0%

注：$\chi^2 = 520.144$，$^a df = 2$，$p = 0.000 < 0.001$。

———————

① 由于存在无法辨认的情况，或未处理缺失值，所以此处使用的样本总数是 765。

② 由于和伪健康信息进行匹配时未能全部对应起来，缺失了 2 条，未进行缺失值处理，故而此处使用的样本数为 590。

③ 由于存在和伪健康信息无法匹配的情况，而且未进行缺失值处理，故而使用的样本总数是 764。

二 伪健康信息与纠正性信息的标题确定性

在二者采用的标题中，主要比较了标题的确定性。由表 6—17 可见，纠正性信息与伪健康信息采用最多的都是高度确定性的标题，分别占各自标题比重的 82.9% 和 53.8%。在 964 篇使用高度确定性话语的标题中，伪健康信息的样本（58.2%）显著高于纠正性信息的样本（41.8%）（$x^2 = 137.113$，$p = 0.000 < 0.001$）。这意味着，与伪健康信息相比，纠正性信息给了受众更少的确定性。这与前文讨论的科学的不确定性有关。伪健康信息使用的高度确定性标题能够强化受众的认知，例如，《吃水果的最佳时间表！这些水果一定不能晚上吃！》[1]，《夏季养生一定要谨防水果病》[2] 等，给纠正伪健康信息带来了困难。

表 6—17　　　　　　　　样本类型与标题确定性的交叉分析

			标题确定性			合计
			高度确定性	低度确定性	中度确定性	
样本类型	伪健康信息	计数	561	3	113	677[3]
		样本类型中的%	82.9%	0.4%	16.7%	100.0%
		标题确定性中的%	58.2%	25.0%	25.1%	47.5%
		总数的%	39.3%	0.2%	7.9%	47.5%
	纠正性信息	计数	403[4]	9[5]	337[6]	749[7]
		样本类型中的%	53.8%	1.2%	45.0%	100.0%
		标题确定性中的%	41.8%	75.0%	74.9%	52.5%
		总数的%	28.3%	0.6%	23.6%	52.5%

---

① 良品铺子微信公众号：《吃水果的最佳时间表！这些水果一定不能晚上吃！》（2017 年 3 月 8 日），2020 年 5 月 3 日，https：//mp. weixin. qq. com/s？_ _ biz = MjM5OTUwNTQyMQ% 3D% 3D&idx = 1&mid = 2650651521&scene = 0&sn = 728d546f81446fe83eda6c3e8053ad23。

② 《夏季养生一定要谨防水果病》（2008 年 8 月 8 日），2018 年 8 月 3 日，39 健康网（http：//care. 39. net/088/8/604011. html）。

③ 由于存在无法辨认的情况，或未处理缺失值，所以此处使用的样本总数为 677。

④ 在和伪健康信息匹配时，存在少量缺失，未进行缺失值处理。

⑤ 同上。

⑥ 同上。

⑦ 由于和伪健康信息对应时未能完全匹配，缺失了 17 条，未进行缺失值处理，故而此处使用的样本总数为 749。

续表

		标题确定性			合计
		高度确定性	低度确定性	中度确定性	
合计	计数	964	12	450	1426
	样本类型中的%	67.6%	0.8%	31.6%	100.0%
	标题确定性中的%	100.0%	100.0%	100.0%	100.0%
	总数的%	67.6%	0.8%	31.6%	100.0%

注：$\chi^2 = 137.113$，df = 2，p = 0.000 < 0.001。

纠正性信息比伪健康信息更多地使用了中度确定性的标题（337篇，占所有采用中度确定性标题的样本的 74.9%）（$x^2 = 137.113$，p = 0.000 < 0.001）。这表明，纠正性信息的标题突出了中度确定性，但是伪健康信息的标题却更多地强调确定性。

三　伪健康信息与纠正性信息的信源

分析伪健康信息与纠正性信息的信源发现（见表6—18），纠正性信息比伪健康信息更多地采用了科研机构或科研人员、专家信源（$x^2 = 112.704$，p = 0.000 < 0.001），医疗机构或医疗领域专业人士信源（$x^2 = 25.464$，p = 0.000 < 0.001），民间组织或其人员信源（$x^2 = 34.684$，p = 0.000 < 0.001），官方机构信源（$x^2 = 57.043$，p = 0.000 < 0.001）与媒体（$x^2 = 24.943$，p = 0.000 < 0.001）信源。伪健康信息采用了更多的个体网民信源（$x^2 = 17.370$，p = 0.000 < 0.001），而且有更多的信息没有明确的信源（$x^2 = 9.118$，p = 0.003 < 0.005）。值得注意的是，纠正性信息中亦有 111 篇（14.5%）没有明确的信源，这会损害纠正性信息的可信性。

表6—18   样本类型与信源的交叉分析①

信源	伪健康信息	纠正性信息	x^2	p
科研机构或科研人员、专家（N = 1529）	159（20.8%）	354（46.4%）②	$x^2 = 112.704$	p = 0.000 < 0.001
医疗机构或医疗领域专业人士（N = 1526）	106（13.8%）	182（23.9%）③	$x^2 = 25.464$	p = 0.000 < 0.001
商业机构或其人员（N = ）				
民间组织或其人员（N = 1529）	22（2.9%）	79（10.4%）	$x^2 = 34.684$	p = 0.000 < 0.001
官方机构（N = 1524）	117（15.3%）	240（31.7%）④	$x^2 = 57.043$	p = 0.000 < 0.001
个体网民（N = 1527）	132（17.3%）⑤	76（10.0%）	$x^2 = 17.370$	p = 0.000 < 0.001
俗语或民间谚语（N = ）				
媒体（N = 1530）	75（9.8%）	143（18.7%）	$x^2 = 24.943$	p = 0.000 < 0.001
无明确信息来源（N = 1529）	156（20.4%）	111（14.5%）⑥	$x^2 = 9.118$	p = 0.003 < 0.005
其他（N = 765）				

进一步分析三个平台的情形发现（见表6—19），纠正性信息中无明确信息来源的以果壳网的谣言粉碎机居多，腾讯网次之（$x^2 = 29.471$，p = 0.000 < 0.001）。

——————

① 在"商业机构或其人员""俗语或民间谚语""其他"三个类目与样本的交叉分析中，卡方检验不显著，因而未做统计。
② 在和伪健康信息匹配时，存在少量缺失，未进行缺失值处理。
③ 同上。
④ 同上。
⑤ 由于存在无法辨认的情况，或未进行缺失值处理，所以此处使用的样本数为132。
⑥ 在和伪健康信息匹配时，存在少量缺失，未进行缺失值处理。

表6—19 样本平台与无明确信息来源的交叉分析

			无明确信息来源		合计
			否	是	
样本平台	果壳网	计数	405	61	466
		样本平台中的%	86.9%	13.1%	100.0%
		无明确信息来源中的%	62.0%	55.0%	61.0%
		总数的%	53.0%	8.0%	61.0%
	腾讯网	计数	54	28	82
		样本平台中的%	65.9%	34.1%	100.0%
		无明确信息来源中的%	8.3%	25.2%	10.7%
		总数的%	7.1%	3.7%	10.7%
	人民网	计数	194	22	216
		样本平台中的%	89.8%	10.2%	100.0%
		无明确信息来源中的%	29.7%	19.8%	28.3%
		总数的%	25.4%	2.9%	28.3%
合计		计数	653	111	764
		样本平台中的%	85.5%	14.5%	100.0%
		无明确信息来源中的%	100.0%	100.0%	100.0%
		总数的%	85.5%	14.5%	100.0%

注：$\chi^2 = 29.471$，$df = 2$，$p = 0.000 < 0.001$。

四　伪健康信息与纠正性信息的呈现方式

由表6—20可见，纠正性信息与伪健康信息主要的呈现方式都是文字，前者（98.4%）采用的比重略高于后者（90.3%）（$x^2 = 47.188$，$p = 0.000 < 0.001$）。与伪健康信息相比，纠正性信息更多地使用了辅助的资料链接或资源链接（322篇）（$x^2 = 233.833$，$p = 0.000 < 0.001$），在385篇使用辅助的资料链接或资源链接的样本中占比高达83.6%，远高于伪健康信息。纠正性信息使用的相关图片（$x^2 = 99.394$，$p = 0.000 < 0.001$）（61%）以及数据与图表（$x^2 = 32.559$，$p = 0.000 < 0.001$）（245篇，62.3%）也高于伪健康信息。

表6—20   样本类型与信息呈现方式的交叉分析①

呈现方式	伪健康信息	纠正性信息	x^2	p
文字（N=1530）	692（90.3%）	752（98.4%）②	$x^2=47.188$	p=0.000<0.001
数据与图表（N=1530）	148（19.3%）	245（32.1%）③	$x^2=32.559$	p=0.000<0.001
相关图片（N=1530）	339（44.3%）	531（69.5%）④	$x^2=99.394$	p=0.000<0.001
无关图片（N=1530）	17（2.2%）	4（0.5%）	$x^2=8.125$	p=0.000<0.001
辅助的资料链接或资源链接（N=1528）	63（8.2%）	322（42.2%）⑤	$x^2=233.833$	p=0.000<0.001

　　从中可见，伪健康信息以文字为主呈现，数据或图表较少。因为缺乏证据和丰富的内容，其添加的辅助的资料链接或资源链接更少。这能为辨识伪健康信息提供线索。而对于纠正性信息来说，因为引用证据是规范的要求，因此它们使用辅助的资料链接或资源链接以及数据与图表更多。纠正性信息和伪健康信息都使用了较多的相关图片，这是它们呈现方式的共性。伪健康信息（2.2%）比纠正性信息（0.5%）使用了更多的无关图片（$x^2=8.125$，p=0.000<0.001）。在图像传播时代，图片的采用如何影响受众对伪健康信息与纠正性信息的信任，尚需要进一步考察。

　　进一步比较不同的平台（见表6—21），三个平台使用"辅助的资料链接或资源链接"的情况有所差异（$x^2=221.322$，p=0.000<0.001），最多的是果壳网的谣言粉碎机，在322篇样本中占比91%（293篇）。

---

　　①　由于样本类型与"音、视频（N=1530）"的交叉分析的卡方检验不显著，因而未统计该条目。

　　②　在和伪健康信息匹配时，存在少量缺失，未进行缺失值处理。

　　③　同上。

　　④　同上。

　　⑤　同上。

表6—21　样本平台与"辅助的资料链接或资源链接"的交叉分析

| | | | 信息呈现方式是否有辅助的资料链接或资源链接 | | 合计 |
			否	是	
样本平台	果壳网	计数	172	293	465
		样本平台中的%	37.0%	63.0%	100.0%
		信息呈现方式是否有辅助的资料链接或资源链接中的%	39.0%	91.0%	60.9%
		总数的%	22.5%	38.4%	60.9%
	腾讯网	计数	62	20	82
		样本平台中的%	75.6%	24.4%	100.0%
		信息呈现方式是否有辅助的资料链接或资源链接中的%	14.1%	6.2%	10.7%
		总数的%	8.1%	2.6%	10.7%
	人民网	计数	207	9	216
		样本平台中的%	95.8%	4.2%	100.0%
		信息呈现方式是否有辅助的资料链接或资源链接中的%	46.9%	2.8%	28.3%
		总数的%	27.1%	1.2%	28.3%
合计		计数	441	322	763
		样本平台中的%	57.8%	42.2%	100.0%
		信息呈现方式是否有辅助的资料链接或资源链接中的%	100.0%	100.0%	100.0%
		总数的%	57.8%	42.2%	100.0%

注：$\chi^2 = 221.322$，$df = 2$，$p = 0.000 < 0.001$。

第五节　纠正性信息的设计与纠正性行为再思考

一　关于纠正性信息设计的思考

毫无疑问，从内容层面甄别伪健康信息是必要的。伪健康信息在社交媒体时代泛滥，辨识它们的成本较高。同时，人们在使用网络媒体和社交媒体的过程中，容易受到"偶遇式"的伪健康信息的影响，但是难以接触所有对应的纠正性信息。即便是人们接触了相应的纠正性信息，但受到时间与精力的限制，也难以仔细阅读和理解。这是社交媒体时代海量信息传播的悖论。因此，当人们接触伪健康信息时，如果能够实现从内容属性上甄别它们，然后或规避它们的影响，或开展相应的证伪与纠正行为，则有利于提高人们甄别伪健康信息的效率，有助于消除或降低伪健康信息的危害。

本章节分析与比较伪健康信息与纠正性信息的构成和叙事，寄望于帮助我们从内容与信息特征上甄别伪健康信息，也希望启发纠正性信息的设计。从伪健康信息与纠正性信息的特征上看，本书发现，纠正性信息和伪健康信息的差异表现在：伪健康信息的信源模糊，[①] 个体网民信源较多，没有充实的证据和丰富的辅助资料支撑，常常使用高度确定性的标题。而纠正性信息的信源以科研机构或科研人员、专家、医疗机构或医疗领域专业人士、民间组织或其人员、官方机构、媒体等居多，多使用科学框架和名人框架，标题以高度确定性与中度确定性为主。二者的相同之处表现在，均会采用科研机构或科研人员、专家信源与官方机构信源。这意味着，伪健康信息试图"伪装"成科学的信息以博取受众的信任。

与此同时，如何合理设计有效的纠正性信息，以"针锋相对地"证伪与纠正伪健康信息，是一个现实问题。例如，如何抓住受众，标题是一种常用的手段，可以帮助人们初步过滤海量的网络信息。伪健康信息在标题上特点突出，例如偏好使用高度确定性的词汇以吸引受众的注意。因此，标题可以成为甄别伪健康信息的重要线索之一。对于纠正性信息来说，其标题的不确定性符合科学的研究过程，但容易带来恐慌，甚至会制造新的混乱。这是纠正性信息设计需要考虑和解决的问题。

---

① 信源模糊是伪健康信息的一大特征。参见 Oh, O., Agrawal, M., & Rao, H. R., "Community Intelligence and Social Media Services: A Rumor Theoretic Analysis of Tweets During Social Crises", *Mis Quarterly*, Vol. 37, No. 2, 2013, pp. 407 –426。

纠正性信息需要"击中"伪健康信息，其内容设计和叙事应当避免自说自话。例如，纠正性信息的标题需要给用户提供足够的信息，而疑问句作为标题是否有助于提升纠正的效果，需要后续研究继续探讨。部分纠正性信息的信源不明确，如何避免纠正性信息成为新的伪健康信息，保证证伪与纠正的专业性与科学性，需要后续研究深入考察。中心证伪和边缘证伪是两种证伪框架，前者有助于增加知识，后者能够提高效率。纠正性信息在内容和表述上应当并重这两种框架，后续研究需要探究它们各自具体的纠正效果。

本书通过分析伪健康信息与纠正性信息的构成与叙事，为后续研究提供了线索。但是，未能系统比较三个不同平台中的纠正性信息，也未能针对伪健康信息的不同类型开展比较分析，是为不足。后续研究可以基于伪健康信息与纠正性信息的特征设计控制实验，研究纠正性信息如何表达才能更加有效地证伪和纠正伪健康信息。

二　纠正伪健康信息的反思

讨论证伪与纠正伪健康信息，在前文分析伪健康信息与纠正性信息内容的基础上，需要反思证伪或纠正行为：为什么需要证伪或纠正伪健康信息？证伪与纠正行为的合法性何在？谁是证伪与纠正伪健康信息的主体？证伪与纠正行为发生的条件是什么？如何证伪与纠正才更有效？如何开展原创性辟谣？如何避免纠正性信息成为新的伪健康信息（"辟谣之谣"）？解决这些问题，有助于证伪与纠正行为的持续进行。

第一，为什么需要证伪或纠正伪健康信息？其直接原因是伪健康信息带来了不可低估的社会危害。但结合谁是证伪或纠正的主体的问题，我们追问：证伪或纠正伪健康信息应当是自主的，还是强制性的？一般说来，证伪或纠正伪信息主要有两种方式：一是事前控制，二是事后追责。对伪信息传播前的干涉与控制，从证伪或纠正效果上看，能够阻止伪信息的肆虐，降低社会危害。但是，事前控制存在不少争论。例如，事前控制作为社会控制的手段，是否会损害信息传播权。因此，不少国家和地区主张"事后追责"。但是，伪信息的危害已然产生，事后追责有"事后诸葛"的迟滞效应。到底在伪健康信息传播的哪个阶段进行干预，是一个需要考虑的问题。证伪或纠正伪健康信息的合法性，既源于自上而下的推动，又基于自下而上的主动作为，是一种"共识行为"。

第二，证伪或纠正伪健康信息的强制性需要引起我们的警惕。我们需要追问：何者是证伪或纠正伪信息的边界？证伪或纠正是否会伤害信息发布的积极性？是否会"误打"良性信息？是否会压缩网络表达的空间？这是证伪或纠正伪信息可能产生的负面效应。从目前来看，一些负面效应在现实中已然产生，从而也就更加令人担忧。证伪或纠正伪信息的边界，涉及不同的个体或群体对伪信息、对边界的理解，存在个体或群体差异，更涉及定义伪信息与证伪、纠正伪信息的权力。如何形成共识，需要社会沟通。

第三，针对证伪或纠正伪信息的效果的争论，在操作层面提出了伪健康信息传播预警的问题，也即甄别伪健康信息的问题。在技术层面实现对伪健康信息的传播预警，是可能的，也是柔性地实现事先控制的策略。同时，通过提高新媒体用户的网络媒介素养和健康素养，以提升他们甄别伪健康信息的能力，也是实现传播预警的重要途径。

第四，如何处理纠正性信息与伪健康信息的关系，是需要慎重对待的问题。在证伪或纠正伪健康信息时，如何"巧妙地陈述目标谣言"，是一个颇具争议的问题。如果不介绍伪健康信息及其危害，受众在看到纠正性信息时会误认为是纠正者故意"正话反说"，或掩盖真相。如果在证伪或纠正伪健康信息时，重述或引述伪健康信息的内容，又会造成"二次传播"伪健康信息的问题。

第五，证伪或纠正伪健康信息的效果问题，指向了伪健康信息与纠正性信息的"不对称"。理想状态下的证伪或纠正，应当针对伪健康信息"针锋相对"地展开。例如，在情感的维度、观念的维度、非科学的维度展开针对性的对话与较量。但是在实际纠正伪健康信息时，纠正性信息往往难以做到"点对点地"展开。如何证伪和纠正伪健康信息，才能取到更好的纠正效果，尚需要继续探索。

第 七 章

公众的伪健康信息接触与认知：
以癌症伪信息为例

公众如何认知伪健康信息，是影响伪健康信息扩散及其影响的重要因素。了解公众对伪健康信息的认知及其影响因素，对于纠正伪健康信息具有重要意义。本章节选取人们对癌症伪信息的接触和认知作为案例，切入探讨公众对伪健康信息的认知问题。

第一节　理论探讨与研究问题

本书之所以选择癌症伪信息作为案例，主要基于如下考虑：一是癌症是一个严重的公共健康问题。国家癌症中心发布的最新一期全国癌症统计数据显示，2015 年恶性肿瘤发病约 392.9 万人，死亡约 233.8 万人。[①] 有报道换算得出，这意味着 2015 年我国平均每天有超过 1 万人被确诊为癌症，每分钟有 7.5 个人被确诊为癌症。二是有关癌症的伪信息非常之多。例如，"这十种食物可以防癌""最可能致癌的几种食材"等充斥着微信朋友圈。三是从社会层面讲，推动公众正确地认知癌症，是公共卫生促进和健康干预的重要议题，对优化公共卫生政策和开展健康传播具有参考价值。目前，不少研究采用问卷调查法探究了人们对癌症的认知，但鲜见有针对癌症伪信息的研究。因

---

　　① 《2019 全国癌症统计数据发布！看完倒吸一口凉气！》（2019 年 4 月 21 日），2020 年 5 月 11 日，搜狐网（https：//www. sohu. com/a/309477719_ 655881）。

此，考察公众对癌症伪信息的认知，具有重要的现实意义。

一 癌症认知度与真伪癌症信息甄别

癌症认知研究跟健康素养研究密切相关。自 20 世纪 70 年代以来，健康素养研究起步并不断发展。早期的健康素养研究具有公共卫生取向，着眼于测定公众的健康素养，发展出了功能性健康素养测量量表（Functionalhealthliteracy）。[1] 后来，为了快速测量健康素养不足（inadequate healthliteracy）的患者的状况，基于临床医学取向发展出了成人医学素养快速测评工具（rapid estimate of adult literacy in medicine，REALM）[2]，帮助医疗人员评估病人的医学素养。后来的研究基于混合和细化的取向，着眼于讨论不同的社会文化、种族、语言、病种和医疗制度背景下的健康素养。其中，慢性病患者的健康素养和 HIV 患者的健康素养是重点研究话题。[3]

癌症素养是健康素养的组成部分，[4] 是健康素养研究不断细化的产物。[5] 由于癌症是当下威胁人类生命的"头号杀手"，因此，癌症素养的研究引人关注，专门的癌症素养量表被开发出来。迪维亚尼（Diviani）和同事开发的癌症素养量表包括如下要素：可能致癌或潜在的风险性因素（a risk factor）、癌症筛查（screen）、癌症治疗方法、粪便潜血检测（Fecal Occult Blood Test，FOBT）以及对癌症信源的信任程度等。[6]

---

[1] Parker, R. M., Baker, D. W., Williams, M. V., & Nurss, J. R., "The Test of Functional Health Literacy in Adults", *Journal of General Internal Medicine*, Vol. 10, 1995, pp. 537 – 541.

[2] Murphy, P. W., Davis, T. C., Long, S. W., Jackson, R. H., & Decker, B. C., "Rapid Estimate of Adult Literacy in Medicine (REALM): A Quick Reading Test for Patients", *Journal of Reading*, Vol. 37, No. 2, 1993, pp. 124 – 130.

[3] 周志超、张悦、张士靖：《健康素养研究领域的演进路径与热点预测》，《中国健康教育》2014 年第 10 期。

[4] 本书在第九章第三节还将论述健康素养的问题，可以和此处结合起来理解。

[5] 姚强、张士靖：《国际健康素养研究热点与前沿文献计量分析》，《中国健康教育》2012 年第 1 期。

[6] Diviani, N., Schulz. P. J., "First Insights on the Validity of the Concept of Cancer Literacy: A Test in a Sample of Ticino (Switzerland) Residents," *Patient Education & Counseling*, Vol. 87, No. 2, 2012, pp. 152 – 159.

对于癌症伪信息的研究表明，老人或非白种人（种族差异）、或对癌症信息知之较少（indicated being less informed about cancer）的人群，更容易认可错误的癌症描述。[①]

在我国，由于发轫于20世纪80年代的健康传播研究仍处于探索发展阶段，[②] 因此，癌症素养研究尚处于发展之中。现有研究主要基于癌症患者与普通人群的健康素养水平的差异，探讨影响癌症患者健康素养的因素。[③] 人们的癌症素养与癌症认知度密切关联。本书将癌症认知度操作化定义为：人们对科学的与非科学的致癌因素、癌症预防、癌症筛查、癌症治疗等了解、知晓与甄别的程度。公众的癌症认知度直接影响着人们对癌症的态度与行为。本书提出如下研究问题。

研究问题1：受调查者对科学的与非科学的癌症信息（包括癌症预防方法、治疗方法、癌症筛查、致癌因素等）的甄别受到了哪些因素影响？

二　媒介接触与癌症认知度

媒介接触（media exposure，或media contact，media use）指的是受众选择性地接触和使用媒介来满足自己需求的行为。媒介接触研究始于传播效果研究，是一个微观的过程，但是受到经济条件、媒介政策等宏观因素的影响。当前，媒介接触是一个被不断丰富的概念，既包括对传统媒体（报纸、广播、电视等）的接触，也包括对新媒体（网站/论坛、社交媒体等）的接触。媒介接触是影响人们癌症认知的重要因素。

在大众传播时代，人们主要通过大众媒介获取健康信息。在网络媒体与自媒体传播时代，人们的健康信息来源更加多样化，互联网成

---

① Gansler, T., Henley, S. J., Stein, K., Nehl, E. J., Smigal, C., & Slaughter, E., "Sociodemographic Determinants of Cancer Treatment Health Literacy", *Cancer: Interdisciplinary International Journal of the American Cancer Society*, Vol. 104, No. 3, 2005, pp. 653 – 660.

② 陈虹、梁俊民：《新媒体环境下健康传播发展机遇与挑战》，《新闻记者》2013年第5期。

③ 张卫、陆燕、陈英、汤海英、张琳：《上海市奉贤区癌症患者健康素养影响因素的多元回归分析》，《上海预防医学》2013年第4期。

为人们重要的健康信息来源。[①②] 由于新媒体技术的扩散打破了权威对知识与信息的垄断，以及信息的快速传播与实时交互对传统的"守门人"机制的削弱，[③] 导致开放的网络环境中产生了大量的伪健康信息。亚当斯（Adams）发现，社交媒体是伪健康信息重要的来源与传播渠道，在大量的个人经验和意见形成了集体性知识的同时，社交媒体的分散化设计削弱了医疗保健提供者的权威性，导致专业性的医疗保健意见面临被大量业余信息吞噬的危险。[④] 由于社交媒体中缺乏"把关人"的监管措施，[⑤] 其结果是，在相对独立封闭的网络社群中加剧了伪健康信息的扩散。[⑥] 而建立在互联网技术之上的视频网站的兴起[⑦]和欺骗性网站的建立，[⑧] 也为伪信息传播提供了新渠道。这给人们的癌症认知带来了新的变化与挑战。由于传统媒体和社交媒体的信息生产与传播主体、传播策略有别，因此，本书提出如下研究假设。

H1：个体的传统媒体健康信息接触影响其癌症认知，使用传统媒体越多的人，癌症认知度越高；

---

① 张迪、古俊生、邵若斯：《健康信息获取渠道的聚类分析：主动获取与被动接触》，《国际新闻界》2015 年第 5 期。

② 马守军：《年轻母亲网络健康信息搜寻行为研究》，硕士学位论文，河北大学，2017 年，第 34—35 页。

③ Lewandowsky, S., Ecker, U. K., Seifert, C. M., Schwarz, N., & Cook, J., "Misinformation and Its Correction: Continued Influence and Successful Debiasing", *Psychological Science in the Public Interest*, Vol. 13, No. 3, 2015, pp. 106 – 131.

④ Adams, S. A., "Revisiting the Online Health Information Reliability Debate in the Wake of 'Web 2.0': An Inter – disciplinary Literature and Website Review", *International Journal of Medical Informatics*, Vol. 79, No. 6, 2010, pp. 391 – 400.

⑤ Radzikowski, J., Stefanidis, A., Jacobsen, K. H., Croitoru, A., Crooks, A., & Delamater, P. L., "The Measles Vaccination Narrative in Twitter: A Quantitative Analysis", *JMIR Public Health and Surveillance*, Vol. 2, No. 1, 2016, pp. e1.

⑥ Bessi, A., Coletto, M., Davidescu, G. A., Scala, A., Caldarelli, G., & Quattrociocchi, W., "Science vs Conspiracy: Collective Narratives in the Age of Misinformation", *PLOS ONE*, Vol. 10, No. 2, 2015, pp. e0118093.

⑦ Keelan, J., Pavri – Garcia, V., Tomlinson, G., & Wilson, K., "You Tube as a Source of Information on Immunization: A Content Analysis", *Journal of the American Medical Association*, Vol. 298, No. 21, 2007, pp. 2482 – 2484.

⑧ Piper, P., "Better Read That Again: Web Hoaxes and Misinformation", *Searcher*, No. 8, 2000, pp. 40 – 49.

H2：个体的社交媒体健康信息接触影响其癌症认知，使用社交媒体越多，癌症认知度越低；

H2a：从微信中接触癌症信息越多的人，癌症认知度越低；

H2b：从微博中接触癌症信息越多的人，癌症认知度越低。

三　媒介可信度、信息搜索行为与癌症认知度

(一) 媒介可信度与癌症认知度

媒介可信度是新闻传播学研究的经典话题。[①] 摩尔等人认为，可信度同时涉及信源和渠道。[②] 一般说来，媒介可信度可以细分为三个研究领域：传者/信源可信度、信息/内容可信度和渠道/媒介可信度。[③] 本书主要讨论渠道（作为渠道的媒介）可信度和信源可信度。

在渠道层面，不同的媒介形态的可信度有别。例如，廖圣清等人的调查研究发现，传统媒体和互联网的可信度以电视最高，广播和报纸次之，杂志和互联网居后。[④] 媒介可信度受到多种因素的影响，张明新发现，网络信息的可信度受到网络使用、网络依赖和信息卷入程度等的影响。[⑤]

在信源层面，可信度是说服效果的影响因素之一，其在说服中的重要性已经得到证明。[⑥] 一般来说，高可信度的信源相较于低可信度的信源更加具有说服力。[⑦] 例如，在纠正性政治信息的传播中，政府

---

① 李晓静：《西方"媒介可信度"研究述评（下）》，《新闻大学》2007 年第 2 期。

② Moore J., Thorson E., "Trategic Planning for Integrated Marketing Communications Programs: An Approach to Moving from Chaotic Toward Systematic", *Integrated Communication: Synergy of Persuasive Voices*, 1996, pp. 135 - 152.

③ 冯强：《媒体传播对个体风险感知的影响研究》，博士学位论文，武汉大学，2014 年。

④ 廖圣清、李晓静、张国良：《解析中国媒介新闻可信度》，《新闻大学》2007 年第 4 期。

⑤ 张明新：《网络信息的可信度研究：网民的视角》，《新闻与传播研究》2005 年第 2 期，第 17—27、95 页。

⑥ Slater, M. D., & Rouner, D., "How Message Evaluation and Source Attributes May Influence Credibility Assessment and Belief Change", *Journalism & Mass Communication Quarterly*, Vol. 73, No. 4, 1996, pp. 974 - 991.

⑦ Eagly, A. H., Chaiken, S., *The Psychology of Attitudes*, Harcourt Brace Jovanovich College Publishers, 1993.

机构或知名机构(高可信赖度)发布的信息的可信性远高于"琐碎无名"(低可信赖度)的模糊组织散布的信息。[1] 不过,尽管科学界、政府、媒体是公众最信任的三大信源,但是三者各自不同的诉求,可能导致其发布的信息不同,从而诱致公众对信息产生否定、怀疑或漠视的态度。[2] 这意味着,信源可信度不是绝对的。

信源可信度通常用于表述信息传播者的积极特质,并影响人们的信息接受情况。[3] 霍夫兰(Hovland)认为"信源可信度"包含两个维度:专业性(Expertise)和可信赖性(Trustworthiness)。[4] "专业性"是从技能知识的角度,评估信源是否能够给出正确的信息,而"可信赖性"是从诚实程度的角度,考察信源是否能够给出真实的而不是欺瞒的信息。基于霍夫兰的研究,后续研究进一步指出,"可信赖性"包括可依赖、诚实、可靠、真诚、可信五个指标;"专业性"则包含专业、有经验、知识丰富、有资质、技能娴熟五个指标。[5] 随着信源可信度广泛应用于传播学和营销研究等领域,一些新的维度被纳入。例如,瓦尼安(Ohanian)在广告领域提出了"吸引力"(Attractive),[6] 伯洛(Berlo)等人贡献了"安全性"(Safety)"资质/资格"(Qualifi-

---

① Knobloch - Westerwick, S., & Johnson, B. K., "Selective Exposure for Better or Worse: Its Mediating Role for Online News' Impact on Political Participation", *Journal of Computer - Mediated Communication*, Vol. 19, No. 2, 2014, pp. 184 - 196.

② 李玉洁《信源、渠道、内容——基于调查的中国公众气候传播策略研究》,《国际新闻界》2013 年第 8 期。

③ Ohanian, R., "Construction and Validation of a Scale to Measure Celebrity Endorsers' Perceived Expertise, Trustworthiness, and Attractiveness", *Journal of Advertising*, Vol. 19, No. 3, 1990, pp. 39 - 52.

④ Hovland, C. I., Janis, I. L., & Kelley, H. H., *Communication and Persuasion*, New Haven, CT: Yale University Press, 1953.

⑤ Ohanian, R., "Construction and Validation of a Scale to Measure Celebrity Endorsers' Perceived Expertise, Trustworthiness, and Attractiveness", *Journal of advertising*, Vol. 19, No. 3, 1990, pp. 39 - 52.

⑥ Ohanian, R., "Construction and Validation of a Scale to Measure Celebrity Endorsers' Perceived Expertise, Trustworthiness, and Attractiveness", Journal of advertising, Vol. 19, No. 3, 1990, pp. 39 - 52.

cation）"活力"（Dynamism），① 麦克洛斯基（McCroskey）添加了"权威性"（Authoritativeness）和"品质"（Character）。② 不过，一些新增的维度在测量中较为模糊，仍在不断被重新定义与解释。

在网络传播情境中，网络信源呈现多元化样态，网民因为可以发布个人信息而成为新的信源。③ 这导致不少评论家对社交媒体生产的信息持不信任态度，他们认为任何人都能在社交媒体中发布信息，但社交媒体缺乏社会监督，也没有来自专业的和社会的压力迫使其提供准确且公正的信息。④⑤ 因应网络信息发布的多元性与匿名性，信源以及信息发布者的身份，成为人们判别网络信息是否可信的依据。例如，身份明确的社会公众人物作为信源比没有明确署名、难以辨识的信源更为可信。⑥

媒介可信度可以调节媒介接触与传播效果之间的关系。冯强发现，媒介可信度对信息卷入度与个体风险感知之间的关系产生了调节效应。⑦ 本书假设：

H3：媒介可信度对癌症信息接触与癌症认知度之间的关系产生调节效应。

（二）信息搜索行为与癌症认知度

由于较之信息浏览，健康行为跟信息搜索的关系更为密切，因此，健康信息搜索行为引起了研究者的关注。⑧⑨ 人们的健康信念和行为

---

① Berlo, D. K., Lemert, J. B., & Mertz, R. J., "Dimensions for Evaluating the Acceptability of Message Sources", *Public Opinion Quarterly*, Vol. 33, No. 4, 1969, pp. 563 – 576.

② McCroskey, J. C., "Scales for the measurement of Ethos", *Speech Monographs*, Vol. 33, 1966, pp. 65 – 72.

③ 陈仲侨：《网络时代的信源陷阱及预防》，《新闻实践》2011 年第 10 期。

④ Finberg, H., & Stone, M. L., *Digital Journalism Credibility Study*, Washington, D. C: *Online News Association*, 2002, http: //www. journalists. org/Programs/Credibility_ study. pdf.

⑤ Starobin, P., "On the Square", *National Journal*, Vol. 25, May 1996, pp. 1145 – 1149.

⑥ 刘琼：《中国网络新闻可信度研究》，博士学位论文，华中科技大学，2011 年。

⑦ 冯强：《媒体传播对个体风险感知的影响研究》，武汉大学博士学位论文，2014 年。

⑧ Johnson, J. D. and Meischke, H., "A Comprehensive Model of Cancer Information – related Information Seeking Applied to Magazines", *Human Communication Research*, Vol. 19, 1993, pp. 343 – 367.

⑨ Kelly, B., Hornik, R., Romantan, A., Schwartz, J., Armstrong, K., DeMichele, A., et al., "Cancer Information Scanningand Seeking in the General Population", *Journal of Health Communication*, Vol. 15, 2010, pp. 734 – 753.

（例如有关雾霾的观念与预防行为）受到从大众媒介和人际渠道获取的信息的影响，①② 其中信息浏览和信息检索是两种主要的途径。③ 信息检索行为与日常的、不具目的性的信息浏览不同，④⑤ 它基于一定的健康问题或健康议题，"积极努力地获取特定的信息"⑥。特别是，在互联网时代，患者可以利用技术赋权积极从互联网中搜索大量的健康信息，参与到医疗保健过程之中，从而实现了从"以医生为中心"的健康决策模式向"医生—患者共同决策模式"转变。⑦

格里芬（Griffin）等人提出，信息搜索行为可以预测与环境健康相关的认知、态度和行为，而且这些认知、态度和行为会随着时间的推移保持稳定。⑧ 杨清华等人发现，信息搜索行为可以预测负面的（或反向的）健康行为。⑨ 基于此，本书假设：

---

① Brashers, D., Goldsmith, D. and Hsieh, E., "Informationseeking and Avoiding in Health Contexts", *Human Communication Research*, Vol. 28, 2002, pp. 258 – 271.

② Yang, Q., Liu, J., Lochbuehler, K. and Hornik, R., "Doesseeking E – cigarette Information Lead to Vaping? Evidencefrom a National Longitudinal Survey of Youth and Youngadults", *Health Communication*, Vol. 34, 2019, pp. 298 – 305.

③ Niederdeppe, J., Hornik, R. C., Kelly, B. J., Frosch, D. L., Romantan, A., Stevens, R. S., et al., "Examining Thedimensions of Cancer – related Information Seeking and Scanning Behavior", *Health Communication*, Vol. 22, 2007, pp. 153 – 167.

④ Griffin, R., Dunwoody, S. and Neuwirth, K., "Proposedmodel of the Relationship of Risk Information Seeking Andprocessing to the Development of Preventive Behaviors", *Environmental Research*, Vol. 80, 1999, pp. S230 – S245.

⑤ Kelly, B., Niederdeppe, J. and Hornik, R., "Validatingmeasures of Scanned Information Exposure in the Context Ofcancer Prevention and Screening Behaviors", *Journal of Health Communication*, Vol. 14, 2009, pp. 721 – 740.

⑥ Niederdeppe, J., Hornik, R. C., Kelly, B. J., Frosch, D. L., Romantan, A., Stevens, R. S., et al., "Examining Thedimensions of Cancer – related Information Seeking and Scanning Behavior", *Health Communication*, Vol. 22, 2007, p. 154.

⑦ Viswanath, K., "The Communications Revolution and Cancer Control", *Nature Reviews Cancer*, Vol. 5, 2005, pp. 828 – 835.

⑧ Griffin, R., Dunwoody, S. and Neuwirth, K., "Proposed Model of the Relationship of Risk Information Seeking and Processing to the Development of Preventive Behaviors", *Environmental Research*, Vol. 80, 1999, pp. S230 – S245.

⑨ Yang, Q., Liu, J., Lochbuehler, K. and Hornik, R., "Does Seeking E – cigarette Information Lead to Vaping? Evidence from a National Longitudinal Survey of Youth and Young Adults", *Health Communication*, Vol. 34, 2019, pp. 298 – 305.

H4：癌症信息搜索行为对癌症信息接触与癌症认知度之间的关系产生调节效应。

第二节　研究设计

一　调查问卷编制

调查问卷的编制过程如下：首先，总结与借鉴既有的研究成果，并结合初步访谈的资料，设计预试问卷；其次，委托新闻传播学和社会学实证研究领域的专家审阅、修订问卷；最后，完善、形成正式的调查问卷。本书以癌症伪信息的接触、认知与行为作为主线，测量如下变量：

（一）因变量

癌症认知度：考察受调查者对癌症知识的了解程度，通过甄别癌症知识的真伪（科学的癌症知识与非科学的癌症知识①）以及对癌症知识的知晓来测量，包括癌症预防、致癌因素、癌症筛查等。癌症知识是指公众在现代生活中应当了解和掌握的癌症知识，包括癌症预防方法、癌症筛查、癌症基本认知、致癌因素、癌症治疗方法等。该变量的测量借鉴了迪维亚尼（Diviani）等人开发的癌症健康素养量表的量化思路和测量方法。② 对于科学的癌症知识，得分越多，认知度越高，而癌症伪知识则反之，得分越高（选中该选项得 1 分），认知度越低。

（1）癌症预防方法认知（对应调查问卷中的 B4）：指的是对科学的与非科学的癌症预防方法的认知，包括 21 个题目，13 个科学的预

---

① 非科学的癌症知识是癌症伪知识的重要构成，本书将癌症伪信息界定为非科学的癌症信息或知识。

② Diviani, N., Schulz, P. J., "First Insights on the Validity of the Concept of Cancer Literacy: A test in a Sample of Ticino (Switzerland) Residents", *Patient Educ Couns*, Vol. 87, No. 2, 2012, pp. 152 – 159. Diviani, N., Schulz, P. J., "What Should Laypersons Know about Cancer? Towards an Operational Definition of Cancer Literacy", *Patient Educ Couns*, Vol. 85, No. 3, 2011, pp. 487 – 492.

防方法，8 个非科学的预防方法。选中一个题目计 1 分，未选中计 0 分，然后对应科学的和非科学的癌症预防方法分别加和计算总分。对于科学的癌症预防方法，得分越多，认知度越高，而对于非科学的癌症预防方法，得分越高（选中该选项得 1 分），认知度越低。

（2）癌症治疗方法认知（对应调查问卷中的 B8）：指的是对科学的与非科学的癌症治疗手段的认知，包括 9 个题目，7 个科学的治疗手段，2 个非科学的治疗手段。选中一个题目计 1 分，未选中计 0 分，然后对应科学的和非科学的癌症治疗方法分别加和计算总分。对于前者，得分越多，认知度越高，而对于后者则反之，得分越高（选中该选项得 1 分），认知度越低。

（3）癌症筛查认知（对应调查问卷中的 B6）：是指对科学的癌症筛查与非科学的癌症筛查方法（或项目）的认知，共 7 个题目，6 个是科学的癌症筛查，1 个是非科学的癌症筛查。选中一个题目计 1 分，未选中计 0 分，然后对应科学的和非科学的癌症筛查方法分别加和计算总分。对于科学的癌症筛查方法，得分越多，认知度越高，而对于非科学的癌症筛查方法，得分越高（选中该选项得 1 分），认知度越低。

（4）致癌因素或患癌风险认知（对应调查问卷中的 B3）：指的是对科学的致癌因素与非科学的癌症因素的认知，共 30 个题目，16 个是科学的致癌因素，14 个是非科学的致癌因素。选中一个题目计 1 分，未选中计 0 分，然后对应科学的和非科学的致癌因素分别加和计算总分。对于前者，得分越多，认知度越高，而对于后者，得分越高（选中该选项得 1 分），认知度越低。

（5）癌症基本认知（对应调查问卷中的 B5、B9）：指的是对常见的癌症知识的认知，包括癌症宿命论、对癌症治疗的一般性看法等。通过正误判断来测量，共有 11 个题目，4 个是科学的癌症知识，7 个是非科学的癌症知识。选中一个题目计 1 分，未选中计 0 分，然后对应科学的和非科学的癌症基本认知分别加和计算总分。对于科学的癌症基本认知，得分越多，认知度越高，而对于非科学的癌症基本认知，得分越高（选中该选项得 1 分），认知度越低。

（6）癌症认知度（用"总体癌症认知"表示）是上述 5 个因素的

得分加和，得分越高，癌症认知水平越高，反之亦然。本次调查问卷中科学的癌症知识选项有 46 个题目，伪癌症信息有 31 个题目。判断正确记 1 分，判断错误或说不清楚记 0 分，对缺失值进行了缺失处理。

为了考察癌症伪信息的影响，本书选取 2013—2017 年的典型癌症谣言作为案例，测量人们对其的接触与认知。本书在癌症预防、癌症总体认知和致癌因素中加入了伪信息。癌症伪信息来自于已经证实是癌症伪信息的案例。例如，《美国人不吃专卖中国人？关于转基因十大谣言真相发布》①、《2017 全年最恶心的致癌谣言都在这里了，看看您有没有被忽悠!》②、《33 个致癌谣言，赶快看看你被骗过吗?》③、《2015 年十大致癌谣言　别在朋友圈传了》④、《关于癌症的 5 大谣言》⑤、《关于癌症的 6 大谣言》⑥、《防火防盗防辐射！IT 产品辐射谣言揭秘》⑦、《"癌症十大谣言"看到最后一个我竟无言以对》⑧、《网传"致癌说"是否准确？（求证·探寻喧哗背后的真相·关注"致癌物"（上））》⑨、《科学看待致癌因素（求证·后续）》⑩，等等。科学的癌症

---

① 《美国人不吃专卖中国人？关于转基因十大谣言真相发布》（2017 年 8 月 2 日），2020 年 5 月 12 日，凤凰网（http：//news. ifeng. com/a/20170802/51549106_ 0. shtml）。

② 《2017 全年最恶心的致癌谣言都在这里了，看看您有没有被忽悠!》（2017 年 12 月 24 日），2020 年 5 月 2 日，搜狐网（http：//www. sohu. com/a/212517802_ 720386）。

③ 《33 个致癌谣言，赶快看看你被骗过吗?》（2017 年 9 月 24 日），2020 年 5 月 2 日，搜狐网（http：//www. sohu. com/a/194174065_ 99916892）。

④ 《2015 年十大致癌谣言　别在朋友圈传了》（2015 年 12 月 5 日），2020 年 5 月 2 日，人民网（http：//health. people. com. cn/n/2015/1205/c398004 - 27892711 - 5. html）。

⑤ 《关于癌症的 5 大谣言》（2014 年 1 月 24 日），2020 年 5 月 2 日，新浪网（http：//health. sina. com. cn/d/2014 - 01 - 24/1603122763. shtml）。

⑥ 《关于癌症的 6 大谣言》（2014 年 1 月 27 日），2020 年 5 月 2 日，新浪网（http：//health. sina. com. cn/d/2014 - 01 - 27/0733122931. shtml）。

⑦ 《防火防盗防辐射！IT 产品辐射谣言揭秘》（2013 年 9 月 22 日），2020 年 5 月 2 日，太平洋电脑（http：//diy. pconline. com. cn/349/3493080_ 1. html）。

⑧ 《"癌症十大谣言"看到最后一个我竟无言以对》（2017 年 4 月 27 日），2020 年 5 月 2 日，健康界（https：//www. cn - healthcare. com/article/20170427/content - 491788. html）。

⑨ 《网传"致癌说"是否准确？（求证·探寻喧哗背后的真相·关注"致癌物"（上））》（2014 年 3 月 31 日），2020 年 5 月 2 日，人民网（http：//society. people. com. cn/n/2014/0331/c1008 - 24776207. html）。

⑩ 《科学看待致癌因素（求证·后续）》（2014 年 4 月 10 日），2020 年 4 月 2 日，人民网（http：//society. people. com. cn/n/2014/0410/c1008 - 24864880. html）。

知识,例如致癌因素等,参考了既有的癌症素养问卷、权威的医学结论、世界卫生组织的报告、国际癌症研究署(IARC)的研究报告、美国癌症协会等认可的结论。

(二)自变量

(1)媒介中的癌症信息接触(见调查问卷的 A1):主要考察人们从传统媒体与新媒体中接触的癌症信息,包括书籍/报纸/杂志、广播/电视、网站/论坛、微博、微信等,分为两个层面测量,一是接触,二是没有接触,接触采用5级李克特量表测量,1代表"非常少",5代表"非常多",没有接触用"0"表示。

(2)其他渠道的癌症信息接触(见调查问卷的 A1):指的是媒介接触之外的癌症信息接触,包括:(1)人际接触:主要是从个人交流圈(家人或朋友等)中接触癌症信息;(2)专业人士接触:指的是通过接触医疗专业人士(医生护士等)、药剂师等获取癌症信息;(3)专业机构或权威机构信息接触:通过健康保健部门(健教所、社区卫生服务中心等)、癌症联盟(国际抗癌联盟、中华抗癌联盟等)、政府机构等接触癌症信息。这些变量均分为两个层面测量,一是接触,二是没有接触,接触采用5级李克特量表测量,1代表"非常少",5代表"非常多",没有接触用"0"表示。

(3)媒介可信度(见调查问卷的 A2 和 A3):本书主要讨论的是渠道可信度与信源可信度,从可信度和准确程度两个层面考察,[1][2] 分别采用5级李克特量表测量,1表示非常不可信或者非常不准确,5表示非常可信或非常准确。

(4)癌症信息搜索行为(见调查问卷的 A5 和 A6):指的是主动搜索癌症信息的频率。[3] 分为两个层面测量,一是搜索,二是没有搜

---

① Hu, Y., Sundar. S. S., "Effects of Online Health Sources on Credibility and Behavioral Intentions", *Communication Research*, Vol. 37, No. 1, 2010, pp. 105 – 132.

② There are a Ten – item Measure from Ohanian, Considering that We Have Many Sources, We May Want to Keep the Number of Items Less, 1990.

③ Kelly, B. J., Niederdeppe, J., & Hornik, R. C., "Validating Measures of Scanned Information Exposure in the Context of Cancer Prevention and Screening Behaviors", *Journal of Health Communication*, Vol. 14, No. 8, 2009, pp. 721 – 740.

索，搜索频率采用 5 级李克特量表测量，1 代表"非常少"，5 代表"非常多"，没有搜索用"0"表示。

（三）控制变量

年龄、受教育程度等人口统计学变量会影响人们的认知水平。本书收集了受调查者的人口统计学信息，包括年龄、性别、受教育程度、婚姻状况、月收入、工作性质、健康状况、保险类型等作为控制变量（见调查问卷的第三部分）。

调查问卷包括癌症信息接触、癌症认知、个人情况共 3 个部分。正式调查前，笔者在武汉进行了试调查，获得了样本 116 份，并进行了问卷的信度和效度检测。结果显示，问卷的信度和效度良好，能够作为正式的调查问卷投入使用（见附录二"癌症信息接触与癌症认知调查问卷"）。

二　调查实施

本次调查分阶段进行，第一阶段的调查于 2017 年 2 月至 8 月分别在上海和湖北实施，共发放调查问卷 3600 份，回收 3382 份，回收率为 94%。其中，有效问卷 3269 份，调查成功率为 90.8%。采用 SPSS18.0 进行数据分析，使用了因子分析、频次分析、相关分析、多元阶层回归分析等统计分析方法。

三　调查对象及其基本情况

本调查是系列调查的组成部分，本章节在总体调查中设计了癌症伪信息部分的调查。调查在上海和湖北同时展开，主要选取企业的职业群体作为调查对象。

表7—1 样本基本情况

		频率	百分比（%）	有效百分比（%）	累计百分比（%）
年龄 （N=2937）	16—19 岁	67	2.0	2.3	2.3
	20—29 岁	549	16.8	18.7	21.0
	30—39 岁	760	23.2	25.9	46.9
	40—49 岁	934	28.6	31.8	78.7
	50—59 岁	526	16.1	17.9	96.6
	≥60 岁	101	3.1	3.4	100.0
	合计	2937	89.8	100.0	
性别 （N=3204）	男	1969	60.2	61.5	61.5
	女	1235	37.8	38.5	100.0
	合计	3204	3269	100.0	
婚姻状况 （N=3028）	在婚	2434	74.5	80.4	80.4
	非在婚	594	18.2	19.6	100.0
	合计	3028	92.6	100.0	
受教育程度 （N=3208）	小学及以下	66	2.0	2.1	2.1
	初中	443	13.6	13.8	15.9
	高中或中专	868	26.6	27.1	42.9
	大专或本科	1707	52.2	53.2	96.1
	硕士研究生及以上	124	3.8	3.9	100.0
	合计	3208	98.1	100.0	
是否接触致癌物 （N=3206）	是	662	20.3	20.6	20.6
	否	1631	49.9	50.9	71.5
	记不清	913	27.9	28.5	100.0
	合计	3206	98.1	100.0	
是否有医学背景 （N=3214）	是	85	2.6	2.6	2.6
	否	2905	88.9	90.4	93.0
	记不清	224	6.9	7.0	100.0
	合计	3214	98.3	100.0	

续表

		频率	百分比 （%）	有效百分比 （%）	累计百分比 （%）
个人月收入 （N=3210）	2000 元以下	206	6.3	6.4	6.4
	2001—5000 元	2024	61.9	63.1	69.5
	5001—10000	833	25.5	26.0	95.4
	10000 元以上	147	4.5	4.6	100.0
	合计	3210	98.2	100.0	
健康状况 （N=3218）	非常好	333	10.2	10.3	10.3
	比较好	1496	45.8	46.5	56.8
	一般	1268	38.8	39.4	96.2
	比较差	99	3.0	3.1	99.3
	非常差	22	0.7	0.7	100.0
	合计	3218	98.4	100.0	
工作性质 （N=3198）	党政机关、群众团体和社会组织、企事业单位负责人或管理人员	386	11.8	12.1	12.1
	专业技术人员	518	15.8	16.2	28.3
	办事人员和有关人员	435	13.3	13.6	41.9
	生产制造及有关人员	1336	40.9	41.8	83.6
	社会生产服务和生活服务人员	228	7.0	7.1	90.8
	其他从业人员	295	9.0	9.2	100.0
	合计	3198	97.8	100.0	
患癌经历 （N=3216）	有	39	1.2	1.2	1.2
	无	3177	97.2	98.8	100.0
	合计	3216	98.4	100.0	
是否有家人患癌 （N=3223）	有	39	1.2	1.2	1.2
	无	3177	97.2	98.8	100.0
	合计	3216	98.4	100.0	
是否有朋友患癌 （N=3217）	有	1209	37.0	37.6	37.6
	无	1707	52.2	53.1	90.6
	不知道	301	9.2	9.4	100.0
	合计	3217	98.4	100.0	

　　这主要是因为：职业群体因为职业的关系，更关注癌症的话题。本章节是一项解释性研究，我们采用了方便抽样和滚雪球抽样的方法选取样本。研究的目标总体为上海和湖北的职业群体。其中，湖北选择了武汉、鄂州、咸宁、孝感等地的企业，例如，武汉钢铁集团公司、东风雷诺汽车有限公司、武钢资源集团鄂州球团有限公司等。受调查者的基本情况如下：

　　本书对年龄的划分，参考了《中国互联网络发展统计报告》的划分标准，① 包括16—19岁，20—29岁，30—39岁，40—49岁，50—59岁，60岁及以上6个年龄段，以期将受调查者的年龄与《中国互联网络发展统计报告》中统计的网民年龄进行对比。从年龄上看，以30—49岁的人群居多（占57.7%），这部分人群也是各个行业的中坚人群。从性别上看，受调查者以男性居多（占61.5%），这是因为，男性在钢铁等行业中的比重更大。从婚姻状况上看，以在婚者居多（占比80.4%）。从学历上看，53.2%的受调查者拥有大专或本科学历，这跟受调查者的年轻化有关。

　　从是否接触致癌物上看，20.6%的受调查者认为自己的工作会接触致癌物质，但是另外28.5%的人记不清楚。这意味着，受调查者对于是否接触致癌物没有明确的记忆或清晰的判断。进一步分析，从工作性质和接触致癌物的交叉分析（见表7—2）可见，最可能接触致癌物的是生产制造及有关人员（占61.7%），但是有50.3%的人记不清自己在工作中是否接触致癌物，另一个记忆不清楚的群体是专业技术人员，比例高达28.1%。

---

　　① 《第41次中国互联网发展状况统计报告》（2018年1月），2020年5月2日，中国互联网络信息中心（http://n2.sinaimg.cn/tech/68acb9a7/20180131/CNNIC41.pdf）。

表7—2　　　　　工作性质 * 是否接触致癌物的交叉分析

			工作中是否接触致癌物			合计
			是	否	记不清	
工作性质	党政机关、群众团体和社会组织、企事业单位负责人或管理人员	计数	81	191	110	382
		工作性质中的%	21.2%	50.0%	28.8%	100.0%
		工作中是否接触致癌物	12.9%	13.2%	13.7%	13.3%
		总数的%	2.8%	6.6%	3.8%	13.3%
	专业技术人员	计数	100	271	145	516
		工作性质中的%	19.4%	52.5%	28.1%	100.0%
		工作中是否接触致癌物	15.9%	18.7%	18.1%	17.9%
		总数的%	3.5%	9.4%	5.0%	17.9%
	办事人员和有关人员	计数	36	286	111	433
		工作性质中的%	8.3%	66.1%	25.6%	100.0%
		工作中是否接触致癌物	5.7%	19.7%	13.8%	15.0%
		总数的%	1.2%	9.9%	3.9%	15.0%
	生产制造及有关人员	计数	388	532	404	1324
		工作性质中的%	29.3%	40.2%	30.5%	100.0%
		工作中是否接触致癌物	61.7%	36.7%	50.3%	46.0%
		总数的%	13.5%	18.5%	14.0%	46.0%
	社会生产服务和生活服务人员	计数	24	169	33	226
		工作性质中的%	10.6%	74.8%	14.6%	100.0%
		工作中是否接触致癌物	3.8%	11.7%	4.1%	7.8%
		总数的%	0.8%	5.9%	1.1%	7.8%
合计		计数	629	1449	803	2881
		工作性质中的%	21.8%	50.3%	27.9%	100.0%
		工作中是否接触致癌物	100.0%	100.0%	100.0%	100.0%
		总数的%	21.8%	50.3%	27.9%	100.0%

注：$\chi^2 = 178.860$，$df = 8$，$P = 0.000 < 0.001$。

医学背景是指是否系统地学习过医学知识，或者从事过医疗相关的工作。从医学背景上看，受调查者多为没有医学背景的人群（占90.4%），仅有2.6%的受调查者有医学背景。从收入上看，受调查者的月收入以2001—5000元最多，占比63.1%，2000元以下的低收入者和10000元以上的高收入者占比均不高。

从健康状况上看，46.5%的受调查者认为自己的健康状况比较好，39.4%的人认为自己的健康状况一般，认为非常好的占比10.3%，比较差和非常差的总占比3.8%。本次调查主要的受调查者是职业人群，其健康状况总体来看比较好。

从工作性质上看，生产制造及有关人员比重最大，占比41.8%，专业技术人员占比16.2%，党政机关人员、群众团体和社会组织人员、企事业单位负责人或管理人员，办事人员和有关人员，以及社会生产服务和生活服务人员占比都在15%以下。

从患癌经历以及是否有家人或朋友患癌来看，仅有1.2%的受调查者，也即是说，39个受调查者有癌症经历（有效样本为3216个）。24.2%的受调查者家属患过癌症（有效样本数为3223个），3217个有效样本中37.6%的受调查者的朋友中有人患过癌症。从中可见，受调查者的朋友或家人中的患癌者有一定的比例，其在人际交流中触及癌症信息的情况并不少见。

从保险类型上看（见表7—3），32.8%的受调查者拥有城镇居民医疗保险，31.8%的人拥有城镇职工医疗保险，10.5%的受调查者拥有商业保险，其他保险与无保险的人均在5%以下。从中可见，保险在受调查者中有一定的覆盖率。

表7—3　　　　　　　　　　　　受调查者的保险类型

	是否有该类型的保险	频数（人）	百分比（%）	有效百分比（%）	累计百分比（%）
城镇居民医疗保险（N=3263）	否	2194	67.1	67.2	67.2
	是	1069	32.7	32.8	100.0
城镇职工医疗保险（N=3266）	否	760	23.2	25.9	46.9
	是	934	28.6	31.8	78.7
商业保险（N=3265）	否	2922	89.4	89.5	89.5
	是	343	10.5	10.5	100.0
其他保险（N=3265）	否	3117	95.4	95.5	95.5
	是	148	4.5	4.5	100.0
无保险（N=3264）	否	3118	95.4	95.5	95.5
	是	146	4.5	4.5	100.0
不知道（N=3263）	否	3100	94.8	95.0	95.0
	是	163	5.0	5.0	100.0

（注：最左侧合并列为"保险类型"）

第三节　描述性分析

本小节对变量进行描述性分析，以呈现受调查者癌症信息接触与癌症认知的情况。

一　癌症信息接触描述

统计癌症信息接触情况发现（见表7—4），受调查者从广播/电视中接触的癌症信息最多（均值为3.03，SD=1.058），从微信中获取的癌症信息紧随其后（均值为2.94，SD=1.139），接下来是从网站/论坛（均值为2.86，SD=1.099）与个人交流圈（均值为2.81，SD=1.079）获取的癌症信息。总的来看，受调查者从医疗专业人士（均值为2.64，SD=1.12）、健康保健部门（均值为2.55，SD=1.123）、政府机构（均值为2.37，SD=1.145）、癌症联盟（均值为2.32，SD=1.107）、药剂师（均值为2.24，SD=1.034）等专业机构或专业人士那里获取的癌症信息较少，均值都在 2.50 左右或以下。从中可见，媒体和个人交流是人们获取癌症信息的主要途径。通过配对样本 T 检验发现，不同渠道之间（除却药剂师与癌症联盟的比较外）的均值差异均达到显著程度（见表 7—5）。

表 7—4　　　　　　　　　　接触癌症信息的统计

	样本（N）	均值	标准差	最小值	最大值
书籍/报纸/杂志	2951	2.73	1.077	1	5
广播/电视	3028	3.03	1.058	1	5
网站/论坛	2840	2.86	1.099	1	5
微博	2555	2.53	1.073	1	5
微信	2874	2.94	1.139	1	5
医疗专业人士	2769	2.64	1.12	1	5
健康保健部门	2629	2.55	1.123	1	5
个人交流圈	2969	2.81	1.079	1	5
药剂师	1991	2.24	1.034	1	5
癌症联盟	1684	2.32	1.107	1	5
政府机构	2060	2.37	1.145	1	5

表 7—5　　　　　　　　　　成对样本 T 检验

		成对差分					t	df	Sig.（双侧）
					差分的95%置信区间				
		均值	标准差	均值的标准误	下限	上限			
对1	1－2	－0.349	0.943	0.018	－0.383	－0.315	－19.923	2896	0.000
对2	2－3	0.176	1.139	0.022	0.134	0.218	8.161	2787	0.000
对3	3－4	0.349	1.032	0.021	0.308	0.390	16.752	2456	0.000
对4	4－5	－0.448	1.042	0.021	－0.489	－0.407	－21.385	2475	0.000
对5	5－6	0.320	1.426	0.028	0.265	0.375	11.354	2558	0.000
对6	6－7	0.102	0.887	0.018	0.068	0.137	5.785	2510	0.000

续表

		成对差分					t	df	Sig.
					差分的95%置信区间				（双侧）
		均值	标准差	均值的标准误	下限	上限			
对7	7-8	-0.278	1.256	0.025	-0.327	-0.229	-11.149	2535	0.000
对8	8-9	0.619	1.185	0.027	0.566	0.671	23.051	1950	0.000
对9	9-10	0.028	0.818	0.021	-0.013	0.068	1.332	1556	0.183
对10	10-11	-0.184	0.895	0.022	-0.228	-0.140	-8.241	1600	0.000

　　由表7—6可见，受调查者从媒体中接触的癌症信息主要是癌症预防方法（76.7%），有关致癌因素的信息为50.2%，癌症治疗和癌症援助信息均为45%左右。但是，接触的癌症筛查的信息不足，仅有31.4%。这表明，受调查者从媒体中接触的癌症信息以癌症预防方法与致癌因素信息为主。

表7—6　　　　受调查者从媒体中获取的癌症信息的主要类型

		是否接触	频数（人）	百分比（%）	有效百分比（%）	累计百分比（%）
从媒体中接触的癌症信息的主要类型	对癌症病人的援助（N=3260）	否	1799	55.0	55.2	55.2
		是	1461	44.7	44.8	100.0
	致癌因素（N=3263）	否	1626	49.7	49.8	49.8
		是	1637	50.1	50.2	100.0
	癌症预防（N=3263）	否	760	23.2	23.3	23.3
		是	2503	76.6	76.7	100.0
	癌症治疗（N=3265）	否	1829	55.9	56.0	56.0
		是	1436	43.9	44.0	100.0
	癌症筛查（N=3264）	否	2238	68.5	68.6	68.6
		是	1026	31.4	31.4	100.0
	其他（N=3252）	否	3129	95.7	96.2	96.2
		是	123	3.8	3.8	100.0

进一步考察,媒体中的癌症信息接触存在性别差异($x^2 = 23.959$,$P = 0.000 < 0.001$)(见表7—7)。女性从媒体中接触了更多的癌症筛查信息,这部分地解释了女性为什么比男性觉得癌症筛查更有用,对癌症筛查也更为知晓。当然,对癌症筛查信息有用的感知和知晓率,与个体对癌症筛查信息的信任与处理有关。

表7—7　　　　　　　　性别 * 癌症筛查信息接触的交叉分析

			从媒体接触的癌症筛查信息		合计
			无	有	
性别	男	计数(人)	1405	562	1967
		性别中的%	71.4%	28.6%	100.0%
		从媒体接触的癌症筛查信息	64.4%	55.3%	61.5%
		总数的%	43.9%	17.6%	61.5%
	女	计数(人)	778	454	1232
		性别中的%	63.1%	36.9%	100.0%
		从媒体接触的癌症筛查信息	35.6%	44.7%	38.5%
		总数的%	24.3%	14.2%	38.5%
合计		计数(人)	2183	1016	3199
		性别中的%	68.2%	31.8%	100.0%
		从媒体接触的癌症筛查信息	100.0%	100.0%	100.0%
		总数的%	68.2%	31.8%	100.0%

注:$\chi^2 = 23.959$,df = 1,$P = 0.000 < 0.001$。

二　媒介可信度描述

通过计算受调查者对不同来源的癌症信息的可信度发现(见表7—8),来自医疗专业人士的癌症信息的可信度最高,均值为3.71(SD = 0.847),癌症联盟的可信度次之,均值为3.7(SD = 1.005),健康保健部门的可信度再次之,均值为3.69(SD = 0.855),政府机构(均值3.67,SD = 0.988)、药剂师(均值3.37,SD = 0.896)紧随其后,个人交流圈的可信度均值为3.18(SD = 0.857)介于广播电视与书籍、报纸、杂志之间。从媒介信息的可信度上看,来自广播电视的癌症信息的可信度最高（均值3.27，SD＝0.881），来自书籍、报纸、杂志的癌症信息的可信度次之（均值3.14，SD＝0.885），来自网站/论坛的癌症信息的可信度紧随其后（均值2.79，SD＝0.816）。来自社交媒体的癌症信息的可信度最低，微信（均值2.65，SD＝0.831）略高于微博（均值2.56，SD＝0.805），但是两者的可信度都低于均值。通过配对样本T检验，不同渠道之间的均值差异均达到显著程度。

表7—8 受调查者接触的癌症信息的可信程度

	样本（N）	均值	标准差	最小值	最大值
书籍/报纸/杂志	3228	3.14	0.885	1	5
广播/电视	3226	3.27	0.881	1	5
网站/论坛	3206	2.79	0.816	1	5
微博	3183	2.56	0.805	1	5
微信	3189	2.65	0.831	1	5
医疗专业人士	3182	3.71	0.847	1	5
健康保健部门	3181	3.69	0.855	1	5
个人交流圈	3198	3.18	0.857	1	5
药剂师	3136	3.37	0.896	1	5
癌症联盟	3183	3.7	1.005	1	5
政府机构	3176	3.67	0.988	1	5

通过计算受调查者对接触的癌症信息的准确度感知发现（见表7—9），受调查者认为来自癌症联盟（均值为3.67，SD＝0.976）、医疗专业人士（均值为3.65，SD＝0.863）、健康保健部门（均值为3.65，SD＝0.888）、政府机构（均值为3.63，SD＝0.984）的癌症信息的准确度很高，均达到了3.60以上。对来自药剂师的癌症信息的准确度感知为3.36（SD＝0.885），紧随其后的是个人交流圈，均值为3.05（SD＝0.836）。在受调查者看来，广播/电视（均值为3.13，SD＝0.861）以及书籍/报纸/杂志（均值为3.03，SD＝0.864）的准确度达到了3.0

以上,而来自网络平台的癌症信息的准确度较低,网站/论坛均值为
2.74(SD=0.784),微信均值为2.67(SD=0.83),微博最低(均值
为2.59,SD=0.779)。通过配对样本T检验,不同渠道之间的均值差
异均达到显著程度。与可信度关联起来分析,受调查者对可信度的感
知与准确度的感知是吻合的。

表7—9 癌症信息准确度的描述性统计

	样本(N)	均值	标准差	最小值	最大值
书籍/报纸/杂志	3223	3.03	0.864	1	5
广播/电视	3202	3.13	0.861	1	5
网站/论坛	3186	2.74	0.784	1	5
微博	3177	2.59	0.779	1	5
微信	3182	2.67	0.83	1	5
医疗专业人士	3162	3.65	0.863	1	5
健康保健部门	3165	3.65	0.888	1	5
个人交流圈	3182	3.05	0.836	1	5
药剂师	3135	3.36	0.885	1	5
癌症联盟	3166	3.67	0.976	1	5
政府机构	3167	3.63	0.984	1	5

三 癌症信息搜索行为描述

由表7—10可见,受调查者主动搜索癌症信息的情况较少,仅为
28.4%(N=3062),以被动接触癌症信息居多。从具体的搜索行为来
看,询问医疗专业人士的情况最多(均值为2.73,SD=1.1),在媒体
渠道中,搜索网站/论坛的情况最多(均值为2.54,SD=1.079)(见
表7—11)。

表7—10　　　　　　　　　　癌症信息搜索行为

		频数（人）	百分比（%）	有效百分比（%）	累计百分比（%）
有效	0	197	6.0	6.0	6.0
	是	730	22.3	22.3	28.4
	否	2035	62.3	62.3	90.6
	不记得	297	9.1	9.1	99.7
	99	10	0.3	0.3	100.0
	合计	3269	100.0	100.0	

表7—11　　　　　　　　　　具体的癌症信息搜索行为

	样本（N）	均值	标准差	最小值	最大值
书籍/报纸/杂志	887	2.38	1.031	1	5
广播/电视	910	2.48	1.027	1	5
网站/论坛	919	2.54	1.079	1	5
微博	857	2.34	0.937	1	5
微信	918	2.49	1	1	5
医疗专业人士	913	2.73	1.1	1	5
健康保健部门	878	2.66	1.068	1	5
个人交流圈	956	2.67	1	1	5
药剂师	807	2.51	1.047	1	5
癌症联盟	776	2.65	1.097	1	5
政府机构	887	2.38	1.031	1	5

四　癌症预防认知描述

统计受调查者的癌症预防认知发现，从均值上看（见表7—12和表7—13），受调查者对科学的癌症预防方法的认知比较高（最大值为13，均值为7.67，SD = 3.460），在全部13道题目中，1/4以上的受调查者能够答对11题。对非科学的癌症预防方法的认知很高（最大值为8，均值为1.74，SD = 1.516）（即能够甄别它们是非科学的和错误的）。这意味着，受调查者对癌症预防方法的认知水平很可观。

表 7—12　　　　　　　　　　　对癌症预防方法的认知

		非科学的预防癌症方法认知得分汇总	科学的预防癌症方法认知得分汇总
N	有效	3265	3267
	缺失	4	2
	均值	1.74	7.67
	标准差	1.516	3.460
	极小值	0	0
	极大值	8	13

表 7—13　　　　　　　　　　对科学的癌症预防方法的认知

		频数(人)	百分比(%)	有效百分比(%)	累计百分比(%)
有效	0	65	2.0	2.0	2.0
	1	89	2.7	2.7	4.7
	2	118	3.6	3.6	8.3
	3	181	5.5	5.5	13.9
	4	214	6.5	6.6	20.4
	5	267	8.2	8.2	28.6
	6	274	8.4	8.4	37.0
	7	309	9.5	9.5	46.4
	8	316	9.7	9.7	56.1
	9	286	8.7	8.8	64.9
	10	273	8.4	8.4	73.2
	11	337	10.3	10.3	83.5
	12	327	10.0	10.0	93.5
	13	211	6.5	6.5	100.0
	合计	3267	99.9	100.0	
缺失	系统	2	0.1		
合计		3269	100.0		

具体来说(见表 7—14),对于科学的癌症预防方法,受调查者认知度最高的是健康饮食(88.0%),紧随其后,有规律的体育活动(78.8%)、避免摄入过量高脂、霉变、盐腌、烟熏等食物(71.8%)、保持积极的心态(69.2%)、避免烟草危害(66.3%)、远离致癌化学

物质（65.0%）和控制饮酒（64.2%）的认知度也比较高。但是，对于接种疫苗（28.0%）的甄别度比较低。

表7—14　　　　　　　　　　对具体的科学的癌症预防方法的认知

	是否选中	频数（人）	百分比（%）	有效百分比（%）	累积百分比（%）
	健康饮食（N=3267）否	391	12.0	12.0	12.0
	是	2876	88.0	88.0	100.0
	有规律的身体活动（N=3267）否	692	21.2	21.2	21.2
	是	2574	78.7	78.8	100.0
	避免烟草危害（N=3267）否	1101	33.7	33.7	33.7
	是	2165	66.2	66.3	100.0
	注意防晒（N=3267）否	2190	67.0	67.0	67.0
	是	1077	32.9	33.0	100.0
	控制体重（N=3267）否	1700	52.0	52.0	52.0
	是	1566	47.9	47.9	100.0
	远离致癌化学物质（N=3267）否	1142	34.9	35.0	35.0
	是	2124	65.0	65.0	100.0
科学的癌症预防方法认知	接种疫苗（N=3267）否	2351	71.9	72.0	72.0
	是	916	28.0	28.0	100.0
	减少环境污染的暴露（N=3267）否	1557	47.6	47.7	47.7
	是	1710	52.3	52.3	100.0
	减少接触放射物（N=3267）否	1412	43.2	43.2	43.2
	是	1855	56.7	56.8	100.0
	控制饮酒（N=3267）否	1171	35.8	35.8	35.8
	是	2096	64.1	64.2	100.0
	控制职业危害（N=3267）否	1776	54.3	54.4	54.4
	是	1491	45.6	45.6	100.0
	保持积极的心态（N=3267）否	1006	30.8	30.8	30.8
	是	2261	69.2	69.2	100.0
	避免摄入过量高脂、霉变、盐腌、烟熏等食物（N=3267）否	922	28.2	28.2	28.2
	是	2345	71.7	71.8	100.0

对于非科学的癌症预防方法(见表7—15与表7—16),受调查者误选最多的是补充维生素(53.8%),犯错误最少的是吃药(6.2%)和练气功(8.3%)。这表明,人们对吃药和练气功预防癌症的错误方法,已经有了相当程度的认知。

表7—15　　　　　　　　　对非科学的癌症预防方法的认知

		频数(人)	百分比(%)	有效百分比(%)	累计百分比(%)
有效	0	725	22.2	22.2	22.2
	1	914	28.0	28.0	50.2
	2	816	25.0	25.0	75.2
	3	399	12.2	12.2	87.4
	4	241	7.4	7.4	94.8
	5	92	2.8	2.8	97.6
	6	41	1.3	1.3	98.9
	7	25	0.8	0.8	99.6
	8	12	0.4	0.4	100.0
	合计	3265	99.9	100.0	
缺失	系统	4	0.1		
	合计	3269	100.0		

表7—16　　　　　　　　　对具体的非科学的预防方法的认知

		是否选中	频数(人)	百分比(%)	有效百分比(%)	累计百分比(%)
非科学的癌症预防方法认知	喝很多水(N=3267)	否	2030	62.1	62.1	62.1
		是	1237	37.8	37.9	100.0
	每天喝一杯葡萄酒(N=3267)	否	2491	76.2	76.2	76.2
		是	775	23.7	23.7	100.0
	不用手机打电话(N=3267)	否	2919	89.3	89.3	89.3
		是	348	10.6	10.7	100.0

续表

		是否选中	频数 （人）	百分比 （%）	有效百分比 （%）	累计百分比 （%）
非科学的 癌症预防 方法认知	吃药（N＝3267）	否	3065	93.8	93.8	93.8
		是	202	6.2	6.2	100.0
	多吃"碱性食物" （N＝3266）	否	2615	80.0	80.1	80.1
		是	651	19.9	19.9	100.0
	练气功（N＝3267）	否	2997	91.7	91.7	91.7
		是	270	8.3	8.3	100.0
	补充维生素 （N＝3266）	否	1510	46.2	46.2	46.2
		是	1756	53.7	53.8	100.0
	素食主义（N＝3267）	否	2823	86.4	86.4	86.4
		是	444	13.6	13.6	100.0

五　癌症筛查认知描述

对于科学的癌症筛查的知识，接近一半的受调查者（48.6%）能够全部答对，认为是有用的。83%的受调查者至少认为其中的一种是有用的。从得分上看，均值为4.37（最大值为6，SD＝2.350），比较高，即受调查者对科学的癌症筛查的认知度和知晓率比较高。（见表7—17、表7—18）

表7—17　　　　　　　　癌症筛查"是否有用"选项的统计

N		有效	2656
		缺失	613
均值			4.37
标准差			2.350
极小值			0
极大值			6

表7—18　　　　　　对科学的癌症筛查知识"是否有用"选项的统计

		频数（人）	百分比（%）	有效百分比（%）	累计百分比（%）
有效	0	451	13.8	17.0	17.0
	1	92	2.8	3.5	20.4
	2	89	2.7	3.4	23.8
	3	104	3.2	3.9	27.7
	4	156	4.8	5.9	33.6
	5	176	5.4	6.6	40.2
	6	1588	48.6	59.8	100.0
	合计	2656	81.2	100.0	
缺失	系统	613	18.8		
合计		3269	100.0		

由表7—19和表7—20可见，受调查者"不知道"癌症筛查的比重较小，均值为1.42（最大值为6，SD = 2.231）。但是，受调查者内部的差异比较大（SD = 2.231）。

表7—19　　　　　　癌症筛查"不知道"选项的统计

N	有效	2657
	缺失	612
均值		1.42
标准差		2.231
极小值		0
极大值		6

表 7—20　　　　　　　　　　对癌症筛查"不知道"选项的统计

		频数（人）	百分比（%）	有效百分比（%）	累计百分比（%）
有效	0	1706	52.2	64.2	64.2
	1	153	4.7	5.8	70.0
	2	153	4.7	5.8	75.7
	3	102	3.1	3.8	79.6
	4	85	2.6	3.2	82.8
	5	89	2.7	3.3	86.1
	6	369	11.3	13.9	100.0
	合计	2657	81.3	100.0	
缺失	系统	612	18.7		
合计		3269	100.0		

　　具体来说（见表 7—21 和表 7—22），2/3 以上（68%）的受调查者认为癌症筛查是有用的。从知晓度上看，知晓程度最高的是肺部 CT 检查（84.4%）和胃镜检查（81.6%），这两种也是最常见的癌症筛查。知晓程度最低的是大便隐血测试（72%）。从中可见，知晓度和认为有用是相称的。总的来看，受调查者对癌症筛查的知晓度并不高，认为有用的比例亦不高。不过，对于伪信息"血清肿瘤标志物检测"，78.4% 的受调查者知道，72.4% 的受调查者认为有用，知晓率和认为有用的比例相对较高。

表 7—21　　　　癌症筛查"是否知道"选项具体内容的描述性统计

		是否知道	频数（人）	百分比（%）	有效百分比（%）	累计百分比（%）
癌症筛查认知	大便隐血测试（N = 2936）	知道	2113	64.6	72.0	72.0
		不知道	823	25.2	28.0	100.0
	幽门螺杆菌检测（N = 2921）	知道	2137	65.4	73.2	73.2
		不知道	784	24.0	26.8	100.0
	结肠镜检查（N = 2915）	知道	2216	67.8	76.0	76.0
		不知道	699	21.4	24.0	100.0

续表

		是否知道	频数 （人）	百分比 （％）	有效百分比 （％）	累计百分比 （％）
癌症 筛查 认知	直肠指检 （N＝2877）	知道	2217	67.8	77.1	77.1
		不知道	660	20.2	22.9	100.0
	胃镜检查 （N＝2927）	知道	2389	73.1	81.6	81.6
		不知道	538	16.5	18.4	100.0
	肺部 CT 检查 （N＝2955）	知道	2494	76.3	84.4	84.4
		不知道	461	14.1	15.6	100.0
	血清肿瘤标志物检测 （N＝2904）	知道	2276	69.6	78.4	78.4
		不知道	628	19.2	21.6	100.0

表7—22　　癌症筛查"是否有用"选项具体内容的描述性统计

		是否有用	频数 （人）	百分比 （％）	有效百分比 （％）	累计百分比 （％）
癌症 预防 认知	大便隐血测试 （N＝2935）	没用	931	28.5	31.7	31.7
		有用	2004	61.3	68.3	100.0
	幽门螺杆菌检测 （N＝2921）	没用	934	28.6	32.0	32.0
		有用	1987	60.8	68.0	100.0
	结肠镜检查 （N＝2914）	没用	824	25.2	28.3	28.3
		有用	2090	63.9	71.7	100.0
	直肠指检 （N＝2875）	没用	787	24.1	27.4	27.4
		有用	2088	63.9	72.6	100.0
	胃镜检查 （N＝2927）	没用	676	20.7	23.1	23.1
		有用	2251	68.9	76.9	100.0
	肺部 CT 检查 （N＝2955）	没用	613	18.8	20.7	20.7
		有用	2342	71.6	79.3	100.0
	血清肿瘤标志物检测 （N＝2904）	没用	801	24.5	27.6	27.6
		有用	2103	64.3	72.4	100.0

血清肿瘤标志物检测来自"一滴血可测癌症"[1]这则伪信息。《南方周末》的报道引用"美国杜克大学分子癌症生物学博士李治中"的分析，"李治中强调，在美国，肿瘤标志物通常用作检验癌症是否复发，而不是用在健康人身上，医生不鼓励健康人盲目地做癌症筛查"。[2]受调查者对这一伪信息的认知度低，说明有些受调查者信任该伪信息，而且其纠正效果较差。

六　癌症基本认知描述

从均值上看（见表7—23），人们对科学的癌症认知的认知度很高（最大值为4，均值为3.25，SD = 0.925），对伪科学的癌症认知，认知度亦很高（最大值为7，均值为1.61，SD = 1.672）（得分较低，即没有选中）。

表7—23　　　　　　　　　　基本癌症认知的统计

		对非科学的癌症知识的认知	对科学的癌症知识的认知
N	有效	3185	3216
	缺失	84	53
均值		1.61	3.25
标准差		1.672	0.925
极小值		0	0
极大值		7	4

具体来看，有接近一半的受调查者（50.3%）能够辨识科学的癌症知识（例如，"健康的生活方式可以预防三分之一左右的癌症""癌

---

① 《辟谣！一滴血"检测癌症"的真相》（2017年5月2日），2020年5月2日，搜狐网（http：//www. sohu. com/a/137778146_ 421307）。原文微博写道（配有图片）："［重大突破！一滴血可测癌症，已被批准临床使用］早癌九成可治，晚癌九死一生。罗永章团队自主研发出了一种专门检测热休克蛋白90a的试剂盒。患者只要取一滴血，即可用于癌症病情监测和治疗效果评价。试剂盒已通过临床试验验证，并通过欧盟谁，获准进入中国和欧盟市场。"

② 《被神话的肿瘤标志物癌症筛查需要吗？不需要吗？》（2015年4月2日），2020年5月13日，南方周末（http：//www. infzm. com/content/108618/）。

症患者经过治疗可以提高生存质量,延长寿命""部分癌症病人是被'吓死'的:一旦知道自己患癌,心理迅速崩溃"),仅能辨识 1 道题目或 2 道题目的人数仅占 16.7%(537 人),比重较低(见表 7—24)。

表 7—24　　　　　　　　　对科学的癌症知识的认知

		频数(人)	百分比(%)	有效百分比(%)	累计百分比(%)
有效	0	57	1.7	1.8	1.8
	1	96	2.9	3.0	4.8
	2	441	13.5	13.7	18.5
	3	1003	30.7	31.2	49.7
	4	1619	49.5	50.3	100.0
	合计	3216	98.4	100.0	
缺失	系统	53	1.6		
合计		3269	100.0		

进一步分析,在受调查者对科学的癌症知识的认知中,以"健康的生活方式可以预防三分之一左右的癌症"最高(87.9%),而"延长癌症患者寿命"相对较低(75.8%)(见表 7—25)。这表明,受调查者认同健康的生活方式对癌症的预防作用。

表 7—25　　　　　　　　　对具体的科学的癌症知识的认知

		正误判断	频数(人)	百分比(%)	有效百分比(%)	累积百分比(%)
对科学的癌症知识的认知	健康的生活方式可以预防三分之一左右的癌症(N=3237)	错误	393	12.0	12.1	12.1
		正确	2844	87.0	87.9	100.0
	延长癌症患者寿命(N=3237)	错误	784	24.0	24.2	24.2
		正确	2453	75.0	75.8	100.0
	癌症患者经过治疗可以提高生存质量(N=3260)	错误	594	18.2	18.2	18.2
		正确	2666	81.6	81.8	100.0
	一旦知道自己患癌,心理迅速崩溃(N=3256)	错误	665	20.3	20.4	20.4
		正确	2591	79.3	79.6	100.0

在对非科学的癌症知识的认知中，有多于三分之一（34.2%）的受调查者能够准确甄别非科学的癌症知识［例如，"青年人（44 岁以下）不需要做癌症筛查，上了年纪（45 岁及以上）才需要做癌症筛查""利用外科手术治疗癌症，会导致癌细胞在全身扩散""死于癌症治疗的人比直接死于癌症的人还多""保险公司、医院、制药企业等暗中勾结，不告诉人们真正有效的癌症治疗方法，因为它们能从现有的治疗方法中获取暴利"等］，高达 85% 以上的受调查者可以甄别一半以上非科学的癌症知识（见表 7—26），比重很高。

表 7—26　　　　　　　　　　对非科学的癌症知识的认知

		频数（人）	百分比（%）	有效百分比（%）	累计百分比（%）
有效	0	1088	33.3	34.2	34.2
	1	739	22.6	23.2	57.4
	2	530	16.2	16.6	74.0
	3	349	10.7	11.0	85.0
	4	220	6.7	6.9	91.9
	5	172	5.3	5.4	97.3
	6	73	2.2	2.3	99.6
	7	14	0.4	0.4	100.0
	合计	3185	97.4	100.0	
缺失	系统	84	2.6		
合计		3269	100.0		

在伪癌症信息的辨识中，受调查者对某些企业"从现有的治疗方法中获取暴利"的说法识别度相对来说较低，有 37.2% 的人认为这一说法是正确的（见表 7—27）。这意味着，人们担心会有企业或组织从癌症治疗中获利，这不是从科学角度认知癌症，而是从商业角度看待癌症治疗问题。结合 2018 年 7 月发生的疫苗事件，人们的质疑跟其经验和感受有关。对于"死于癌症治疗的人比直接死于癌症的人还多"的表述，仅有三分之二可以辨认这一说法是错误的，这意味着人们对于癌症治疗存在不少错误认知。

表 7—27　　　　　　　　　　对具体的非科学的癌症知识的认知

		正误判断	频数（人）	百分比（%）	有效百分比（%）	累计百分比（%）
对非科学的癌症知识的认知	青年人（44 岁以下）不需要做癌症筛查（N = 3236）	错误	2906	88.9	89.8	89.8
		正确	330	10.1	10.2	100.0
	导致癌细胞在全身扩散（N = 3258）	错误	2423	74.1	74.4	74.4
		正确	835	25.5	25.6	100.0
	死于癌症治疗的人比直接死于癌症的人还多（N = 3253）	错误	2233	68.3	68.6	68.6
		正确	1020	31.2	31.4	100.0
	我们在治疗癌症上毫无进展（N = 3254）	错误	2462	75.3	75.7	75.7
		正确	792	24.2	24.3	100.0
	用小苏打可以治疗癌症（N = 3250）	错误	2877	88.0	88.5	88.5
		正确	373	11.4	11.5	100.0
	能从现有的治疗方法中获取暴利（N = 3251）	错误	2042	62.5	62.8	62.8
		正确	1209	37.0	37.2	100.0
	如果得了癌症，不要治疗（N = 3255）	错误	2594	79.4	79.7	79.7
		正确	661	20.2	20.3	100.0

七　致癌因素认知描述

从致癌因素上看，对科学的致癌因素的认知度比较高（最大值16，均值为 11.66，SD = 5.443），能够全部甄别的受调查者为33.2%。对非科学的致癌因素的认知度不高（最大值14，均值为7.65，SD = 5.550）（即受调查者不能甄别一半以上的非科学的与错误的致癌因素），而且受调查者之间的差异比较大（SD = 5.550）。对于非科学的致癌因素全部不能甄别的受调查者高达 32.1%，比重较大（见表7—28）。

表7—28　　　　　　　　　　　　　　对致癌因素的认知

		对非科学的致癌因素认知得分汇总	对科学的致癌因素认知得分汇总
N	有效	3269	3269
	缺失	0	0
均值		7. 65	11. 66
标准差		5. 550	5. 443
极小值		0	0
极大值		14	16

　　具体说来，在对非科学的致癌因素的认知中，受调查者对"住在手机发射塔附近"的甄别最低，错误率高达68%，食用转基因食品次之，64.5%的受调查者甄别错误。这两点都是曾经被作为谣言传播的内容。总的来看，超过43.9%的受调查者对14个非科学的致癌因素甄别错误（见表7—29和表7—30）。这表明，人们对非科学的致癌因素的认知度较低，对致癌因素有不少错误的认知。

表7—29　　　　　　　　　对非科学的致癌因素的认知

		频数（人）	百分比（%）	有效百分比（%）	累计百分比（%）
有效	0	522	16. 0	16. 0	16. 0
	1	164	5. 0	5. 0	21. 0
	2	192	5. 9	5. 9	26. 9
	3	170	5. 2	5. 2	32. 1
	4	173	5. 3	5. 3	37. 4
	5	170	5. 2	5. 2	42. 6
	6	122	3. 7	3. 7	46. 3
	7	137	4. 2	4. 2	50. 5
	8	100	3. 1	3. 1	53. 5
	9	112	3. 4	3. 4	57. 0
	10	78	2. 4	2. 4	59. 3
	11	58	1. 8	1. 8	61. 1
	12	80	2. 4	2. 4	63. 6
	13	143	4. 4	4. 4	67. 9
	14	1048	32. 1	32. 1	100. 0
	合计	3269	100. 0	100. 0	

表 7—30   对具体的非科学致癌因素的认知

		是否选中	频数（人）	百分比（%）	有效百分比（%）
非科学的致癌因素认知	碰撞或擦伤	是	1435	43.9	100.0
	与癌症患者接触	是	1602	49.0	100.0
	伤口	是	1584	48.5	100.0
	住在手机发射塔附近	是	2223	68.0	100.0
	摄入过量甜食·	是	1962	60.0	100.0
	摄入过量"酸性食物"	是	1995	61.0	100.0
	刮腋毛	是	1505	46.0	100.0
	用植物油做饭	是	1791	54.8	100.0
	筷子用 3 个月不换	是	2011	61.5	100.0
	味精	是	1854	56.7	100.0
	口香糖	是	1742	53.3	100.0
	猪肝	是	1741	53.3	100.0
	喝牛奶	是	1455	44.5	100.0
	食用转基因食品	是	2108	64.5	100.0

在科学的致癌因素中，受调查者对"水果和蔬菜摄入量低"和"β—胡萝卜素"的认知度比较低，分别只有 56.2% 和 43% 的人答对，其他 14 种因素的认知度均在 69% 以上（见表 7—31 和表 7—32）。这意味着，受调查者对于科学的致癌因素的认知度比较高。结合受调查者对非科学的致癌因素的认知可见，受调查者对于致癌因素抱有"宁可信其有"的态度，倾向于认为提及的不少因素都有致癌的可能。

表 7—31   对科学的致癌因素的认知

		频数（人）	百分比（%）	有效百分比（%）	累计百分比（%）
有效	0	437	13.4	13.4	13.4
	1	16	0.5	0.5	13.9
	2	10	0.3	0.3	14.2
	3	14	0.4	0.4	14.6

		频数（人）	百分比（%）	有效百分比（%）	累计百分比（%）
有效	4	18	0.6	0.6	15.1
	5	34	1.0	1.0	16.2
	6	43	1.3	1.3	17.5
	7	33	1.0	1.0	18.5
	8	100	3.1	3.1	21.6
	9	74	2.3	2.3	23.8
	10	97	3.0	3.0	26.8
	11	160	4.9	4.9	31.7
	12	202	6.2	6.2	37.9
	13	282	8.6	8.6	46.5
	14	288	8.8	8.8	55.3
	15	376	11.5	11.5	66.8
	16	1085	33.2	33.2	100.0
	合计	3269	100.0	100.0	

表7—32　　　　　　　　对具体的科学的致癌因素的认知

		是否选中	频数（人）	百分比（%）	有效百分比（%）
科学的癌症因素认知	吸烟或吸二手烟	是	2639	80.7	100.0
	缺乏身体活动	是	2276	69.6	100.0
	过度暴晒（在阳光下）	是	2425	74.2	100.0
	饮酒过量	是	2603	79.6	100.0
	环境污染（重金属污染、核污染等）	是	2719	83.2	100.0
	烧煤产生的室内烟雾	是	2603	79.6	100.0
	家族癌症病史	是	2613	79.9	100.0
	肥胖	是	2281	69.8	100.0
	遭受特殊微生物感染（人类乳头瘤病毒、幽门螺杆菌感染等）	是	2336	71.5	100.0

	是否选中	频数（人）	百分比（%）	有效百分比（%）
接触过量放射物	是	2569	78.6	100.0
接触致癌化学物质	是	2588	79.2	100.0
摄入过量过烫、过硬食物	是	2309	70.6	100.0
摄入过量高脂、霉变、盐腌、烟熏食物	是	2642	80.8	100.0
水果和蔬菜摄入量低	是	1837	56.2	100.0
PM2.5	是	2281	69.8	100.0
β—胡萝卜素	是	1406	43.0	100.0

科学的癌症因素认知（表左侧纵向标题）

八　癌症治疗方法认知描述

由表7—33 和表7—34 可见，对于科学的癌症治疗方法的认知，受调查者（N = 3260）的平均得分为 3.82 分，仅为一半（共 7 道题目 7 分）左右。7 道题目均选对的人数为 226 人，占比（N = 3260）6.9%，而仅答对一道题目的人占比 4.8%。

表7—33　　　　　　　　对癌症治疗方法的认知

		癌症治疗的非科学方法	癌症治疗的科学方法
N	有效	3265	3260
	缺失	4	9
均值		0.11	3.82
标准差		0.350	1.783
极小值		0	0
极大值		2	7

表7—34　　　　　　　　　　对科学的癌症治疗方法的认知

		频数（人）	百分比（%）	有效百分比（%）	累计百分比（%）
有效	0	163	5.0	5.0	5.0
	1	158	4.8	4.8	9.8
	2	398	12.2	12.2	22.1
	3	678	20.7	20.8	42.9
	4	671	20.5	20.6	63.4
	5	581	17.8	17.8	81.3
	6	385	11.8	11.8	93.1
	7	226	6.9	6.9	100.0
	合计	3260	99.7	100.0	
缺失	系统	9	0.3		
合计		3269	100.0		

由表7—35可见，高达近90%的受调查者能够准确甄别非科学的癌症治疗方法，认知度很高。

表7—35　　　　　　　　　　对非科学的癌症治疗方法的认知

		频数（人）	百分比	有效百分比	累计百分比
有效	0	2931	89.7	89.8	89.8
	1	298	9.1	9.1	98.9
	2	36	1.1	1.1	100.0
	合计	3265	99.9	100.0	
缺失	系统	4	0.1		
合计		3269	100.0		

具体来说（见表7—36），受调查者最容易答错的是生物治疗（24.2%）和靶向治疗（31.0%）这两种科学的治疗方法，均为不到1/3的受调查者答对，识别度比较低。化疗能够被85.7%的受调查者甄别为科学的癌症治疗方法，是认知度最高的科学的癌症治疗方法。

对于非科学的治疗方法，气功治疗和禁食治疗能够被大多数受调查者准确甄别，分别仅有5.9%和5.4%的人认为它们是癌症治疗方法。

表7—36　　　　　　　　对具体的癌症治疗方法的认知

		是否选中	频数（人）	百分比（%）	有效百分比（%）	累计百分比（%）
癌症治疗方法	化疗（N=3264）	否	468	14.3	14.3	14.3
		是	2796	85.5	85.7	100.0
	外科手术（N=3265）	否	1193	36.5	36.5	36.5
		是	2072	63.4	63.5	100.0
	放射治疗（N=3266）	否	898	27.5	27.5	27.5
		是	2368	72.4	72.5	100.0
	药品（N=3264）	否	1518	46.4	46.5	46.5
		是	1746	53.4	53.5	100.0
	中医中药治疗（N=3264）	否	1560	47.7	47.8	47.8
		是	1704	52.1	52.2	100.0
	气功治疗（N=3265）	否	3071	93.9	94.1	94.1
		是	194	5.9	5.9	100.0
	靶向治疗（N=3265）	否	2252	68.9	69.0	69.0
		是	1013	31.0	31.0	100.0
	禁食疗法（N=3265）	否	3089	94.5	94.6	94.6
		是	176	5.4	5.4	100.0
	生物治疗（N=3266）	否	2477	75.8	75.8	75.8
		是	789	24.1	24.2	100.0

九　总体癌症认知描述

由表7—37可见，对于科学的癌症知识的总体认知比较高（最大值为46，均值为31.66，SD=8.688），对非科学的癌症知识的认知较低（最大值为31，均值为11.87，SD=6.266）（即能够甄别它们是非科学的和错误的）。这意味着，受调查者对癌症的总体认知水平较为可观。

表7—37　　　　　　　　　　　对癌症的总体认知

		对癌症的总体科学认知	对癌症的总体非科学认知
N	有效	2600	2815
	缺失	669	454
均值		31. 66	11. 87
标准差		8. 688	6. 266
极小值		0	0
极大值		46	31

　　由表7—38和表7—39可见，科学的癌症知识共有46个选项，答对一半（23个题目）的仅占17.2%，接近一半的受调查者（47.8%）可以答对32个题目（占46个题目的69.6%）。这意味着，受调查者对科学的癌症知识的认知度较高。非科学的癌症知识共有31个题目，62.9%的受调查者能够辨识其中的15个题目（即甄别它们是非科学的和错误的），表明受调查者对非科学的癌症知识的认知度（即甄别它们是非科学的）亦不低。

表7—38　　　　　　　　　　对科学的癌症知识的总体认知

		频数（人）	百分比（%）	有效百分比（%）	累计百分比（%）
有效	0	1	0. 0	0. 0	0. 0
	1	2	0. 1	0. 1	0. 1
	2	1	0. 0	0. 0	0. 2
	3	4	0. 1	0. 2	0. 3
	4	3	0. 1	0. 1	0. 4
	5	5	0. 2	0. 2	0. 6
	6	7	0. 2	0. 3	0. 9
	7	9	0. 3	0. 3	1. 2
	8	12	0. 4	0. 5	1. 7
	9	8	0. 2	0. 3	2. 0
	10	9	0. 3	0. 3	2. 3
	11	21	0. 6	0. 8	3. 2

		频数（人）	百分比（%）	有效百分比（%）	累计百分比（%）
	12	12	0.4	0.5	3.6
	13	12	0.4	0.5	4.1
	14	14	0.4	0.5	4.6
	15	23	0.7	0.9	5.5
	16	26	0.8	1.0	6.5
	17	24	0.7	0.9	7.4
	18	32	1.0	1.2	8.7
	19	41	1.3	1.6	10.2
	20	53	1.6	2.0	12.3
	21	52	1.6	2.0	14.3
	22	37	1.1	1.4	15.7
	23	40	1.2	1.5	17.2
	24	36	1.1	1.4	18.6
	25	61	1.9	2.3	21.0
	26	72	2.2	2.8	23.7
有效	27	91	2.8	3.5	27.2
	28	87	2.7	3.3	30.6
	29	101	3.1	3.9	34.5
	30	93	2.8	3.6	38.0
	31	128	3.9	4.9	43.0
	32	127	3.9	4.9	47.8
	33	118	3.6	4.5	52.4
	34	116	3.5	4.5	56.8
	35	125	3.8	4.8	61.7
	36	124	3.8	4.8	66.4
	37	128	3.9	4.9	71.3
	38	124	3.8	4.8	76.1
	39	122	3.7	4.7	80.8
	40	111	3.4	4.3	85.1
	41	109	3.3	4.2	89.3
	42	102	3.1	3.9	93.2

		频数（人）	百分比（%）	有效百分比（%）	累计百分比（%）
有效	43	72	2.2	2.8	96.0
	44	56	1.7	2.2	98.1
	45	41	1.3	1.6	99.7
	46	8	0.2	0.3	100.0
	合计	2600	79.5	100.0	
缺失	系统	669	20.5		
合计		3269	100.0		

表 7—39　　　　　　　对非科学的癌症知识的总体认知

		频数（人）	百分比（%）	有效百分比（%）	累计百分比（%）
有效	0	17	0.5	0.6	0.6
	1	65	2.0	2.3	2.9
	2	94	2.9	3.3	6.3
	3	127	3.9	4.5	10.8
	4	125	3.8	4.4	15.2
	5	160	4.9	5.7	20.9
	6	142	4.3	5.0	25.9
	7	150	4.6	5.3	31.3
	8	119	3.6	4.2	35.5
	9	120	3.7	4.3	39.8
	10	108	3.3	3.8	43.6
	11	121	3.7	4.3	47.9
	12	121	3.7	4.3	52.2
	13	85	2.6	3.0	55.2
	14	91	2.8	3.2	58.4
	15	127	3.9	4.5	62.9
	16	184	5.6	6.5	69.5
	17	212	6.5	7.5	77.0
	18	179	5.5	6.4	83.4
	19	170	5.2	6.0	89.4
	20	114	3.5	4.0	93.5

续表

		频数（人）	百分比（%）	有效百分比（%）	累计百分比（%）
有效	21	68	2.1	2.4	95.9
	22	43	1.3	1.5	97.4
	23	35	1.1	1.2	98.7
	24	18	0.6	0.6	99.3
	25	13	0.4	0.5	99.8
	26	5	0.2	0.2	99.9
	27	1	0.0	0.0	100.0
	31	1	0.0	0.0	100.0
	合计	2815	86.1	100.0	
缺失	系统	454	13.9		
合计		3269	100.0		

第四节　公众对真伪癌症信息的甄别及其影响因素

本部分探究受调查者认知科学的与非科学的癌症知识的影响因素。

一　癌症预防认知及其影响因素

多阶层强制回归分析发现（见表7—40），受教育程度能够预测受调查者对科学的癌症预防方法的辨识（标准化回归系数 $\beta = 0.548$，$p < 0.001$），受教育程度越高，越知晓科学的癌症预防方法。不过，受教育程度不能预测受调查者对非科学的癌症预防方法的认知。这意味着，受教育程度高的人群也会误判或误信非科学的癌症预防方法。接触致癌物（$\beta = -0.817$，$p < 0.01$）和是否有朋友患癌（$\beta = -0.715$，$p < 0.01$）能够预测受调查者对科学的癌症预防方法的认知，接触致癌物以及有朋友患癌，对科学的预防方法的认知更高。同时，接触致癌物能够提升受调查者对非科学的癌症预防方法的认知（$\beta = -0.255$，$p < 0.05$），接触致癌物，受调查者对非科学的癌症预防方法的认知度

越高。这意味着，接触致癌物的经历有助于受调查者辨识科学的与非科学的癌症预防方法。对于非科学的癌症预防方法来说，工作性质能够预测受调查者的认知。党政机关、群众团体和社会组织、企事业单位负责人或管理人员相对于专业技术人员，以及生产制造及有关人员相对于专业技术人员，对非科学的癌症预防方法的认知度更低。

表7—40　　　　　　癌症预防认知及其影响因素的回归分析

		因变量：癌症预防方法（标准化回归系数 Beta 值）			
	自变量	科学的癌症预防方法	Sig.	非科学的癌症预防方法	Sig.
	人口统计学变量				
	常量	12.869	0.000	3.062	0.006
	年龄	−0.135	0.251	0.040	0.466
	性别	0.136	0.524	0.099	0.317
	婚姻状况	0.208	0.491	−0.039	0.781
	受教育程度	0.548***	0.000	0.028	0.704
	是否接触致癌物	−0.817**	0.001	−0.255*	0.021
	医学背景	−0.934	0.086	−0.229	0.366
第一阶层	个人月收入	−0.259	0.105	−0.030	0.687
	健康状况	0.222	0.131	−0.055	0.423
	工作性质的虚拟变量①	0.179	0.597	0.484*	0.002
	工作性质的虚拟变量②	0.212	0.508	0.100	0.505
	工作性质的虚拟变量③	0.327	0.241	0.380*	0.004
	工作性质的虚拟变量④	−0.295	0.488	−0.093	0.638
	患癌经历	−0.939	0.290	−0.269	0.517
	是否有家人患癌	−0.342	0.141	−0.068	0.531
	是否有朋友患癌	−0.715**	0.001	−0.101	0.311

　　①　指的是党政机关、群众团体和社会组织、企事业单位负责人或管理人员相对于专业技术人员。

　　②　指的是办事人员和有关人员相对于专业技术人员。

　　③　指的是生产制造及有关人员相对于专业技术人员。

　　④　指的是社会生产服务和生活服务人员相对于专业技术人员。

续表

因变量: 癌症预防方法(标准化回归系数 Beta 值)				
自变量	科学的癌症预防方法	Sig.	非科学的癌症预防方法	Sig.
F 值	6.094***		2.433**	
R² (%)	0.072		0.030	
F 值的变化	6.094***		2.433**	
调整的 R² (%)	0.060		0.018	
第二阶层 癌症信息接触				
书籍/报纸/杂志	−0.017	0.881	−0.060	0.268
广播/电视	0.352**	0.007	−0.026	0.673
网站/论坛	0.137	0.252	0.029	0.605
微博	−0.370**	0.001	−0.017	0.759
微信	0.105	0.344	0.118*	0.024
F 值	5.740***		2.259**	
R² (%)	0.089		0.037	
F 值的变化	4.412**		1.716	
调整的 R² (%)	0.073		0.021	

注: 回归分析前的多重共线性检验符合要求(存在轻度的共线性问题,但是自变量之间的相关性分析发现,没有出现相关系数在 0.7 以上的变量。因此,本书的轻度共线性问题不影响研究结果,故未做处理),系统缺省值被采取"完全排除缺省值"的策略排除在统计之外,其他缺省值采取成对排除(pairwise)策略处理。$^{\#}p < 0.10$, $^*p < 0.05$, $^{**}p < 0.01$, $^{***}p < 0.001$。

进一步分析信息接触对癌症预防认知的影响,受调查者接触广播/电视($\beta = 0.352$, $p < 0.01$)与微博($\beta = -0.370$, $p < 0.01$)能够预测其对科学的癌症预防方法的认知水平,接触广播/电视中的癌症信息越多,受调查者对科学的癌症预防方法的认知水平越高,而接触微博内容越多,则认知度越低。这意味着,受调查者接触广播与电视中有关癌症预防的信息,产生了正向的认知效果,而接触微博中的癌症信息产生了负向的认知效果。但是,这两类接触未影响受调查者对非科

学的癌症预防方法的认知。受调查者从微信中接触癌症信息之于他们对科学的癌症预防的认知没有显著影响，但是对于非科学的癌症预防方法的认知存在影响，接触微信中的癌症信息越多，受调查者对非科学的癌症预防方法的认知度越低（β = 0.118，p < 0.05）。这可能是因为微信中存在较多的非科学的癌症预防方法。

二　科学的癌症筛查认知及其影响因素

考察受调查者对科学的癌症筛查方法的认知及其影响因素发现（见表7—41），在人口统计学层面，年龄（β = 0.293，p < 0.001）和性别（β = 0.489，p < 0.01）之于科学的癌症筛查方法的认知有预测效应，年龄越大，认知度越高，女性的认知高于男性。医学背景存在预测效应，有医学背景（β = − 0.841，p < 0.05）的人对科学的癌症筛查方法的认知度更高。

表7—41　对科学的癌症筛查知识的认知及其影响因素的回归分析

	因变量：科学的癌症筛查认知（标准化回归系数 Beta 值）		
	自变量	科学的癌症筛查认知	Sig.
第一阶层	人口统计学变量		
	常量	4.628	0.005
	年龄	0.293 ***	0.000
	性别	0.489 **	0.001
	婚姻状况	− 0.292	0.185
	受教育程度	0.053	0.634
	是否接触致癌物	0.079	0.643
	医学背景	− 0.841 *	0.029
	个人月收入	0.045	0.694
	健康状况	0.015	0.888
	工作性质的虚拟变量1	0.135	0.575
	工作性质的虚拟变量2	0.038	0.864
	工作性质的虚拟变量3	0.097	0.625

续表

	自变量	因变量:科学的癌症筛查认知（标准化回归系数 Beta 值）	
		科学的癌症筛查认知	Sig.
第一阶层	工作性质的虚拟变量 4	− 0. 267	0. 370
	患癌经历	0. 183	0. 765
	是否有家人患癌	− 0. 164	0. 321
	是否有朋友患癌	− 0. 218	0. 155
F 值		262. 243 ***	
R² （%）		0. 052	
F 值的变化		3. 736 ***	
调整的 R² （%）		0. 038	
第二阶层	癌症信息接触		
	书籍/报纸/杂志	0. 120	0. 143
	广播/电视	− 0. 052	0. 574
	网站/论坛	0. 046	0. 590
	微博	− 0. 248 **	0. 002
	微信	0. 167 *	0. 038
F 值		320. 481 ***	
R² （%）		0. 064	
F 值的变化		2. 507 *	
调整的 R² （%）		0. 045	

注:$^{\#}p < 0.10$, $^{*}p < 0.05$, $^{**}p < 0.01$, $^{***}p < 0.001$。

进一步分析发现,受调查者接触微博中的癌症信息越多（$\beta =$ − 0. 248, $p < 0.01$）,对科学的癌症筛查方法的认知水平越低,而微信则相反（$\beta = 0.167$, $p < 0.05$）,接触越多,认知水平越高。其原因在于:一是微博中可能比微信存在更多的癌症伪信息,二是微信中有关癌症筛查方法的科学信息比微博多。

三 癌症基本认知及其影响因素

多元阶层回归分析发现（见表7—42）,从人口统计学角度看,学历和性别对于受调查者科学的癌症基本认知（性别：β = 0.119，p < 0.05）（受教育程度：β = −0.329，p < 0.01）和非科学的癌症基本认知（性别：β = 0.141，p < 0.01）（受教育程度：β = −0.303，p < 0.001）具有预测效应，学历程度越高，科学的认知度越高，非科学的认知度越低。性别对科学的和非科学的癌症基本认知的影响方向是一致的，女性的癌症认知高于男性。

表 7—42　　　　　　　　　癌症认知及其影响因素的回归分析

因变量：癌症基本认知及其影响因素（标准化回归系数 Beta 值）

	自变量	科学的癌症基本认知	Sig.	非科学的癌症基本认知	Sig.
	人口统计学变量				
	常量	2.983	0.000	2.268	0.043
	年龄	0.059	0.052	−0.069	0.217
	性别	0.119*	0.032	−0.329**	0.001
	婚姻状况	0.108	0.170	−0.024	0.868
	受教育程度	0.141**	0.001	−0.303***	0.000
	是否接触致癌物	−0.056	0.363	−0.208	0.063
	医学背景	0.185	0.187	0.470	0.064
第一阶层	个人月收入	−0.042	0.309	0.096	0.207
	健康状况	0.042	0.273	−0.022	0.748
	虚拟变量 1	−0.173	0.051	0.323*	0.044
	虚拟变量 2	−0.040	0.631	−0.059	0.695
	虚拟变量 3	−0.052	0.475	0.051	0.696
	虚拟变量 4	0.059	0.592	0.436*	0.029
	患癌经历	−0.290	0.208	0.061	0.882
	是否有家人患癌	−0.071	0.243	−0.019	0.862
	是否有朋友患癌	−0.113*	0.042	0.020	0.840
F 值	30.410***	0.000		146.338	0.000
R² (%)	0.035			0.052	
F 值的变化	2.834***	0.000		4.189	0.000

	自变量	科学的癌症 基本认知	Sig.	非科学的癌症 基本认知	Sig.
因变量：癌症基本认知及其影响因素（标准化回归系数 Beta 值）					
调整的 R^2（%）		0.023		0.040	
第二阶层	癌症信息接触				
	书籍/报纸/杂志	0.052	0.081	−0.034	0.537
	广播/电视	−0.038	0.263	−0.174**	0.005
	网站/论坛	0.008	0.793	−0.008	0.889
	微博	−0.099**	0.001	0.146**	0.008
	微信	0.042	0.143	0.019	0.722
F 值		40.629***	0.000	197.319	0.000
R^2（%）		0.047		0.070	
F 值的变化		2.881*	0.014	4.444	0.001
调整的 R^2（%）		0.031		0.054	

注：#$p<0.10$，*$p<0.05$，**$p<0.01$，***$p<0.001$。

工作性质影响受调查者对非科学的癌症知识（即有关癌症的常见知识，涉及癌症宿命论、癌症治疗等）的认知。具体说来，相对于专业技术人员来说，党政机关、群众团体和社会组织、企事业单位负责人或管理人员（$\beta=0.323$，$p<0.05$），以及社会生产服务与生活服务人员（$\beta=0.436$，$p<0.05$）对非科学的癌症叙事的认知度更低。这意味着，对癌症的基本认知跟人们的工作性质有关。

由表 7—42 可见，受调查者对微博中的癌症信息的接触之于科学的癌症认知（$\beta=-0.099$，$p<0.01$）与非科学的癌症认知（$\beta=0.146$，$p<0.01$）存在预测效应，影响结果一致，接触微博中的癌症信息越多，其科学的认知度越低，非科学的认知度越高（即不能甄别非科学的癌症知识）。这意味着，微博中可能存在不少关于非科学的癌症知识，或者微博用户更可能受到微博中的非科学的癌症知识的影

响。而接触广播/电视中的癌症信息越多，越能够降低受调查者对非科学的癌症知识的甄别错误（β = −0.174，p<0.01），但不能预测其对科学的癌症知识的认知（即知晓科学的癌症知识）。对于身边是否有人患癌这一变量，有朋友患癌能够提升受调查者对科学的癌症知识的认知（β = −0.113，p<0.05）。这意味着，人际接触对提升受调查者之于科学的癌症知识的认知发挥了积极影响。

四 致癌因素认知及其影响因素

从表7—43可见，在人口统计学层面，对于非科学的致癌因素来说，仅有个人月收入对非科学的致癌因素具有预测效应（β = 0.528，p<0.05），受调查者收入越高，对非科学的致癌因素的认知度越低（即不能甄别非科学的致癌因素）。这意味着，高收入者更加注重健康与养生问题，而且具备选择食物的经济条件，因此，他们误信了不少非科学的致癌因素。对于科学的致癌因素来说，个人月收入同样具有预测效应（β = 0.955，p<0.001），受调查者收入越高，对科学的致癌因素的认知度越高（即能够知晓和甄别科学的致癌因素）。从中可见，个人月收入这一变量可以同时预测受调查者对科学的与非科学的致癌因素的认知（这也可能说明，它是一个"矛盾的"解释变量，其解释具有不稳定性）。

表7—43　　　致癌因素认知及其影响因素的回归分析

	因变量：致癌因素（标准化回归系数 Beta 值）				
	自变量	科学的致癌因素	Sig.	非科学的致癌因素	Sig.
第一阶层	人口统计学变量				
	常量	11.446	0.002	6.724	0.091
	年龄	0.470 *	0.010	0.359	0.067
	性别	0.502	0.127	0.348	0.326
	婚姻状况	−0.413	0.377	−0.276	0.584
	受教育程度	0.571 *	0.018	0.211	0.416

续表

	因变量:致癌因素(标准化回归系数 Beta 值)				
	自变量	科学的致癌因素	Sig.	非科学的致癌因素	Sig.
第一阶层	是否接触致癌物	0.246	0.499	0.012	0.976
	医学背景	− 0.974	0.246	− 0.840	0.353
	个人月收入	0.955 ***	0.000	0.528 *	0.047
	健康状况	0.112	0.621	0.154	0.530
	工作性质的虚拟变量 1	− 0.207	0.693	0.695	0.218
	工作性质的虚拟变量 2	0.244	0.622	0.123	0.818
	工作性质的虚拟变量 3	0.043	0.921	1.680	0.000
	工作性质的虚拟变量 4	0.840	0.201	0.598	0.399
	患癌经历	− 1.137	0.408	− 0.039	0.979
	是否有家人患癌	− 0.672 #	0.062	0.066	0.864
	是否有朋友患癌	− 0.499	0.131	− 1.150	0.001
F 值				1483.329 ***	
R^2(%)				0.040	
F 值的变化				3.328 ***	
调整的 R^2(%)				0.028	
第二阶层	癌症信息接触				
	书籍/报纸/杂志	− 0.083	0.643	− 0.035	0.856
	广播/电视	0.092	0.645	0.193	0.372
	网站/论坛	0.051	0.783	0.045	0.823
	微博	− 0.262	0.143	− 0.224	0.245
	微信	0.091	0.600	0.044	0.815
F 值				1552.194 ***	
R^2(%)				0.042	
F 值的变化				0.462	
调整的 R^2(%)				0.026	

注:# $p < 0.1$;* $p < 0.05$;** $p < 0.01$;*** $p < 0.001$。

年龄和受教育程度以及家人患癌变量能够解释科学的致癌因素的得分，年龄（β=0.470，p<0.05）越大，受调查者在科学的致癌因素认知中得分越高。这是因为年龄越大的受调查者，越关注癌症问题，而有可能获得了更多的癌症知识。受教育程度越高（β=0.571，p<0.05），对科学的致癌因素的认知度越高。有家人患癌的（β=-0.672，p<0.05）受调查者，对科学的癌症因素的认知度越高。

癌症信息接触不能解释科学的致癌因素与非科学的致癌因素的得分，不能预测受调查者的致癌因素认知。这意味着，受调查者的致癌因素认知是一个复杂的过程，受到其他因素的影响。

五 癌症治疗认知及其影响因素

从表7—44可见，非科学的癌症治疗方法及其影响因素的回归模型不可用（p>0.05）。分析科学的癌症治疗方法的回归模型发现，从人口统计学上看，年龄（β=0.193，p<0.01）和学历对于科学的癌症治疗方法的认知（β=0.283，p<0.01）具有正向影响，年龄越大，认知度越高，学历程度越高，认知度越高。性别（β=0.247，p<0.05）的影响显著，女性对科学的癌症治疗方法的认知低于男性。有朋友患癌能够提升受调查者对科学的癌症治疗方法的认知（β=-0.379，p<0.001）。

表7—44　　　　　　癌症治疗认知及其影响因素的回归分析

	因变量：癌症治疗方法认知及其影响因素（标准化回归系数 Beta 值）				
	自变量	科学的癌症治疗方法	Sig.	非科学的癌症治疗方法	Sig.
第一阶层	人口统计学变量				
	常量	5.873	0.000	0.365	0.183
	年龄	0.193**	0.001	0.003	0.804
	性别	0.247*	0.018	0.011	0.642
	婚姻状况	-0.128	0.387	-0.009	0.794
	受教育程度	0.283***	0.000	-0.036*	0.047

续表

	因变量:癌症治疗方法认知及其影响因素（标准化回归系数 Beta 值）				
	自变量	科学的癌症治疗方法	Sig.	非科学的癌症治疗方法	Sig.
第一阶层	是否接触致癌物	-0.098	0.398	-0.021	0.447
	医学背景	-0.301	0.257	0.045	0.472
	个人月收入	-0.108	0.168	0.014	0.460
	健康状况	0.018	0.801	-0.017	0.310
	工作性质的虚拟变量 1	0.040	0.808	0.020	0.607
	工作性质的虚拟变量 2	0.101	0.519	-0.022	0.554
	工作性质的虚拟变量 3	-0.002	0.990	0.018	0.580
	工作性质的虚拟变量 4	-0.605 **	0.004	0.005	0.922
	患癌经历	-0.828	0.057	-0.099	0.331
	是否有家人患癌	-0.186	0.101	0.033	0.212
	是否有朋友患癌	-0.379 ***	0.000	-0.027	0.263
F 值		266.000 ***		1.989	
R^2（%）		0.081		0.012	
F 值的变化		6.945 ***		0.945	
调整的 R^2（%）		0.069		0.000	
第二阶层	癌症信息接触				
	书籍/报纸/杂志	0.079	0.155	0.010	0.437
	广播/电视	0.055	0.379	-0.011	0.453
	网站/论坛	0.166 **	0.004	0.009	0.493
	微博	-0.191 **	0.001	0.016	0.226
	微信	0.029	0.588	0.006	0.649
F 值		329.377 ***		2.977	
R^2（%）		0.101		0.018	
F 值的变化		5.049 ***		1.411	
调整的 R^2（%）		0.085		0.001	

注:[#]$p < 0.1$;[*]$p < 0.05$;[**]$p < 0.01$;[***]$p < 0.001$。

癌症信息接触方面，受调查者接触网站/论坛（β = 0.166，p < 0.01）中的癌症信息接触越多，其对于科学的癌症治疗方法的认知度越高，而他们接触微博中的癌症信息（β = − 0.191，p < 0.01）越多，对科学的癌症治疗方法的认知度越低。

六　总体癌症认知及其影响因素

从表7—45可见，对于非科学的癌症认知来说，仅有个人月收入对非科学的致癌因素具有预测效应，收入越高，得分越高（β = 0.784，p < 0.05），对非科学的致癌因素的认知水平越低。对于科学的癌症认知来说，年龄能够解释其得分，年龄（β = 0.901，p < 0.01）越大，得分越高，认知水平越高。癌症信息接触不能解释科学的癌症认知与非科学的癌症认知。

表7—45　　　　　　　总体癌症认知及其影响因素的回归分析

	因变量：总体癌症认知及其影响因素（标准化回归系数 Beta 值）				
	自变量	科学的癌症认知	Sig.	非科学的癌症认知	Sig.
	人口统计学变量				
	常量	37.473	0.000	11.529	0.015
	年龄	0.901**	0.005	0.274	0.236
	性别	1.287	0.026	0.007	0.987
	婚姻状况	− 0.863	0.305	− 0.309	0.605
	受教育程度	1.564	0.000	− 0.302	0.333
第一阶层	是否接触致癌物	− 0.337	0.605	− 0.387	0.416
	医学背景	− 2.943	0.044	− 1.114	0.295
	个人月收入	0.508	0.244	0.784*	0.014
	健康状况	0.554	0.168	0.454	0.125
	工作性质的虚拟变量1	− 0.120	0.896	1.594	0.017
	工作性质的虚拟变量2	0.577	0.499	0.131	0.833
	工作性质的虚拟变量3	0.628	0.406	2.200	0.000

续表

因变量：总体癌症认知及其影响因素（标准化回归系数 Beta 值）				
	自变量	科学的癌症认知	Sig.	非科学的癌症认知	Sig.
第一阶层	工作性质的虚拟变量 4	- 0. 146	0. 898	0. 784	0. 346
	患癌经历	- 2. 468	0. 286	0. 992	0. 584
	是否有家人患癌	- 1. 445	0. 022	- 0. 144	0. 754
	是否有朋友患癌	- 2. 187	0. 000	- 1. 308	0. 002
F 值		6305. 772 ***		2553. 370 ***	
R^2（%）		0. 086		0. 060	
F 值的变化		6. 284 ***		4. 507 ***	
调整的 R^2（%）		0. 073		0. 047	
第二阶层	癌症信息接触				
	书籍/报纸/杂志	0. 066	0. 831	- 0. 135	0. 555
	广播/电视	0. 384	0. 280	0. 100	0. 706
	网站/论坛	0. 445	0. 174	0. 374	0. 129
	微博	- 1. 209	0. 000	- 0. 238	0. 297
	微信	0. 425	0. 165	0. 081	0. 715
F 值		7468. 082 ***		2687. 137 ***	
R^2（%）		0. 102		0. 063	
F 值的变化		3. 519 **		0. 707	
调整的 R^2（%）		0. 084		0. 045	

注：#$p < 0.1$；*$p < 0.05$；**$p < 0.01$；***$p < 0.001$。

总之，基于本小节的分析，假设 1（H1）得到了部分验证，书籍/报纸/杂志（纸质传统媒体）和广播/电视（电子媒体）对癌症预防方法、癌症筛查、癌症基本认知、致癌因素、癌症治疗方法等的影响具有差异性和不平衡性。H2a 在非科学的癌症预防方法认知得到了验证，在科学的癌症筛查方法认知、科学的癌症筛查方法认知上得到了反证。假设 H2b 在科学的癌症预防方法认知、科学的癌症筛查方法认知、癌症基本认知（包括科学的和非科学的）、科学的癌症治疗方法认知上得到了验证。假设 2（H2）不能预测致癌因素认知以及总体的癌症认知（度）。

七　调节效应分析

本小节分别讨论媒介可信度、癌症信息搜索行为对受调查者癌症信息接触及其癌症认知的调节效应。

（一）媒介可信度的调节效应

本小节主要讨论了渠道可信度（传统大众媒介、互联网和社交媒体等）的调节效应。由表 7—46 可见，媒介可信度对癌症认知的调节效应大多并不明显。例如，对于癌症预防来说，对微信中的癌症信息的信任程度不能调节微信接触与癌症预防认知水平之间的关系（β = 0.049，p≥0.05）。这可能是因为微信中的癌症信息来源多样，受调查者对于其可信度的判读存在困难。

表 7—46　　　　　　　　　　媒介可信度的调节效应

	总体癌症认知		癌症预防		癌症治疗		癌症筛查		致癌因素		癌症基本认知	
	科学的	伪科学的	科学的	非科学的	科学的	非科学的	科学的	非科学的	科学的	非科学的	科学的	非科学的
书籍/报纸/杂志×可信度												
广播/电视×可信度			-0.126									0.121**

续表

	总体癌症认知		癌症预防		癌症治疗		癌症筛查		致癌因素		癌症基本认知	
	科学的	伪科学的	科学的	非科学的	科学的	非科学的	科学的	非科学的	科学的	非科学的	科学的	非科学的
网站/论坛×可信度					0.041							
微博×可信度			−0.052		0.100*		−0.060				−0.079**	0.022
微信×可信度				0.049			−0.071					

注：#p<0.1；*p<0.05；**p<0.01；***p<0.001。

媒介可信度的调节效应出现在对于基本的癌症知识（即癌症基本认知）的认知中，受调查者对广播/电视中的癌症信息的可信度感知，能够调节广播/电视中的癌症信息接触与对非科学的癌症知识认知之间的关系（β=0.121，p≤0.01），具有正向的调节效应。微博内容的可信度能够调节微博内容接触与科学的癌症治疗方法认知水平之间的关系（β=0.100，p≤0.05），调节效应是正向的。微博内容的可信度亦能够调节微博内容接触与受调查者对科学的癌症知识（即癌症基本认知）认知之间的关系（β=−0.079，p≤0.01），具有负向的调节效应。

（二）癌症信息搜索行为的调节效应

受调查者癌症信息搜索行为的调节效应很不明显（见表7—47），仅能调节微信中的癌症信息接触与科学的癌症筛查认知之间的关系（β=−0.250，p≤0.05）。

表7—47　　　　　　　　　　癌症信息搜索行为的调节效应

	总体认知		癌症预防		癌症治疗		癌症筛查		致癌因素		基本认知	
	科学的	伪科学的	科学的	非科学的	科学的	非科学的	科学的	非科学的	科学的	非科学的	科学的	非科学的
书籍/报纸/杂志×癌症信息搜索行为												
广播/电视×癌症信息搜索行为			0.028									0.073
网站/论坛×癌症信息搜索行为					0.024							
微博×癌症信息搜索行为			−0.153		0.027		−0.077			−0.017		0.072
微信×癌症信息搜索行为				−0.028			−0.250*					

注：#p<0.1；*p<0.05；**p<0.01；***p<0.001。

总的来说，媒介可信度、癌症信息搜索行为两个变量的调节效应均不太明显。假设3（H3）和假设4（H4）得到了部分验证。后续研究需要进一步探索调节变量与中介变量。

第五节　结论与讨论

讨论受调查者的癌症认知，我们需要讨论癌症信息质量（尤其是信息的真伪）及其传播特性。例如，致癌因素是一个充满争议的科学问题，也是人们最关心的问题。媒体报道与网络空间中存在不少有关致癌因素的信息，这契合了人们的需求，但是也可能造成受调查者的认知困难。由调查可见，受调查者对科学的致癌因素的认知度比较高，但对非科学的致癌因素的认知度不高。换句话说，受调查者会信任自己接触的有关致癌因素的信息。这一方面反映了受调查者对致癌的恐惧，另一方面反映出他们抱着"宁可信其有"的心理信任有关致癌因素的信息。一些商业机构抓住受调查者的这一信息接收特性，会利用对致癌因素的宣传来获取利益，助长了癌症伪信息的扩散。

从癌症信息接触上看，受调查者从微信中获取的癌症信息较多，仅次于从电视与广播中接触的癌症信息。这表明，微信成为人们获取癌症信息的重要渠道。但是，人们对微信中的癌症信息的信任程度低，在媒体渠道与人际渠道中排在倒数第二位，仅高于微博。这与微信中的癌症信息的质量有关。因此，本书分别讨论了受调查者对科学的癌症信息与非科学的癌症信息（癌症伪信息）的认知情况。

当下，人们处在一个信息爆炸的环境之中，人们的信息传播活动较之传统媒体时代更加活跃，也拥有开展信息生产与传播活动的条件。不过，基于调查数据发现，受调查者搜索癌症信息的行为比较少，而以被动接触居多。在现有的癌症信息搜索行为中，人际渠道以询问医疗专业人士最多，媒体渠道以搜索网站/论坛最多。这与人们对信源可信度渠道可信度的感知有关。受调查者认为来自医疗专业人士的癌症信息的可信度最高，在网络媒体中来自网站/论坛的癌症信息的可信度高于社交媒体。受调查者对来自二者的信息的准确度的感知亦是如此。这意味着，受调查者的癌症信息搜索行为受到了媒介可信度的影响。不过，对于用户规模庞大的社交媒体，受调查者较少将它们作为癌症信息搜索渠道。这与社交媒体的特性有关，但是与社交媒体的使用地位不对称。

关于受调查者的癌症认知，从描述性统计的结果上看，受调查者对科学的癌症治疗方法的认知度较低（平均得分仅为一半左右）；对科学的癌症预防方法的认知度比较高（1/4 以上的受调查者能够答对全部 13 道题目中的 11 题）；对科学的癌症筛查方法的认知度较高，接近一半的受调查者（48.6%）能够全部答对。从致癌因素上看，受调查者对科学的致癌因素的认知度比较高（共 16 个题目，均值为11.66），但对非科学的致癌因素的认知度不高（共 14 个题目，均值为7.65），而且受调查者之间的差异较大（方差为 5.55）。总的来看，受调查者对于科学的癌症知识的认知（即知晓和了解科学的癌症知识）较高（共 46 个题目，均值为 31.66），对非科学的癌症知识的认知（即能够甄别非科学的和错误的癌症知识）也不低（共 31 个题目，均值为 11.87）。

从癌症认知的影响因素上看，对于癌症预防来说，受教育程度、接触致癌物、是否有朋友患癌能够预测受调查者对科学的癌症预防方法的认知，接触致癌物、工作性质能够预测受调查者对非科学的癌症预防方法的认知。受调查者接触广播/电视中的癌症信息越多，对科学的癌症预防方法的认知水平越高，而接触微博内容越多，认知度越低。受调查者从微信中接触的癌症信息越多，其对非科学的癌症预防方法的认知度越低。

对于科学的癌症筛查认知来说，受调查者年龄越大，认知度越高，女性的癌症筛查认知度高于男性（这说明女性的健康管理优于男性），[1]有医学背景的人对癌症筛查的认知度更高。在信息接触方面，接触微博中的癌症信息越多，认知度越低，而微信则相反，接触越多，认知度越高。

对于癌症基本认知来说，受调查者学历程度越高，科学的认知度越高，非科学的认知度越低。性别对科学的和非科学的癌症基本认知的影响方向是一致的，女性的癌症认知高于男性。受调查者对癌症的基本认知跟人们的工作性质有关，相对于专业技术人员来说，党政机关、群众团体和社会组织、企事业单位负责人或管理人员，以及社会生产服务与生活服务人员对非科学的癌症叙事的辨识度更低。在癌症

---

① 关于健康管理的性别差异，是一个有趣的话题，值得继续探究。女性在中国是家庭的主要管理者，其健康管理水平高于男性，是否与其家庭管理实践有关，反过来是否会影响家庭的健康观念，值得深究。而男性的健康管理水平低，是否受到了外向型工作压力的影响，尚需要进一步验证。

信息接触维度，受调查者接触微博中的癌症信息越多，其科学的认知度越低，非科学的认知度越高（即不能甄别非科学的癌症知识）。受调查者接触广播/电视中的癌症信息越多，越能够降低受调查者对非科学的癌症知识的甄别错误，但不能预测其对科学的癌症知识的认知（即知晓科学的癌症知识）。人际传播（身边有朋友患癌）对提升受调查者之于科学的癌症知识的认知发挥了积极影响。

对于致癌因素来说，受调查者的年龄越大，对科学的致癌因素的认知度越高，受教育程度的影响也是如此。有家人患癌的受调查者对科学的癌症因素的认知度更高。信息接触不能预测受调查者对致癌因素的认知水平。受调查者对致癌因素的认知受到个人月收入的影响，受调查者的收入越高，对非科学的致癌因素的认知水平越低，而对科学的癌症因素的认知水平越高。这意味着，收入越高的受调查者在日常生活中越有能力按照他所接触的致癌因素的信息的提示生活或工作，例如开展"回避"（不吃某些食物，不用某些物品等）行为。癌症信息接触不能解释受调查者对科学的致癌因素与非科学的致癌因素的认知，这表明受调查者的致癌因素认知是一个复杂的过程，受到其他因素的影响。

对于癌症治疗认知来说，受调查者的年龄越大，对科学的癌症治疗方法的认知度越高，学历程度越高，科学的认知度越高，女性的癌症认知低于男性。有朋友患癌的受调查者，对科学的癌症治疗方法的认知度更高。同时，受调查者接触网站或论坛中的癌症信息接触越多，其对科学的癌症治疗方法的认知度越高，而接触微博中的癌症信息越多，其对科学的癌症治疗方法的认知水平越低。这意味着，年长者、高学历者、男性对科学的癌症治疗方法的认知水平更高。同时，受调查者对科学的癌症治疗方法的认知受到网络信息接触的影响，网站或论坛中的癌症信息接触是正向影响，微博中的癌症信息接触是负向影响。

对于总体的癌症认知来说，受调查者的收入越高，对癌症伪知识的认知度越低。年龄越大，对科学的癌症知识的认知度越高。癌症信息接触不能解释科学的癌症认知与非科学的癌症认知。

从调节效应上看，总的来说，媒介可信度与癌症信息搜索行为的调节效应大多不明显（不显著）。显著的调节效应主要有：一是媒介可信度可以调节受调查者接触广播／电视中的癌症信息与对非科学的癌症基本认知之间的关系，具有正向的调节效应；微博内容的可信度能够调节微博内容接触与对科学的癌症治疗方法的认知水平之间的关系，以及与对科学的癌症基本认知之间的关系。二是受调查者的癌症信息搜索行为，能够调节微信中的癌症信息接触与科学的癌症筛查认知之间的关系。

本书进一步发现，部分因素影响了受调查者对于科学的与非科学的癌症知识的认知的一个方面，未能同时影响二者。但是，一些因素同时影响了受调查者对科学的癌症知识的认知与对非科学的癌症知识的认知（例如，是否接触致癌物，接触致癌物的受调查者对科学的癌症预防方法的认知更高，对非科学的癌症预防方法的认知度也更高）。前者的影响模式是"单侧的"，后者的影响模式可以视为"双侧的"。这意味着，影响受调查者对科学的癌症知识的认知与对非科学的癌症知识的认知的机制存在差异，并不是一一对应的。有时，某个因素同时影响二者，这看似矛盾，实则不然，它表明受调查者的癌症认知（包括科学的癌症认知与非科学的癌症认知）受到多种因素的复杂影响，需要后续研究进一步探究。

对于问卷调查及其数据分析，我们应当保持必要的警惕。后续研究如能选择更大范围的随机样本，进行统计推断，可以更为有力地描述和阐释人们癌症认知的情况。本书通过比较科学的癌症认知与非科学的癌症认知的影响因素发现，受调查者对癌症伪信息的甄别及其影响因素是复杂的，后续研究需要考察更多维度的调节变量或中介变量。对于媒介信息接触之于受调查者的影响，后续研究可以进一步开展内容分析，讨论媒体中和人际交流中的内容如何影响受众的癌症认知，并进一步阐述其影响的发生机制。

第八章

微信用户对伪健康信息的
甄别与处理

    微信中泛滥的伪健康信息诱致用户形成错误的健康认知，乃至采取不当的健康行为，是公共健康的一大威胁。微信用户如何处理伪健康信息，直接关系着他们是否受到伪健康信息的影响。本部分运用焦点小组法，探讨微信用户辨识与处理真伪健康信息的过程及其影响因素，以期洞察微信用户处理伪健康信息的过程。

第一节　理论探讨与研究问题

    随着媒介化社会的深入发展，健康信息成为各类媒介不可或缺的内容板块。在信息爆炸与人们信息处理能力有限形成不对称格局的今天，深入研究受众如何处理庞杂的健康信息，有助于了解普通民众对各种健康信息的使用情形及其面临的问题。因此，自 1971 年"斯坦福心脏病预防计划"开启现代健康传播研究以来，[①]　健康信息处理研究一直是传播学、医学、社会学等学科关注的研究议题之一。

    在健康传播领域，随着 20 世纪 90 年代以来 E – health 研究的推

---

    ①　"斯坦福心脏病预防计划"是由美国心脏病学家 Dr. JackFarquhar 联合传播学者 Dr. Nathan-Maccoby 等人发起，以社区为基础开展的一项健康促进计划，旨在借助生物医学和社会学的知识论与方法论，探究减少成年人心脏病患病率的有效方法。

进，互联网中伪健康信息的传播问题引起了研究者的担忧，[1] 有关网络健康信息的质量和准确度，[2] 以及其可接近性、可读性[3]等议题得到了细致的探讨。不过，对于用户如何区分不同质量的信息，例如伪健康信息与科学的健康信息，尚没有得到仔细的探讨。

一　信息处理、可信度评估与辨识伪健康信息

信息接收者如何处理信息，一直是心理学和传播学关注的重要议题之一。社交关系、[4] 在线评论、[5] 健康素养[6]和先前经验[7]等都会对用户的健康信息处理产生影响。"双重处理模型"（dual-process model）是信息处理的经典理论之一，常常用于研究人们处理劝服信息、[8]

[1] Risk, A., & Dzenowagis. J., "Review of Internet Health Information Quality Initiatives", *Journal of Medical Internet Research*, Vol. 3, No. 4, 2001, p. e28. Tan, A. S., Lee, C. J., & Chae, J., "Exposure to Health (Mis) Information: Lagged Effects on Young Adults' Health Behaviors and Potential Pathways", *Journal of Communication*, Vol. 65, No. 4, 2015, pp. 674 – 698.

[2] Hansen, D. L., Derry, H. A., Resnick, P. J., & Richardson, C. R., "Adolescents Searching for Health Information on the Internet: An Observational Study", *Journal of Medical Internet Research*, Vol. 5, No. 4, 2003, p. e25. Skinner, H., Biscope, S., Poland, B., & Goldberg, E., "How Adolescents Use Technology for Health Information: Implications for Health Professionals from Focus Group Studies", *Journal of Medical Internet Research*, Vol. 5, No. 4, 2003, p. e32.

[3] Berland, G. K., Elliott, M. N., Morales, L. S., Algazy, J. I., Kravitz, R. L., Broder, M. S., Kanouse, D. E., Muñoz, J. A., Puyol, J. A., Lara, M., Watkins, K. E., Yang, H., & McGlynn, E. A., "Health Information on the Internet: Accessibility, Quality and Readability in English and Spanish", *Journal of the American Medical Association*, Vol. 285, No. 20, pp. 2612 – 2621.

[4] 张胜兵、蔡皖东：《用户关系特征对微博转发行为影响分析研究》，《计算机工程与应用》2014 年第 11 期。

[5] Liao, V., "How User Reviews Influence Older and Younger Adults' Credibility Judgments of Online Health Information", *Chi 11 Extended Abstracts on Human Factors in Computing Systems ACM*, 2011.

[6] Diviani, N., Putte, B. V. D., Giani, S., & Weert, J. C. V., "Low Health Literacy and Evaluation of Online Health Information: A Systematic Review of the Literature", *Journal of Medical Internet Research*, Vol. 17, No. 5, 2015, p. e112.

[7] Chang, D. S., Kang, O. S., Kim, H. H., Kim, H. S., Lee, H., & Park, H. J., "Pre-existing Beliefs and Expectations Influence Judgments of Novel Health Information", *Journal of Health Psychology*, Vol. 17, No. 5, 2012, pp. 753 – 763.

[8] Bryant, J., & Oliver, M. B., *Media Effects: Advanced in Theory and Research* (3rd ed.), New York: Routledge, 2009.

危机信息、① 政治宣传信息②以及广告信息③等。"双重处理模型" 有两种模式: 精致可能性模式（Elaboration Likelihood Mode, ELM）和 "启发—系统" 模型（Heuristic and Systematic Model, HSM）。ELM 认为, 人们接受说服性信息并形成态度改变存在两种路径: 中心路径和边缘路径。④ 当信息接收者高度卷入信息的主题时, 个体倾向于采取中心路径处理该信息, 形成的态度较为持久且可以预测行为; 反之, 则倾向于采用边缘路径, 形成的态度相对短暂、不能预测行为, 容易受到后续 "攻击信息" 的影响。⑤ HSM 模型将个体的认知加工分为

① Griffin, R. J. , Neuwirth, K. , Giese, J. , & Dunwoody, S. , "Linking the Heuristic – Systematic Model and Depth of Processing", *Communication Research*, Vol. 29, No. 6, 2002, pp. 705 – 732. Lee, A. K. , Dunwoody, S. , Griffin, R. J. , Neuwirth, K. , & Giese, J. , "Studying Heuristic – Systematic processing of Risk Information", *Risk Analysis*, Vol. 23, No. 2, 2003, pp. 355 – 368.

② Krosnick, J. A. , Sears, D. O. , & Lau, R. R. , *Political Cognition*, New Jersey: Lawrence Erlbaum Associates, 1986. Sears, & David, O. , "Political Psychology", *Annual Review of Psychology*, Vol. 38, No. 1, 1987, pp. 229 – 255. Ferejohn, J. A. , & Kuklinski, J. , H. , *information and Democratic Processes*, Urbana: University of Illinois Press, 1990. Lodge, M. , Mcgraw, K. M. , & Knight, K, *Political Judgment: Structure and Process*, Ann Arbor: University of Michigan, 1995.

③ Griffin, R. J. , Neuwirth, K. , Giese, J. , & Dunwoody, S. , "Linking the Heuristic – Systematic Model and Depth of Processing", *Communication Research*, Vol. 29, No. 6, 2002, pp. 705 – 732. Leonie, N. , Margaret, T. , & Adrian, B. , "Food Advertising on Australian Television: The Extent of Children's Exposure", *Health Promotion International*, Vol. 20, No. 2, 2005, pp. 105 – 112. Agostinelli, G. , & Grube, J. W. , "Alcohol Counter – Advertising and the Media: A Review of Recent Research", *Alcohol Research & Health*, Vol. 26, No. 1, 2002, pp. 15 – 21. Chang, C. , & C. , "Self – Congruency as a Cue in Different Advertising – Processing Contexts", *Communication Research*, Vol. 29, No. 5, 2002, pp. 503 – 536. Chebat, J. C. , Charlebois, M. , & Gelinas – Chebat, C. , "What Makes Open vs Closed Conclusion Advertisements More Persuasive? The Moderating Role of Prior Knowledge and Involvement", *Journal of Business Research*, Vol. 53, No. 2, 2001, pp. 93 – 102. Coulter, K. S. , "An Examination of Qualitative vs Quantitative Elaboration Likelihood Effects", *Psychology & Marketing*, Vol. 22, No. 1, 2005, pp. 31 – 49. Livingstone, S. , & Helsper, E. J. , "Does Advertising Literacy Mediate the Effects of Advertising on Children? A Critical Examination of Two Linked Research Literatures in Relation to Obesity and Food Choice", *Journal of Communication*, Vol. 56, No. 3, 2006, pp. 560 – 584.

④ Petty, R. E. , & Cacioppo, J. T. , "Issue Involvement Can Increase or Decrease Persuasion on by Enhancing Message Relevant Cognitive Responses", *Journal of Personality and Social Psychology*, Vol. 37, No. 10, 1979, pp. 1915 – 1926.

⑤ Cacioppo, J. T. , & Petty, R. E. , "Electromyograms as Measures of Extent and Affectivity of Information Processing", *American Psychologist*, Vol. 36, No. 5, 1981, pp. 441 – 456.

"启发式"和"系统式"两种，[①] 而自我效能（self - efficacy）[②] 等因素会影响人们的信息处理。

不少研究者运用 ELM/HSM 理论，结合调查研究或控制实验等探究健康信息的劝服效果，解释受众的态度转变。例如，刘瑛等基于 ELM 模型，对近 40 个健康类 QQ 群进行虚拟民族志研究发现，健康信息的质量影响中心路径的劝服效果，健康信息传播者的身份影响边缘路径的劝服效果。[③] 李和桑德基于 ELM/HSM 中的边缘路径/启发式思考，探究 Twitter 中有关信源的界面提示（Interface cues）如何影响 Twitter 用户对健康信息的信任感知。研究发现，权威性提示（authority cue，即信息发送者是专业人士）、流行性提示（bandwagon cue，即信息发送者的粉丝量）、接近性提示（source proximity cue）会激发 Twitter 用户采用不同的策略来评估信息，从而影响 Twitter 用户对健康信息是否可信的认知。[④]

人们的信息处理与对信息可信度的评估密切相关。可信度（credibility）作为感知变量，由多个维度构成，[⑤] 包括专业性和真实性等，[⑥] 常常与可靠性（reliability）等互换使用。[⑦] 可信度是传播效果研究的

---

① Trumbo C. , W. , "Information Processing and Risk Perception: An Adaptation of the Heuristic - Systematic Mode", *Journal of Communication*, Vol. 52, No. 2, 2002, pp. 367 - 382.

② T. Zhou & Y. Sun, "An Empirical Analysis of Online Consumer Initial Trust Building Based on ELM", 2009 *International Conference on Networks Security*, *Wireless Communications and Trusted Computing*, Wuhan, Hubei, 2009, pp. 59 - 62.

③ 刘瑛、何爱珊：《QQ 群健康信息传播的劝服过程研究》，《新闻大学》2011 年第 3 期。

④ Lee, J. Y. , & Sunder, S. S. , "To Tweet or to Retweet? That is the Question for Health Professionals on Twitter", *Health Communication*, Vol. 28, No. 5, 2013, pp. 509 - 524.

⑤ Fogg, Bj, "The Elements of Computer Credibility", *Proceeding of the Chi 99 Conference on Human Factors in Computing Systems: The Chi is the Limit* DBLP, 1999, pp. 80 - 87.

⑥ Metzger, M. J. , "Making Sense of Credibility on the Web: Models for Evaluating Online Information and Recommendations for Future Research", *Journal of the Association for Information Science & Technology*, Vol. 58, No. 13, 2014, pp. 2078 - 2091.

⑦ Adams, S. , de Bont A, & Berg, M. , "Looking for Answers, Constructing Reliability: An Exploration into How Dutch Patients Check Web - based Medical Information", *International Journal of Medical Informatics*, Vol. 75, No. 1, 2006, pp. 66 - 72.

重要变量。[①] 20 世纪 50 年代，霍夫兰等在说服传播研究中探究信源可信度（source credibility）对说服效果的影响，开启了社会心理学领域的信任研究。[②] 在信息处理领域，可信度是影响人们辨识信息真伪的重要因素，人们常常评估接收信息的可信度，以甄别真伪或揣度信息的质量。

在网络传播时代，互联网逐渐成为人们获取信息的重要渠道，如何评估在线信息的可信度成为新问题。如何甄别伪信息与评估信息的可信度，是跨学科的研究议题。计算机科学与信息管理学注重通过真伪信息的对比，提取伪信息的相关特征，以建立自动辨识机制。例如，安东尼亚迪（Antoniadis）等人基于用户特征（粉丝数、推文数、注册天数）和 Twitter 文章的特征［文本字数、转发与收藏次数、提及（@）次数］建立了伪信息过滤系统。[③] 段大高等人基于文本内容、用户属性、信息传播和时间特性等因素，建立了微博虚假消息的识别模型。[④] 认知心理学强调从信息处理的过程入手，考察信息的内部一致性与外部一致性、信源可靠性和普遍可接受性对个体感知的信息可信度的影响。[⑤] 传播学则更加关注媒介与信源，探讨媒介与信息可信度的关系。例如，检视网站特征（类型与设计等）和受众特征（怀疑、验证行为和网络经验）对网页信息可信度的影响。[⑥] 莫里斯（Morris）等人研究了

---

① 喻国明、韩婷：《用户在传播认知中记忆效果的测量：研究框架与技术路线》，《出版发行研究》2019 年第 2 期。

② 郑也夫、彭泗清：《中国社会中的信任》，中国城市出版社 2003 年版，第 1 页。

③ Antoniadis, S., Litou, I., & Kalogeraki, V., "A Model for Identifying Misinformation in Online Social Networks", *On the Move to Meaningful Internet Systems: OTM 2015 Conferences. Springer International Publishing*, 2015.

④ 段大高、盖新新、韩忠明、刘冰心：《基于梯度提升决策树的微博虚假消息检测》，《计算机应用》2018 年第 2 期。

⑤ Kumar, KP. Krishna., & Geethakumari, G., "Detecting Misinformation in Online Social Networks Using Cognitive Psychology", *Human - centric Computing and Information Sciences*, Vol. 4, No. 1, 2014, p. 14.

⑥ Flanagin, A. J., & Metzger, M. J., "The Role of Site Features, User Attributes, and Information Verification Behaviors on the Perceived Credibility of Web - based Information", *New Media & Society*, Vol. 9, No. 2, 2007, pp. 319 - 342.

推文主题、用户名、用户头像对 Twitter 可信度感知的影响。[1] 此外，有学者进行跨文化比较，探究东方整体性认知模式（holistic cognitive pattern）和西方分析性认知模式（analytic cognitive pattern）的差异给可信度评估带来的影响。[2] 从跨学科的研究可见，可信度受到多种因素的影响。

　　不少研究采用控制实验法或问卷调查法探究健康信息的可信度及其影响因素。可信度是信息接收者、信源和信息特征之间相互作用的结果。[3] 研究发现，老年人对在线健康信息可信度的线索感知不及年轻人敏感，[4] 男性和女性在评估方式上具有差异。[5] 不过，关于收入、教育程度和健康状况对可信度评估的影响，尚未形成共识。[6] 在一项针对在线健康信息可信度评估的文献综述中，研究者总结道，信息的完整性、清晰的导航、专业的排版、作者凭证、专家主办等因素能够增加用户对健康网站可信度的感知。[7]

　　因应网络信息传播的新态势，从可信度入手建立用户的评价指标，构建信息处理模型是研究者关注的焦点。例如，沃森（Wathen）等人提出了一个迭代模型，将用户对网站信息可信度的评估分为三个阶段：首先，用户通过考察网站的表面特征，形成有关网站整体可信度的印象，进而对网站外观、设计、可用性等进行预判；其次，对信息内容

① Morris, M. R., Counts, S., Roseway, A., Hoff, A., & Schwarz, J., "Tweeting is Believing? Understanding Microblog Credibility Perceptions", *Acm Conference on Computer Supported Cooperative Work* ACM, 2013.

② Yang, J., Counts, S., Morris, M. R., & Hoff, A., "Microblog Credibility Perceptions: Comparing the United States and China", *Conference on Computer Supported Cooperative Work* ACM, 2013.

③ Wathen, C. N., Burkell, J., "Believe it or not: Factors Influencing Credibility on the Web", *Journal of the Association for Information ence and Technology*, Vol. 53, No. 2, 2002, pp. 134 – 144.

④ Q., Vera, Liao, Wai – Tat, & Fu, "Age Differences in Credibility Judgments of Online Health Information", *Acm Transactions on Computer Human Interaction*, 2014.

⑤ Rowley, J., Johnson, F., & Sbaffi, L., "Gender as an Influencer of Online Health Information – Seeking and Evaluation Behavior", *Journal of the Association for Information Science & Technology*, Vol. 68, No. 1, 2017, pp. 36 – 47.

⑥ Dalmer, N., "Questioning Reliability Assessments of Health Information on Social Media", *Journal of the Medical Library Association Jmla*, Vol. 105, No. 1, 2017, pp. 61 – 68.

⑦ Ibid. .

的质量进行评估；最后，结合信息需求、认知需求和先验知识等对网站信息进行处理。[1]

尽管用户评估信息可信度的方式与标准多样，但研究表明用户很少采取多种评估标准。基于2648人的大型在线实验，探究人们在实际判断时使用的可信度评估标准发现，用户常常使用网页外观、信息内容、网站动机、信源声誉等进行可信度判断。[2] 在另一项针对健康信息的研究中，研究者运用焦点小组法和深度访谈法，考察用户评价健康信息网站可信度的标准发现，信源的权威性、布局和外观、是否有广告、信息可读性、是否链接到其他网站、网站主体/主人的照片、是否可联系上、内容的更新、第三方的认证等会被用户选择性地采用。[3] 对于社交媒体中的健康信息可信度，研究者建议关注用户所处的独特语境、虚拟关系以及他们对社交网络的信任度。[4] 综上所述，以往的研究重在探究信息可信度的影响因素，试图建立基于可信度的信息评价体系。不过，具体到微信用户如何处理伪健康信息，我们尚不知晓。因此，本书提出如下研究问题：

研究问题1：微信用户基于社交关系如何甄别伪健康信息？

二　伪健康信息的社交传播与处理

社交媒体促进了人际交流和互动，基于技术赋权模式，用户能够在社交媒体中传递和分享"即刻获知"的信息，[5] 还可以通过共同写

① Wathen, C. N., & Burkell, J., "Believe it or not: Factors Influencing Credibility on the Web", *Journal of the Association for Information ence and Technology*, Vol. 53, No. 2, 2002, pp. 134 –144.

② Fogg, B. J., "How do Users Evaluate the Credibility of Web Sites? A Study with over 2, 500 Participants", *Conference on Designing for User Experiences*, 2003.

③ Eysenbach, G., "How do Consumers Search for and Appraise Health Information on the World Wide Web? Qualitative Study Using Focus Groups, Usability Tests, and In –depth Interviews", *BMJ*, Vol. 324, No. 7337, 2001, pp. 573 –577.

④ Dalmer N., "Questioning Reliability Assessments of Health Information on Social Media", *Journal of the Medical Library Association Jmla*, Vol. 105, No. 1, 2017, pp. 61 –68.

⑤ Thackeray, R., Neiger, B. L., Hanson, C. L., & McKenzie, J. F., "Enhancing Promotional Strategies Within Social Marketing Programs: Use of Web 2. 0 Social Media", *Health Promotion Practice*, Vol. 9, No. 4, 2008, pp. 338 –343.

作、交流合作、内容分享等方式，直接参与到信息的生产和传播过程之中。① 社交媒体是寻找和分享健康信息的主要渠道，较之于传统媒体，它们在健康信息传播方面具有趣味性、时效性、易获得性和低成本等优势。② 在中国，一项有关使用微信获取健康信息的调查发现，接近1/3 的用户经常通过微信朋友圈、公众号和微信群聊来获取健康信息。③

社交媒体提供了用户处理信息的多种功能性选择，例如，收藏、点赞、转发、评论等。这些处理行为具有不同的动因及意义。例如，收藏是为了便于以后个人获取（future personal access）这些信息。④ 转发首先意味着一种社交支持。转发是一个对媒介内容进行评价的过程。⑤ 公开地同意某人，证实或支持某人的观点，是转发的目的之一。⑥ 有时，人们为了他人而转发（Retweeting for others），这是一种"点对点"的转发。当人们这样转发时，存在一种潜在的责任意识，即会为其受众负责。⑦ 不过，用户转发信息使用了不同的"风格"（styles），可用于多样化的目的，在实际生活中并不总是代表支持或同意被转发的观点。

---

① Dawson, R., "Launching the Web 2.0 Framework", 2008 – 01 – 28, 2020 – 04 – 25, http://www.rossdawsonblog.com/weblog/archives/technology_trends/. TO. Reilly, "What is Web 2.0?", 2005 – 09 – 30, 2020 – 05 – 05, www.oreillynet.com/pub/a/oreilly/tim/news/2005/09/30/what – is – web – 20. html.

② Zhou, Z. & Bai, R., "Roles of Social Media in Disseminating Health Information: An Exploratory Study in China", In: D. Vogel, X. Guo, C. Barry, M. Lang, H. Linger, & C. Schneider (eds.), *Information Systems Development: Transforming Healthcare Through Information Systems*, Hong Kong, SAR: Department of Information Systems, 2015.

③ Zhang, X., Wen, D., Liang, J., & Lei, J., "How the Public Uses Social Media Wechat to Obtain Health Information in China: A Survey Study", *BMC Medical Informatics and Decision Making*, Vol. 17, No. S2, 2017, p. 66.

④ Boyd, D., Golder, S., & Lotan, G., "Tweet, Tweet, Retweet: Conversational Aspects of Retweeting on Twitter", *Hawaii International Conference on System Sciences*, 2010, pp. 1 – 10.

⑤ ［美］亨利·詹金斯:《融合文化——新媒体和旧媒体的冲突地带》, 杜永明译, 商务印书馆 2012 年版, 第15 页。

⑥ Boyd, D., Golder, S., & Lotan, G., "Tweet, Tweet, Retweet: Conversational Aspects of Retweeting on Twitter", *Hawaii International Conference on System Sciences*, 2010, pp. 1 – 10.

⑦ Ibid..

另外一种转发，指向社交行为（Retweeting for social action）。有研究者指出，转发不仅是散布信息，还是一种对话实践。[①] 附加评论的转发，开启了新的对话（supporting conversation）。转发获得成功与否，取决于转发者的社交网络和占领的结构洞。[②] 转发等社交功能代表着不同的社交参与度和信息卷入度。相比较而言，点赞是社交参与和信息卷入最少的行为，转发和分享次之，评论具有较高的社交参与度，收藏的社会参与度最低。个体的社交传播行为受到社交关系的影响，亦受到个体形象管理的影响。

对于健康信息的社交传播来说，人们较少将从社交媒体中获取的健康信息应用到实际生活之中，即便是那些应用的人，也很少能够坚持下去。这是因为，社交媒体中的健康信息往往被认为缺乏可信性。有时，人们在社交传播中会针对 "受众" 的需求分享不同的信息。例如，将有关养生和疾病防治的信息分享给老年人，将健身类信息分享给年轻人，等等。[③] 目前，关于人们如何在社交媒体中传播与处理伪健康信息，尚不明晰。因此，本书提出如下研究问题：

研究问题 2：微信用户在社交传播中如何处理伪健康信息？

三　求证与纠正伪健康信息

第六章讨论了求证与纠正伪健康信息的问题。伪信息的纠正大多集中在专家更正，以及政府机构与公共服务公告或新闻报道进行纠错。[④] 对于微信中的伪健康信息，以往的研究指出，微信官方、主流

---

① Boyd, D., Golder, S., & Lotan, G., "Tweet, Tweet, Retweet: Conversational Aspects of Retweeting on Twitter", *Hawaii International Conference on System Sciences*, 2010, pp. 1 – 10.

② Burt. R. S., "The Network Structure Of Social Capital", *Research in Organizational Behavior*, Vol. 22, 2000, pp. 345 – 423.

③ Zhou, Z. & Bai, R., "Roles of Social Media in Disseminating Health Information: An Exploratory Study in China", In: D. Vogel, X. Guo, C. Barry, M. Lang, H. Linger, & C. Schneider (eds.), *Information Systems Development: Transforming Healthcare Through Information Systems*, Hong Kong, SAR: Department of Information Systems, 2015.

④ Bode, Leticia, & Vraga, Emily K., "See Something, Say Something: Correction of Global Health Misinformation on Social Media", *Health Communication*, Vol. 33, No. 9, 2017, pp. 1131 – 1140.

媒体和专业机构是主要的纠正力量。[1] 在社交媒体时代，有学者提醒我们，源自朋友的纠正性信息可能更为重要。因此，纠正伪健康信息的社交媒体运动应鼓励用户开展驳斥，以此扩大纠正性信息的"生产"。[2] 也即是说，"纠正社交媒体中的伪信息，最终是每个人的责任"[3]。本书提出如下研究问题：

研究问题3：微信用户如何求证、纠正伪健康信息？

第二节 研究设计

一 焦点小组

当前，学界有关健康信息处理的研究以实验法与调查法居多，侧重讨论个体接触和处理健康信息的过程、影响因素[4]与结果。[5] 实验法

---

① 任喆：《微信伪健康信息的辨识、证伪与治理》，硕士学位论文，内蒙古师范大学，2018年。

② Bode, Leticia, & Vraga, Emily, K., "See Something, Say Something: Correction of Global Health Misinformation on Social Media", *Health Communication*, Vol. 33, No. 9, 2017, pp. 1131 – 1140.

③ Vraga, Emily, K., & Bode, Leticia, "Using Expert Sources to Correct Health Misinformation in Social Media", *Science Communication*, Vol. 39, No. 5, 2017, pp. 621 – 645.

④ Linda, K., Campbell, M., Lewis, M. A., Earp, J. A., & Devellis, B., "Information Processes Mediate the Effect of a Health Communication Intervention on Fruit and Vegetable Consumption", *Journal of Health Communication*, Vol. 16, No. 3, 2011, pp. 282 – 299. H., Liu., & Z., He, "A Research of Data Sharing Mode Based on Geographic Information Public Service Platform for Provincial Emergency System", *International Conference on Remote Sensing*, *Environment and Transportation Engineering*, 2011, pp. 963 – 966. Ven – hwei. L., Ran, W., & Herng, S., "Self – efficacy, Information – Processing Strategies, and Acquisition of Health Knowledge", *Asian Journal of Communication*, Vol. 23, No. 1, 2013, pp. 54 – 67.

⑤ Fleming, K., Thorson, E. & Yuyan Zhang, "Going Beyond Exposure to Local News Media: An Information – Processing Examination of Public Perceptions of Food Safety", *Journal of Health Communication*, Vol. 11, No. 8, 2006, pp. 789 – 806. Lee, J. Y., & Sunder, S. S., "To Tweet or to Retweet? That is the Question for Health Professionals on Twitter", *Health Communication*, Vol. 28, No. 5, 2013, pp. 509 – 524. Michael, D. S., Helen, C., Garry, A., Thomas, K., & Patricia, K., "Information Processing and Situational Theory: A Cognitive Response Analysis", *Jurnal of Public Relation Research*, Vol. 4, No. 4, 1992, pp. 189 – 203. Ven – hwei, L., Ran, W. & Herng, S., "Self – efficacy, Information – processing Strategies, and Acquisition of Health Knowledge", *Asian Journal of Communication*, Vol. 1, No. 23, 2013, pp. 54 – 67.

在实施控制、检验因果关系方面具有独特的优势，调查法在（问卷）问题的标准化和样本代表性方面有较高的效度。[①] 但是，调查法比较适合进行宏观层面的调查预测，实验法侧重因果解释，在探究实验对象或受调查者对研究主题的深入看法方面具有劣势。焦点小组法（focus group）、深度访谈法等作为独立的方法，或作为量化方法的互补性方法，在揭露并解释表面意义之下的深层次问题上具有优势，可以补充量化方法无法铺陈的细节与复杂性。[②]

焦点小组最早应用于 20 世纪 40 年代的宣传研究，后来被长时间应用于商业领域而非学术研究。[③] 20 世纪 70 年代后，不少媒介研究者重新使用焦点小组研究受众。如今，焦点小组作为一种发现、探索和验证问题、收集信息的方法，常常被用来探索知之不多的研究问题。[④] 克鲁格（Krueger）认为，焦点小组是"事先周密计划的讨论，被设计用来获取人们对于某一特定的感兴趣的领域的认知，它在宽松的、不受威胁的环境中进行"[⑤]。

微信用户的使用行为形成了丰富的网络数据，是研究用户在线行为的"富矿"。不过，微信平台数据挖掘的复杂性，导致获取微信数据较为困难。微信平台上各式各样的"朋友圈"基于强关系而形成，对于"圈外人"是封闭的。因此，对微信的研究常常因为缺乏数据而难以深入。对于微信用户如何辨识、传播与求证伪健康信息，我们知之甚少。适应微信研究的特点和研究问题，本书采用焦点小组来收集资料。[⑥] 然后，对收集的资料进行定性分析。

---

① 周丽玲：《认知偏见与网络口碑的传播效果：对网购人群的焦点小组访谈研究》，《新闻传播与评论》2013 年第 00 期。

② ［美］安塞尔姆·施特劳斯、朱丽叶·科宾：《质性研究概论》，许宗国译，台湾：巨流图书公司，1998。

③ Merton, R. K., "The Focussed Interview and Focus Groups: Continuities and Discontinuities", *The Public Opinion Quarterly*, Vol. 50, No. 4, 1987, pp. 550 – 566.

④ 胡浩：《焦点小组访谈理论及其应用》，《现代商业》2010 年第 26 期。

⑤ Delli Carpini, MX., & Williams, B. A., "Methods, Metaphors, and Media Research: The Uses of Television in Political Conversation", *Communication Research*, Vol. 21, No. 6, 1994, pp. 782 – 812.

⑥ 陈向明：《质的研究方法与社会科学研究》，教育科学出版社 2006 年版。刘焕君、王丽霞：《高校教师职业倦怠的归因分析》，《吉林建筑大学学报》2011 年第 6 期。

二 实施过程

本书的焦点小组主要以小型座谈的形式展开,使用的是便利样本。在不追求样本推论总体的前提下,便利样本可以用来进行理论阐释。招募参与者时主要考虑如下因素:一是有一年以上的微信使用经验;二是最近还在连续使用微信,在"朋友圈"比较活跃;三是年龄在18周岁及以上的武汉居民。样本选择时兼顾了受访者的年龄、职业、微信使用时间等变量的多样性,以期反映实际微信使用人群的多样性。焦点小组在武汉市开展,地点选择在武汉大学新闻与传播学院的办公室以及"狮城名居"社区居委会的会议室。参与焦点小组前,向参与者说明了本次焦点小组是自愿参加,告知参与者在焦点小组进行过程中的任何时候均可以选择退出,做到参与者知情同意。完成焦点小组讨论后,向每位参与者支付答谢费60元。

焦点小组的具体操作如下:首先,为了帮助受访者进入情境,播放了中央电视台讨论伪健康信息的视频,以及一篇摘自微信的含有伪健康信息的文章,各用时5分钟左右。然后,主持人根据事先拟定的访谈提纲提问,受访者进行回答和讨论。

最终,在2017年4—6月以及2018年4—6月,共组织了6个焦点小组,共计48人。每场焦点小组用时1.5—2.5小时,由笔者和一位具有主持经验的研究生共同配合开展,并由本人事先对研究生进行了培训。本书询问了受访者9个问题(见附录五"微信健康信息认知与处理焦点小组提纲"),并收集了受访者的人口统计学信息(见附录六"微信健康信息认知与处理焦点小组基本情况")。

三 资料分析

征得受访者的同意,进行了现场录音,焦点小组完成后录音被逐字转录成文字。对于收集的资料,在反复阅读的基础上,进行了细致的文本分析。在数据分析过程中,焦点小组数据、已有文献和研究者的经验三者持续进行循环互动。在引用受访者的焦点小组内容时,本书努力保持了受访者回答和讨论的原始内容。

第三节　微信用户对伪健康信息的辨识：
线索、资源与影响因素

一　边缘信息作为辨识真伪的线索

微信中的健康信息的呈现，受到技术性因素的影响。受访者会基于网页界面的设计甄别微信中的健康信息的真伪。例如：

> "好的界面设计是要雇人的，成本很高。那些粗制滥造的微信公众号为了节约成本，可能是自己学了点，就自己设计，很难令人相信。"[St5]

伪健康信息常常通过引人注目的标题或耸人听闻的话语来吸引人，反过来，这也成为人们甄别伪健康信息的线索。例如：

> "比如说这种，'教你吃什么百分之百''这样吃小米粥最补人'等，这里面有个'最'字，很绝对的语气，我一般就会半信半疑地去看。一般来说有一个很绝对的词在里面，我对它的相信度（信任度）就会打一个折扣。"[St6]
>
> "如果觉得夸大其词或者耸人听闻就会有所怀疑，比如之前微信上传得很火的'癌症现在不会死了，方子太简单了……'，这种类型的文章一看就觉得是假的。"[A20]

标题可以提示文章内容，受访者利用标题来辨识健康信息，这跟接触传统媒体相似。例如，人们读报时先翻看标题，通过标题判断是否继续阅读全文。

有些伪健康信息以广告的形式出现，或隐或显地宣传产品或服务，有着特定的商业诉求。大多受访者在甄别信息真伪时，利用了这一"边缘"特征。例如：

"如果是那种一进页面就出来小广告，就不会看这种信息。"
［St5］

"那些营销号的界面设计花里胡哨，'加关注''加关注有好礼''加关注精彩等你来'这样的字体，特别突出。"［St9］

页面设计、标题、用语等不是健康信息的具体内容，是信息的"边缘"特征。受访者在接触健康信息时，会以这些边缘特征为线索来甄别真伪，是一种简便可行的办法。通过这些边缘信息与线索，受访者形成了过滤健康信息的机制，而不是直接甄别信息内容的真伪。对于日常接触的大量健康信息，这一过滤机制是经济的和有效的。

微信用户采取上述辨识健康信息的行为，与其拥有的信息处理能力有关。ELM 模型认为，人们的信息处理能力影响着人们对信息的判断，信息处理能力强的人，倾向于选择中心路径对相关主题的中心价值进行仔细审查，进而产生态度判断。反之，信息处理能力弱的人，则倾向于选择边缘路径，利用边缘提示（例如，信息发出者的地位、身份）处理信息。[1] 缺乏专业知识的用户，往往会选择启发式的认知加工来判断信息是否可信。[2] 大多数微信用户由于缺少医学专业知识，无法使用中心路径来甄别健康信息的真伪。因此，他们选择利用边缘信息来加以判断。

二 常识、经验与直觉等作为辨识真伪的资源

一般说来，人们总是倾向于利用自己便利的资源开展信息处理行为。基于收集的资料发现，受访者会按照直觉、常识和经验来甄别微信中的健康信息的真伪。例如：

---

① Petty, R. E., Kawmer, J. A., Haugtvedt, C. P., & Cacioppo, J. P., "Source and Messenger Factors in Persuasion: A Reply to Stiff & critique of the Elaboration Likelihood Model", *Communication Monographs*, Vol. 54, 1987, pp. 232 – 250.

② Flanagin, A. J., & Metzger, M. J., "The Role of Site Features, User Attributes, and Information Verification Behaviors on the Perceived Credibility of Web – based Information", *New Media & Society*, Vol. 9, No. 2, 2007, pp. 319 – 342.

"我岳母每天会定期发给我一到两条饮食健康类的信息，我一般靠直觉判断，很少专门去核实。"［cg1］

"一般接触一个健康信息后，我会根据自己已有的常识进行初步判断，比如雾霾天出门跑步弊大于利，这个是可以一下子判断出来的。"［A27］

对于个体来说，常识、经验与直觉是最便利的"个体资源"，因而，受访者倾向于利用它们来甄别微信中的健康信息。不过，常识、经验和直觉因人而异，会产生个体偏差。一个人认为是伪健康信息，另一个人也许不这样认为。这带来了健康信息甄别的个体差异。

从群体上看，受访者中的大学生组与社会组利用了不同的资源来甄别健康信息。大学生会根据信息内容的逻辑、呈现方式等来考察信息的真伪，严密的逻辑，有数据、图表或实验结果支撑，则会增加个体对该健康信息的信任。例如：

"我倒是觉得'知乎'比较让人相信，因为它是数据化的。我经常看'知乎'，比如说要辟谣什么常识，它就会做实验，会用很多数据（包括图表）来呈现，就觉得是经过了比较严谨的研究，给人可信的感觉，而不光是那些专业术语。"［St10］

"我觉得跟它们（'知乎'和'果壳'）的表达方式也有关系，'果壳'辟谣时也有数据和图表，有那种科学的框架，我就会觉得比较可信。有时候，我关心语言和文章的组织，比关心写这个东西的人更多。"［St11］

社会组中的受访者拥有丰富的生活经验和人生阅历，他们倾向于从自身经验出发来判断健康信息的真伪。例如：

"最近，我起先相信了一条叫作'用自来水蒸馒头致癌'的信息。我们家经常自己蒸馒头吃，看到这个我有点警觉了，就开始按照它说的办法，用开水蒸，先把水烧开再把馒头放进去。这样蒸了几天之后，我觉得不对劲儿。因为我们几百年来都是用冷水蒸馒头，这样吃也没有什么问题，所以我觉得这条信息肯定是假的，就不再用开水蒸馒头了，还是用原来的办法。像我们这个年龄的人，没有专业的知识，面对那些微信中的健康信息我们不懂，也不知道哪些信息可信，只能按老的传统、自己的生活常识来判断。"［Sc8］

"我比较关注关于练太极的信息，但这些信息有的说早上练好，有的说晚上练好，到底什么时候练好我也不知道，那就只能自己感觉，我觉得早上练舒服，就一直早上练。"［Sc9］

总之，大学生组和社会组都倾向于调动其便利的资源来辨识健康信息的真伪，大学生组依据的是知识与逻辑，而社会组凭借的是经验与阅历。这与他们的信息处理能力有关。一般说来，年龄与教育水平是影响受众媒介信息处理的重要因素，年龄越轻、学历越高的受众的媒介信息处理能力越强。[①] 因此，大学生组倾向于选取较为复杂的知识与逻辑来辨识健康信息，而社会组则调动较为简单的经验与阅历。

三　信息源影响甄别真伪

信源是信息的重要属性，影响着受众对信息真伪的甄别。基于收集的资料发现，受访者对不同信源的信任程度有别，他们更加信任来自医学专业人士或医疗机构，以及权威人士（包括转发）的信息。例如：

"我判断癌症之类的医学知识的真假，会看发这篇文章的人，他的知识或者说职业是不是跟这个相关。"［A12］

与个人或商业类微信号相比，受访者更加信任医疗机构、专业人士或权威人士开办的微信号中的健康信息。例如：

---

① 周葆华、陆晔：《从媒介使用到媒介参与：中国公众媒介素养的基本现状》，《新闻大学》2008 年第 4 期。

"现在很多医院或者医学院的学生也会做微信公众号,这些公众号推送的内容可信度是比较高的。"[A16]

"我觉得信息来源上还是有优先级。我觉得公众号要比个人分享的信息靠谱一些,如果这个公众号是由比较权威的人办的,还是比较靠谱的。"[A16]

从中可见,微信中来自专业人士与权威机构的信息容易获得用户的信任,他们倾向于认为这些信息是科学的健康信息。这跟受众在现实生活中甄别和信任信息的机制一致。

四 社交关系影响甄别真伪

受访者对健康信息的甄别,受到了社交关系的影响。例如:

"我觉得这有一个朋友圈中对朋友的信任度的问题,如果是父辈会觉得他们的过滤能力较差,我就会选择不相信。但如果是同辈人,不论他们转什么我都会有兴趣去看一下,会有一种信任的倾向,因为觉得他们的过滤能力较强一点。"[St4]

"我主要是通过(信息发送的)人群来判断,如果是我叔叔啊或者是长辈类的朋友圈发送的这类信息,我基本都不看。"[A15]

从中可见,受访者依据社交关系建立了信息分级和过滤机制。受访者比较信任来自同辈的健康信息,而不信任来自家人的,尤其是父母转发的健康信息。这主要是从转发者的信息过滤能力角度考虑的。在不少受访者看来,父母的信息过滤能力低,更有可能传播伪健康信息内容。例如:

"我倒觉得我看的比较多的假的健康信息,是通过我父母的渠道,当然他们也是从微信朋友圈中看到别人发的,或者网上转过来的。"[St10]

"标题比较惊悚的，比如，'你不得不知道的几件事''警惕……'这种标题的信息一般都是父母发的，因为我们这个年龄段的人看到这类的标题，都会有一定的警惕。" [A12]

与父母针对子女的强度较大的健康信息传播相比，子女并不主动推送健康信息给父母。这反映出健康信息传播的代际不对等。有趣的是，一方面父母传递给子女较多的健康信息，但另一方面年轻人对这些健康信息的信任程度较低，形成了传播与信任之间的反差。

五　需求程度与从众心理的调节作用

在"双重处理模型"中，动机（motivation）和能力（ability）是影响信息处理的关键因素，人们采取何种方式处理信息，取决于当时的动机和能力。① 在早期的新闻学习研究中，媒介使用动机被认为是个体处理信息的先决条件之一，对个体详细处理新闻具有积极作用。② 埃夫兰（Eveland）认为，动机会驱使个体处理信息。③ 受访者对微信中的健康信息的处理，受到需求程度的影响。例如：

"对自己需要的信息恰巧在朋友圈上看见了的话，就会比其他信息更加倾向于去相信。比如，前段时间想去减肥，找了很多关于减肥的信息，很多都倾向于相信，可以做到的就去试，试了一段时间发现不行就放弃。因为是自己需要的，所以抱着'死马

---

① Metzger, M. J. , "Making Sense of Credibility on the Web: Models for Evaluating Online Information and Recommendations for Future Research", *Journal of the Association for Information Science & Technology*, Vol. 58, No. 13, 2014, pp. 2078 – 2091.

② Eveland, W. , "The Cognitive Mediation Model of Learning from the News: Evidence from Nonelection, Off – year Election, and Presidential Election Context", *Communication Research*, Vol. 28, No. 5, 2001, pp. 571 – 601. Eveland, W. P. Jr. , Shah, D. V. , & Kwak, N. , "Assessing Causality in the Cognitive Mediation Model: A Panel Study of Motivations, Information Processing, and Learning During Campaign 2000", *Communication Research*, Vol. 30, No. 4, 2003, pp. 359 – 386.

③ Eveland, & W. P. Jr. , "News Information Processing as Mediator of the Relationship between Motivations and Political Knowledge", *Journalism & Mass Communication Quarterly*, Vol. 79, No. 1, 2002, pp. 26 – 40.

当作活马医'的态度去相信它。"［St6］

"我也这么觉得，某条信息看不看可能取决于我感不感兴趣，恰好是我需要的，我可能就会点进去看一眼，哪怕是当反面教材。有一段时间，我妈采取不吃晚饭的方式减肥，当我看到朋友圈有这类信息说这样的减肥方式对健康伤害很大，我就很高兴，马上把这个信息转给我妈。"［St11］

从中可见，当受访者正在搜索某类信息时，其对该信息的信任程度会增加。也即是说，需求的迫切程度与甄别真伪之间存在"反向关系"。

健康信息的传播属性，例如，转发次数、热度等影响着人们的判断。例如：

"我转了一条关于健康的信息，是说少吃一点蘑菇，就是因为很多人转，所以我就有点信也转了。"［St7］

"我关注了一些公众号，我觉得大家都推荐的还是比较可信的，他们分享的一些健康信息还是有一些道理的，比如，'水隔了十六个小时就不能喝了，水里会有很多细菌'。大家都分享，所以我就觉得是真的。"［A17］

从中可见，转发次数越多，越热门的内容越容易被人们相信是真的。即，信息的流行程度影响人们的甄别。究其实质，是受访者的从众心理在起作用，体现了朋友圈的"众数原则"。

六 "指认"伪健康信息的"面子"问题

基于收集的资料发现，受访者较少明确地指出"微信好友"传播的信息是伪健康信息。他们选择指出伪健康信息的行为，受到了"面子"的影响。例如：

"如果此类信息没有对他们的生活造成什么严重影响，我就不会主动澄清。无论父母还是朋友都不会。我觉得这样很容易伤及彼此之间的感情。在朋友圈发布此类伪健康信息的一般是我的家人（尤其是我的长辈）。他们对于此类信息的辨识能力可能不是太强。如果我一味地否定这种观念、坚持'辟谣'的话，无疑也会伤了他们的心。所以我一向采取的是'视而不见'的态度。"〔A30〕

"有时候我的一些朋友老转发一些错误的健康信息，我特别想把那些辟谣信息转给他，但是碍于情面我就会忍住。"〔St11〕

从中可见，由于受访者认为公开澄清伪健康信息会伤害"好友"（包括父母、长辈和朋友）的"面子"，所以选择不去指出"好友"发布或转发的信息是伪健康信息。如果受访者觉得有必要指出"好友"的错误，会选择私下指出，而不是公开指出。例如：

"我一般会私下找转发那位朋友圈的人私聊，跟他解释一下为什么这条信息是假的，然后那位朋友或亲人一般会把朋友圈删除。因为转发虚假健康信息的人一般都是我的长辈，而且长辈们会相互影响，为了能让长辈不被虚假健康信息蒙蔽，我一定要跟他们讲清楚。"〔A21〕

"私下解决"的方式可以照顾伪健康信息发布者或转发者的面子，能够"一对一"地解决问题，但无益于证伪或消除网络公共空间中的伪健康信息。

甄别信息的真伪属性，是人们处理信息的重要环节。但是，甄别伪健康信息并非易事。莱万多夫斯基（Lewandowsky）指出，"人们通常无法认识到一条信息是否正确，直到它们被纠正或撤回"①。微信用户对健康信息的甄别，受到边缘信息、社交传播属性、信源、社交关

① Lewandowsky, S., Ecker, U. K. H., Seifert, C. M., Schwarz, N., & Cook J., "Misinformation and Its Correction: Continued Influence and Successful Debiasing", *Psychological Science in the Public Interest*, Vol. 13, No. 3, 2012, pp. 106–131.

系、需求程度、从众心理等的影响，不同的个体受到影响的程度有别。受访者利用其中的一个或多个因素，建立了自己的信息过滤体系与处理机制。

第四节　微信用户处理伪健康信息的主要模式："置之不理"

微信用户对于自认为是伪健康信息的，主要采取了"置之不理"的处理模式。例如：

> "对认为是假的健康信息，我从来不进行任何处理。因为知道这种信息是假的，就没有必要去转发或分享，传播假信息。"［A23］
>
> "对于被我自己判定为伪健康信息的文章，我一向采取的是'视而不见'的态度。看到了就当没看到，不转发、不评论、不点赞、不收藏，直接划过去。因为如果我已经确定它是伪健康信息却还要传播的话，对朋友圈的其他人来说无疑是一种不负责任的行为。"［A30］

微信用户采取的"置之不理"的处理方式，包括不传播、不求证和不纠正等。对于个中原因，受访者提到，不转发是不想误导别人。例如：

> "养生保健类的我一般就看看，不转，因为各人体质不一样，我觉得好的不一定适合别人，另外自己也不是太懂，不想误导别人。"［cg4］

受访者认为转发信息与个人形象有关，出于管理个人形象，他们在意转发的信息的真伪，有意避免由于转发伪健康信息而损害个人形象的情况出现。例如：

"我自己还是蛮注意转发的，我在朋友圈在空间在微博发的东西就不一样，我还是挺在意个人的形象。对于转发这种行为，我还挺注意它的传播效果的，不会转发那些不是很信的信息，对于这类信息主要通过收藏。" [St1]

更进一步分析，受访者选择不转发、不求证还出于时间和精力方面的考虑，他们认为伪健康信息太多，不愿意花费时间和精力去处理，也不愿意造成新的困惑。这涉及求证的成本与收益问题。例如：

"我不会去主动澄清。即使是父母或者亲密朋友转发的我也不会去澄清。因为澄清这个太麻烦，太累。我得去列举一系列科学的数据和官方的权威的报道来证明这个信息是假的。而且有时候他们就是看到了顺手一转发，如果仔细去辟谣，反而他们会觉得'就是一个消息而已，这么较真干吗'。" [A23]

"置之不理，就当没看到。因为当你不知道这个信息的真假时，还去思考这个问题，就会给自己造成困扰。我发现你去网上找资料证实时，很多时候是没有办法证实的，很多情况是一半人支持他说的是真的，一半人说他是假的，然后你又陷入了另外一个纠结的境界，所以这种情况下，我就当作没看过。" [A12]

求证伪健康信息的收益与成本是现实的"辟谣经济学"。反观另一种情况，一些微博大V或微信公众号会通过求证信息真伪积累网络人气，获取名望等社会价值，或者通过知识付费获得报偿，是推动求证与证伪的外部力量。

还有受访者提到，对于为何不转发或澄清伪健康信息，他们不仅认为转发会被认为不负责任，而且相信大多数人能够自己分辨真伪，转发或评论没有必要。例如：

"我一般也不会去转，因为周围朋友们自己的朋友圈信息量都很大，不需要我们去转发告诉他们。" [A15]

"我觉得朋友圈中的别人，不会按照伪健康信息提示采取相关的行为。有的假得很离谱，一般的人都可以分辨出来吧。"[Cg6]

上述是微信用户主动的传播行为，在微信社交中还有一些是被动接收其他人发来的健康信息的情况，受访者常常会采取回避策略，以摈除伪健康信息对自己的干扰。例如：

"不管是不是亲近的人，如果老是发这种虚假的健康信息的话，就把他拉黑。"[A12]

"在公众号看到的话就拉黑公众号，特别是那种我们非专业人士都可以看得出是假的信息，公众号还推送给我们，这就没有关注的必要了。朋友的话，如果是很好的朋友就私下提醒一下他。如果是一般的朋友的话，就会对他先形成一种负面的态度，下次他再发什么的话，就不太信任了。"[A13]

"我们除了按自己的生活常识来判断，还有就是在朋友聊天当中来讨论这些信息。不过在很多时候，我们不懂，我们就不接收它。比如，有关反季节食物的信息，我们不知道它是好是坏，那我们就不吃反季节食物，我们就按着季节来。"[St9]

受访者对微信中的健康信息有三种甄别结果：确定为真、认为是假、拿不准真伪。受访者的处理行为基本可以分为三种：置之不理、社交传播、求证。虽然目前我们尚不能建立三种判断与三个处理模式之间的准确关联，但从焦点小组的资料可见，多数受访者对能够确认为真或明确为假的健康信息，会采取置之不理（包括不传播、不求证、不辟谣）的处理方式。真伪难辨的健康信息给受访者带来了辨识困难与处理难题。

第五节　微信用户对伪健康信息的社交传播：信任与转发

通过焦点小组研究发现，一些受访者在甄别来自微信朋友圈或公众号中的健康信息的真伪后，其线上的传播行为包括点赞、转发、分享以及评论。从转发上看，受访者倾向于转发自己"信得过的"信息，对不信任的信息，转发很少。例如：

"我的朋友圈比较少，接收的这类健康信息比较少，但是还会有。看到有用的就点个赞。"［Sc3］

"我在转发的时候会比较注意它是由哪个公众号发出来的，如果是那些乱七八糟的号，而且界面设计得非常糟糕，或者一看就是一个营销号的话，我基本上都不转。我转给别人的都是我信得过的比较权威的公众号发的。"［St9］

分析来自年龄较大的受访者的资料，我们发现，中老年人群更加关注健康问题，出于关心子女的考虑，他们转发了不少健康信息给子辈。不过，由于中老年人群对信息可信度的感知不及年轻人敏感，而且信息处理能力较低，他们往往被动接受而非主动思考网络信息的可信性。① 因此，他们更容易相信微信中的健康信息（他们可能转发了自己信任但属于伪健康信息的内容）。在某种程度上成了传播伪健康信息的"志愿大军"。例如，有受访者谈及其父母的情况：

"我爸转发的那些关于吃喝的健康信息很多，我妈深信不疑，而且她还会把这些信息发给我，让我看。"［St3］

---

① Liao, Q. Vera, & W. T. Fu, "Age Differences in Credibility Judgment of Online Health Information", *Acm Sighit International Health Informatics Symposium ACM*, 2012.

子女通过微信推送给父母的信息，以纠正性信息居多。例如：

> "我会给我的父母发送健康类辟谣信息，比如我妈发了'教你八种喝水方法'，我就会把那个辟谣的原封不动地转给她，点对点地发给她。"［St11］

有时，受访者会把自己确认的伪健康信息转发给亲近的人，希望起着警示"好友"的作用。在此情境下，受访者扮演着"信息过滤器"的角色，并且受到社交关系的影响，选择只转发给亲近的人。例如：

> "如果是假的信息，我会转发给我亲近的人，比如父母、亲戚，提醒他们不要相信此类信息。例如，前段时间看到我妈转发的一个朋友圈'原来水果是按月份吃的，三月就要吃这个！'，打开后发现，这是一个名叫'每天穿衣搭配'的公众号推送的内容，我认为他（它）推送的信息不一定真实可靠，而且文中的内容基本上是每个月一种水果（而且那个月刚好是某种水果上市的季节），内容看起来像是俗语，没有任何科学依据。我就转发到家里亲戚的群里，并写了一句话：'只要干净卫生的水果，都可以吃，一个月只吃一种水果，那是不是一个月只能吃一种菜啊！'"［A19］

这意味着，用户转发伪健康信息的目的是复杂的，希望警示"好友"是其中的目的之一。

当受访者碰到似是而非或无法确切地甄别真伪的健康信息时，他们有时会使用微信的"收藏"功能。例如：

> "碰到自己当时辨别不了真假的信息，自己又有点感兴趣，比如一些健身类的信息，或者养生类的信息，一般不会转发，但会收藏下，然后去百度下看是不是正确的。"［St5］
>
> "不会转发那些不是很信的信息，不过，会收藏这类信息。"［St1］

总之，自己信任是微信用户转发健康信息的重要影响因素，这并不意外。问题在于，用户可能自己信任的是伪健康信息，进而把它们转发给好友。不过，有时微信用户虽然转发的是伪健康信息，但他们并不信任该信息，而是希望提醒好友。

第六节　微信用户对伪健康信息的求证与纠正："等待"与纠正行为

一　微信用户的求证行为

基于焦点小组的材料，本书发现，微信用户求证健康信息真伪的行为可以分为三种：一是社交求证，二是主动搜索求证，三是线下求证。对于真伪难辨的健康信息，受访者选择了运用多种方法进行求证。例如：

> "我曾经通过向学医的表妹请教，百度搜索资料、跟好友讨论，以及亲自试验等方式求证过。但没有在朋友圈转发求证，这样显得有些小题大做。"［A27］
> "一般情况下，我要对比几个信息源，如最近有微信说，Wi-Fi 信号影响人的健康，我又到医学朋友群中去佐证这件事，发现，确实有一定危害，但不是如信息中所说那么危言耸听，稍加防范即可。"［Cg5］
> "而类似于瘦脸啊这类问题，可能就会上网去搜索一下，但我更多地会去搜微博，因为微博会有很多人去评论，比如'试验过啊''是不是管用啊'之类的反馈。"［A17］

从上述可见，受访者倾向于通过搜索引擎、人际网络等求证健康信息的真伪，而很少选择在微信朋友圈求证。通过微信朋友圈求证，被"A27"认为是"小题大做"。这意味着，受访者的社交求证行为有着复杂的发生语境。例如：

"我看到坚信不疑的我就会点个赞,我觉得一般是假的话我也会转一下,因为我觉得是假的但也有可能它不是假的,我通过转发来看别人给我评论来反馈。"[St3]

在"St3"看来,他求证信息的真伪,是想获得社交反馈。此时,转发并不意味着他信任这些健康信息,而是一种社交行为。

不过,搜索引擎获取的求证信息带来了新问题。例如,有受访者说:

"会搞得我整个人都很矛盾,后来我也没怎么去查,因为百度到的还是那些传的谣言。"[A18]

"我觉得在线上找到答案几乎是不可能的,除非你亲身体验或者找更权威的人帮你去证实。"[A12]

这两位受访者指出,通过搜索引擎求证,存在两个问题:一是可能找不到答案,二是搜索出来的结果可能仍是谣言。

在受访者求证的信息类型中,真伪难辨的健康信息往往比伪健康信息更能激发求证行为。例如:

"如果一看就知道是假信息的话,我一般就会置之不理,我要求证的还是那种我一看觉得是真的但是还是有点存疑的那种。"[A14]

"曾经在朋友圈看到题为《指甲根部的小月牙能反映健康状况》的信息,我转发到朋友圈求证,结果证实该条信息为伪健康信息。我对假的健康信息的态度一般为心理上的自动忽视,除非有半信半疑的信息才会选择在朋友圈转发或评论。我的朋友圈里一般只有极少数的人会求证信息的真伪,我觉得他们也会自动忽视这些伪信息。除非是关系非常亲近的才会留言告知。"[A29]

这意味着，当受访者发现信息真伪难辨时，他们会采取更多的求证行为。这是因为，真伪难辨的健康信息带来了不确定性，容易诱致恐慌。用户为了消除不确定性带来的困扰和恐慌，会选择开展求证行为。

二 "等待"伪健康信息被纠正

有时，受访者不去求证信息，是因为"等待心理"在起作用。受访者认为信息社会中的信息快速流通，如果某个信息是有问题的，则会被人很快甄别，并且会有人出来证伪或纠正。因此，不需要自己主动求证。例如：

> "我有过这样的经历，对于朋友圈中不能确认真假的信息，不仅是健康信息，还包括其他信息，我一般是先等两天，一般来说朋友圈是蛮滞后的，微博先火起来了，火完了之后，才火到朋友圈，都火起来后就会有人出来辟谣。"［St11］

"等待"信息被证伪或纠正，与纠正或证伪伪健康信息需要花费时间和精力等成本有关。这涉及求证的主动性问题。如果按照人群划分，我们发现，大学生组在面对自身无法判断的信息时，常常会主动求证，体现了他们的信息处理能力。例如：

> "我对比较感兴趣的信息会查，比如说，我比较关注减肥，我在朋友圈看到关于减肥的方法，我会通过其他信息源去查，看这个是不是权威的。"［St1］
> "我是'江宁公安在线'的粉丝，我觉得特别信任这些官微，它专注辟谣，所以如果我在朋友圈看到无法辨别的信息，我就会截图发到微博上@江宁公安，在线请他们来帮我判断。"［St9］

三　风险认知与纠正行为

风险认知是指个体对存在于外界的各种客观风险的感受与认知。[①]
作为主体对客体世界的一种反应，人们对风险的主观估计常常存在偏
差。[②] 当面对不确定的风险事件时，高度的不确定性和严重的后果会
给个体带来强烈的心理冲击，甚至使得个体认知信息的能力和有效性
受到削弱，造成信息选择与认知偏差，其结果是使得风险被社会放
大。[③] 对风险的认知会促使人们提高警惕、改变态度，或者采取积极
的行为来应对风险，包括纠正伪健康信息的行为。研究表明，当个体
不能确定可能引起的不利后果以及这种后果的发生概率时，其对某一
事物的不确定性感知会更高，所产生的风险认知就更强。[④] 个体对风
险的评估越高，越可能采取辟谣行为。例如：

> "如果父母转发关于食物相克的信息就算是假的，我一般不
> 会去帮他们辟谣，因为不吃也无害。但如果是'坚持吃什么，就
> 会怎么样'这类信息，我就一定会关注，会评论来引起他们的警
> 觉。因为，吃进去的可能会有害。"［St5］

这意味着，个体对风险的评估不仅是指对自己的风险，而且包括
对家人的风险。"St5"认为，当他发现"坚持吃什么，就会怎么样"
的信息，可能对父母产生危害乃至较大的危害时，他会进行纠正，以
引起父母的警觉。

---

① 谢晓非、徐联仓：《风险认知研究概况及研究框架》，《心理学动态》1995 年第 2 期。
② Harry Otway, & Brian Wynne, "Risk Communication: Paradigm and Paradox", *Risk Analysis*, Vol. 9, No. 2, 1989, pp. 141 – 145. Bord, R. J., & Conner, R. E. O., "Risk Communcation, Knowledge, and Attitude: Explaining Reactions to a Technology Perceived as Risky", *Risk Analysis*, Vol. 10, No. 4, 1990, pp. 499 – 506.
③ 刘婧：《技术风险认知影响因素探析》，《科学管理研究》2007 年第 4 期。
④ 张郁、齐振宏、黄建：《基于转基因食品争论的公众风险认知研究》，《华中农业大学学报》（社会科学版）2014 年第 5 期。

四　卷入度与纠正行为

卷入度是影响受访者求证健康信息的重要因素。例如：

"我核实的话一般就是通过百度，因为朋友圈里看到的信息都是经过传播的，这些信息在网上也有一定的热度。这种情况下在百度上搜索，基本上每一次都能搜出相关的信息，这就给核实相关信息提供了一个参考路径。如果是这个信息跟我非常有关，跟我周围的朋友/家人很有关的话，会找学医的同学点对点地求证一下。"[A16]

"遇到一些我很感兴趣的，比如运动之类的，我就会我问一下我学体育的同学，而碰到一些与身体健康相关比较重要的信息的话我就会问学医的同学，或者是中医，跟我自身关系不大的信息一般不会去求证。"[A18]

这表明，受访者会根据微信中的健康信息与自己的相关程度，而选择性地求证真伪。相关度越高，用户越有可能开展求证行为。

五　社交关系与纠正行为

社交关系影响着微信用户纠正伪健康信息的行为。例如：

"如果是线下的面对面地聊这个信息的时候，你没有办法不回应。回应时，如果确定这个信息是有问题的，肯定会提出。还有就是看关系的程度，如果是好朋友发送的，且确实有问题的话，我会提醒。但是有时提醒了，我朋友会说他发送也是'标题党'，并没有很在意内容。"[A16]

"如果是不怎么相关的，或者是关系比较疏远的人，我基本上不会理会他们发布的消息。如果是比较亲近的朋友发布的，我可能会在下面进行评论或者与当事人私聊，让他们不要相信。"[A20]

从中可见，社交关系越近，越容易"激发"微信用户为"好友"求证健康信息真伪的行为。

子女一辈从父母那里接收了不少健康信息，对于子女甄别的伪健康信息，由于担心父母会受到影响，子女会优先选择为父母求证与澄清伪健康信息。例如：

> "我觉得这个要分关系，如果说是无话不说的朋友发的信息不正确，会在朋友圈提醒一下他，'这个可能不靠谱'。然后是父母，父母这辈的人对一些公众号可能比较信任，信这个信那个导致他们自己的辨别能力有所下降，我就会提醒他们不要老转发那些不靠谱的东西。但是，如果是一般朋友发的信息的话，我自己看了不信就不信，也不会特地去评论提醒他。"[A13]
>
> "我自己会在群聊中告诉亲人朋友这个是假的，如果是父母发的当然要澄清，还要打电话澄清，免得他们担惊受怕或者瞎买些药来吃，朋友转发的我一般会在评论里澄清。"[A22]
>
> "别人不会，如果是父母转发的，我会澄清。因为不希望他们转发一些不太好、不准确的信息，而且害怕他们相信伪健康信息。"[A19]

参与焦点小组的"父母们"回应了这一情况的存在。66 岁的"Sc11"谈道：

> "有些我信的就转给子女，有时我觉得信的，子女会不信还来纠正我。纠正过后，我也觉得他们说的有道理。"[Sc11]

总之，受访者求证与澄清伪健康信息的行为是选择性的，受到风险感知、卷入度以及社交关系等因素的影响，其求证和纠正行为是复杂的。有时，受访者自己并不主动开展求证和纠正行为，而是"等待"伪健康信息被纠正，这是一种"保守"行为，但受到求证和纠正的时间与精力等成本影响。

第七节　结论与讨论

本书运用焦点小组法探究受访者对微信中的健康信息的处理，研究发现如下：

第一，受访者常常根据页面（界面）设计、标题、用语等来判断所接收的微信健康信息的真伪，较多地采取了边缘处理路径，而较少采用中心路径来处理。微信中的伪健康信息庞杂繁多，受访者难以逐一辨识和澄清，采取边缘处理路径是一种简便而有效的方法，有可能形成受访者信息处理的惯性。这表明，伪健康信息自身的技术性要素（界面设计、标题与用语等）可以成为用户辨识的线索。但是，这也反映出受访者运用中心路径处理健康信息的能力有待提升。

不同群体辨识健康信息的方式有所差异，与其各自所拥有的资源优势有关。以大学生组与社会组为例，大学生组较之社会组拥有更强的信息处理能力，因而他们会依据信息属性（内容与论述的逻辑等），采取"信息互证"的方式来甄别健康信息。社会组的信息处理能力较弱，但生活经验丰富，因此他们较多地基于生活经验进行判断。这表明，用户总是优先启动自己的优势资源来甄别微信中的健康信息。

第二，受访者依据对健康信息真伪的判断，采取了不同的信息处理行为。但从总体上看，呈现出一种防御心理。当微信用户判断接收的健康信息是"伪信息"时，他们会视社交关系决定是否进行纠正性的评论或进行纠正。社交关系越近，受访者越有可能指出错误或者纠正"好友"原创或转发的伪健康信息。

受访者常常选择"私下"指出或纠正"好友"原创或转发的伪健康信息，而不是通过微信朋友圈或微信群公开指出或纠正。这受到了中国情理社会传统的影响。微信好友一般都是中国社会中的"熟人"，而中国人重视熟人之间的人情和面子，在接人待物上主张兼顾情和理。[1]

---

[1]　翟学伟：《人情、面子与权力的再生产———情理社会中的社会交换方式》，《社会学研究》2004 年第 5 期。

因此,受访者指出错误或纠正伪健康信息,会顾及"好友"的面子,常常选择私下进行。这种处理方式有利于解决面子问题,但是不利于纠正网络公共空间中的伪健康信息。

第三,用户较少开展社交求证,主要通过搜索与咨询专业人士求证伪健康信息。受访者对微信中的健康信息的求证主要受到社交关系、卷入度与风险认知等因素的影响。受访者与"好友"的社交关系越近、风险认知度越高、卷入度越高,越有可能开展求证行为。不过,三种因素具体的影响程度为何,尚需要进一步考察。

第四,用户对微信中的伪健康信息采取了三种处理方式:一是置之不理,二是开展社交传播,三是求证。受访者对伪健康信息的处理,形成了渐进的"处理链条"。一般说来,受访者首先会通过标题、用语、信息界面等来判断信息真伪;然后,通过直觉或常识、经验等断定是假的健康信息,就会置之不理,这是一种简单和经济的处理方式,是一种"自动过滤不接触"模式。接着,如果受访者对某个信息感兴趣,则会阅读或收藏,乃至选择性转发、评论。最后,受访者依据社交关系远近、卷入度、风险认知等,开展社交求证与澄清行为。当然,这一过程不是一个线性演进的过程,而是循环往复的"螺旋"。

第五,从微信用户的信息处理行为看,置之不理在整个过程中是较为常见的处理模式。究其原因,一是伪健康信息太多,用户无法逐一求证。由于信息过剩和快速流动,人们不可能花大量的时间和精力来处理伪健康信息。受访者倾向于通过简单、直接、明了的手段过滤伪健康信息,建立和管理其信息环境。二是很多伪健康信息对于受访者来说没有相关性。三是求证的成本高,但收益却不确定。四是情境与文化的影响。一方面,中医和西医两种文化与医学传统在中国社会同时流行,两种医学知识与传统存在不少不一致的地方,给用户带来了不少知识与理解上的困惑。另一方面,用户指出错误或纠正伪健康信息,受到了分享知识与纠错的习惯、情面等因素的影响。

考察人们对微信中的健康信息的处理,可以通过探究信息的扩散路径与过程分析在不同节点上人们处理行为的差异。微信朋友圈和微信群的私密性不利于我们考察健康信息的传播路径和分享过程，后续研究可以通过扩大焦点小组范围、增加焦点小组对象继续探讨。人们倾向于纠正伪健康信息的程度和意愿，尚没有得到充分的解释，这是后续研究可以继续探讨的议题。

第 九 章

基于关系传播的伪健康
信息的多元治理

本部分是对策研究，探讨如何治理伪健康信息。面对伪健康信息的泛滥，治理其恶性传播、降低乃至消除其社会危害是迫切的命题。不过，对其治理是一个复杂的过程，既需要考虑宏观架构，又需要注重微观行动。

第一节　社会层面：纠正伪健康信息
的社会协作

如前文所述，伪健康信息带来了不可低估的社会危害。以雾霾伪信息为例，对于个体而言，一些雾霾伪信息打着"提醒人们保护自己"的旗号，渲染、夸大事实，误导大众。例如，一些微信公众号散播了一些有关防霾食谱的伪信息，将人们防霾的注意力放在"食补"上，不仅于事无补，而且还容易导致人们忽视真正能够防霾的举措（如戴口罩、少开私家车等）。更有甚者，雾霾伪信息可能对个人造成生理或心理上的伤害，而这种伤害具有持续性，短期内难以根除。对于社会来说，相信伪信息比"无知"更可怕，[1] 如果社会中的大多数

---

[1]　Lewandowsky, S., Ecker, U. K., Seifert, C. M., Schwarz, N., & Cook, J., "Misinformation and its Correction: Continued Influence and Successful Debiasing", *Psychological Science*, Vol. 13, No. 3, 2015, pp. 106 – 131.

人接受了雾霾伪信息，那么可能构成与社会最大利益背道而驰的政治和社会决策的基础。同时，辨识和纠正雾霾伪信息需要花费不小的社会成本。

因此，纠正伪健康信息势在必行。不过，除了前文阐述的纠正伪健康信息并非易事之外，现有的对伪健康信息的纠正还存在诸多问题。例如，（1）在网络空间中，并不是所有的伪健康信息都得到了证伪与纠正。通常，证伪与纠正具有选择性。（2）对于微博辟谣来说，受到微博文章的字数限制，不少辟谣重在给出结论，而具体的逻辑和论述较少谈及。（3）还有一些网络纠正信息的内容不够丰富（信息量有限），会给出一些原文链接或辅助的资料链接，但是如果用户不去点击这些链接，则无法获取更多的信息。纠正网络空间中的伪健康信息是一项复杂的"工程"，需要社会力量介入和公众参与，并利用技术，创新方式方法。

一　社会力量与专业力量的介入和推动

纠正伪健康信息，需要社会力量与专业力量公开地介入，针对性地生产纠正性信息。社会力量指的是世界卫生组织、国家疾病预防控制中心、医疗机构、丁香园、果壳网等官方或半官方的医疗卫生机构（大多是权威机构）以及社会性的健康知识传播组织，专业力量指的是医药/医疗领域专业人士（包括医护人员、科普专家、养生专家、减肥专家等）。社会力量与专业力量纠正伪健康信息，在全球是通行的做法。例如，美国的非营利组织"科学与健康协会"拥有数百位专家与学者，他们会不时纠正伪健康信息，主动发布最新的健康信息，以教育消费者建立正确的健康观念。①

不过，部分专业人士奉行"独善其身"的做法，他们的时间和精力大多投入在研究与实践之中，很少利用专业知识开展证伪与纠正伪健康信息的活动。这本无可厚非。但是，专业人士"独善其身"不利

---

① ［日］松永和纪:《健康新知都是对的吗?》，桑田草译，世界图书出版公司 2011 年版，第 229 页。

于纠正公共空间中的伪健康信息,也无法发挥知识的优势。因此,需要越来越多的社会力量与专业力量介入证伪与纠正伪健康信息的过程。

强化社会力量与专业力量介入纠正伪健康信息,既需要解决参与不足的问题,还需要解决纠正性信息到达率的问题。社会力量与专业力量需要采用民众能够理解与接受的表达,有效而严谨地生产纠正性信息。

二 大数据背景下的"智能化"纠正

伪健康信息的传播具有历史性,并且会在传播的过程中出现"变体"。因此,可以利用大数据技术和数据库技术建设伪健康信息及对应的纠正性信息的数据库,集合历史数据,用数据库纠正伪健康信息。一方面,可以实现对伪健康信息的自动识别,提供传播预警;另一方面,针对沉渣泛起的伪健康信息,可以通过数据库比对进行智能化的纠正,降低证伪与纠正的成本。当前,微信辟谣小助手和腾讯新闻"较真"栏目等即是利用数据库进行智能化与自动化纠正。

利用数据库纠正伪健康信息,第一,需要建立伪健康信息和纠正性信息的样本库。一则可以整合原创性的网络辟谣平台的数据,二则伪健康信息可能存在多个版本,自动收集这些版本存在一定的难度,需要辅助必要的人工劳动,进而开展机器学习。第二,数据库的日常运行和管理,需要考虑及时更新的问题。第三,对于不同语种的伪健康信息与纠正性信息,需要进行识别、翻译与转换。

三 强化社交媒体时代的个体责任

网络社会的发展在实现社会网络化的同时,正在急剧推动着信息个体化生产与传播的进程。因此,证伪与纠正社交媒体时代的伪健康信息,需要强调个体的责任。强调个体的责任,并不是忽视社交媒体组织或机构的责任,而是强调二者并重。这里的个体,主要指的是普通网民。社交媒体的个体化,从根本上要求我们关注普通网民的社会责任。

以雾霾伪信息为例,雾霾伪信息的社交传播主体是公众,因此个体不生产、不传播雾霾伪信息，是减弱与放缓雾霾伪信息传播的重要途径。在很大程度上，完善伪信息治理体系、健全相关的法律法规、发挥大众媒介的作用，本质上都是对雾霾伪信息的传播进行"事后"补救，而从作为传播节点的个体角度阻遏或减少雾霾伪信息的社交传播，属于"过程中"的应对措施。因此，需要强调个体不生产、不传播雾霾伪信息的责任。

四　创新纠正伪健康信息的方式方法

从历时性角度看，伪健康信息在不断进化，并通过新的技术形态呈现出来（例如视频或 H5）。与之相对应，应当不断创新纠正伪健康信息的方式方法，以追求更好的纠正效果。根据笔者的观察，不少辟谣组织或平台已经在进行一些有益的尝试。例如，腾讯利用腾讯视频平台推出了"视频辟谣"这一新颖的形式，游戏式辟谣和日记式辟谣①等新方法也引起了不小的关注。

（一）"游戏式"辟谣

2018 年 2 月 20 日，剑桥大学研究者与荷兰媒介素养教育机构 Drog 共同研发了一款《洞穿假新闻》的页面游戏。游戏研发者认为，"假新闻"就像传染病毒，受众可以通过增强自身的免疫力来避免被欺骗。在心理学中，这种辟谣策略被称为"免疫策略"及"目标免疫策略"。②

研究者和游戏开发者认为，小剂量的假新闻就像"疫苗"能预防疾病一样，可以帮助受众抵御真正的假新闻。在这款游戏中，"玩家"可以通过担任伪信息的制造及发布者，掌握伪信息的制造技巧。例如，"扮演"（假扮公众人物或权威组织）、"分化"（煽动情绪以分化民众的意见）、"倒打一耙"（以人身攻击等方式降低指责方的信任度）、"阴谋论"（曲解原行为的动机）等。

---

① 为了尊重引文的原始表述，本处使用了"辟谣"的表述，和纠正的含义接近，主要指的是用正确的替代性叙事来反驳和矫正伪信息。本书在部分地方也使用了"辟谣"的表述，亦是在"纠正"的意义上使用的。

② 王筱莉、赵来军：《基于群体差异的谣言传播规律与政府辟谣策略研究》，复旦大学出版社 2016 年版，第 6 页。

（二）"日历式"辟谣

2017 年底，丁香医生推出"线上传播，线下实体销售"的《丁香医生健康日历》，将纠正伪健康信息与中国家庭必备的日历"嫁接"，推出了日历式辟谣。《丁香医生健康日历》加入了"潮汐日历""诗词日历"等日历引起的话题，引起了不小的社会关注。分析《丁香医生健康日历》发现，365 条纠正性信息所针对的伪健康信息，是人们在日常生活中常见却又容易误解的健康常识。

（三）中心性证伪和边缘证伪并重

关于纠正伪健康信息的具体方法，基于本书焦点小组的结论，需要同时注重中心性证伪和边缘性证伪。前者注重以事实、知识与逻辑进行证伪，后者注重从动机、标题（词语）、界面等角度证伪。中心性证伪有助于增加人们的知识，而边缘性证伪能够降低证伪的成本，并提高证伪的效率。考虑到网络空间中数量庞大的伪健康信息，边缘性证伪是必要的，而且在不少时候是有效的。

第二节　媒体层面：履行生产与传播 健康信息的责任

媒体在纠正伪健康信息中扮演着重要角色，[①] 本小节从新闻媒体和社交媒体两个层面，剖析媒体的作为及其责任。

一　新闻媒体层面：践行新闻专业主义

从新闻媒体对伪健康信息的报道看，有一小部分媒体对伪信息的报道存在一定的问题。例如，本书的前期研究运用内容分析法和文本分析法，检视大陆的报纸（包括党报和都市类报纸）于 2005—2014 年的伪健康内容报道发现：疗效未经证实的偏方、民间/民俗传统疗法、非正规医学建议的减肥偏方是报纸中呈现最多的伪健康信息。都市类

---

① 吴世文、王一迪、郑夏：《可信度的博弈：伪健康信息与纠正性信息的信源及其叙事》，《全球传媒学刊》2019 年第 3 期。

报纸常常以传播健康知识的名义，运用轻松娱乐的方式隐性地开展报道。[①] 这种现象令人担忧。

新闻媒体需要正确地报道与揭露伪健康信息。首先，新闻报道应当秉持新闻专业主义的要求，报道内容准确、科学，不得出现内容错误，有意无意地传播伪健康信息。第二，新闻报道应当排除权力与商业的干扰，不得传播伪健康信息。第三，在具体报道中，新闻记者需要注重引用专业人士和权威机构作为信源，从而避免传播伪健康信息。第四，对于报道中提及的伪健康信息，注重提供科学的和专业的纠正性信息。第五，对于科学研究尚不能给出确切结论的健康信息，应当以科学的态度报道"不确定性"，不得断章取义。

二 社交媒体层面：强化社会责任

本书在第四章以微博为例，从真实、权威、时效、全面、深度、原创、客观 7 个维度，对个人微博账号和营销类微博账号的健康信息质量进行了评估。研究发现，微博健康信息的质量总体不高。由于微博等社交媒体生产与传播了大量的健康信息，因而，这种情况令人担忧。

本书认为，针对社交媒体生产与传播的健康信息质量不高的问题，需要强化社交媒体的社会责任。虽然关于社交媒体作为平台是否有义务对其"承载的"内容承担责任的问题，尚存在一些争议，但是，越来越多的共识指向社交媒体应该承担必要的社会责任。社交媒体可以考虑做好如下几个方面，以更好地履行其在健康信息生产与传播中的社会责任。

一是对于被医学专业共同体认定为是伪健康信息的内容，应当排除商业利益的干扰，阻断其在社交媒体中的恶意传播。对于信源不明确的健康信息，应当建立"警示机制"（例如弹窗提醒或文章开头警示等）提醒用户警惕。当然，在这一过程中，需要防止打压正常的和

---

① Shiwen Wu, Qinghua Yang & Shibo Shao, A Worrying Landscape of Health Communication: Reports of Health Misinformation in Chinese Newspaper, Kentucky Conference on Health Communication "Building a Culture of Health", April 14 – 16, 2016, Hyatt Regency, Lexington, KY.

科学的健康信息流通。

二是社交媒体平台可以通过加大与权威机构（政府等）与专业人士合作，加大科学的健康信息的供给力度（包括纠正性信息）。尤其是，在新冠肺炎疫情这样的重大突发公共卫生事件中，需要加大纠正性信息的生产和供给力度。

三是利用技术平台，针对伪健康信息开展智能化纠正。

四是利用数据库和技术优势，精准传播科学的健康信息和纠正性信息。

总之，社交媒体有能力和有义务促进科学的健康信息和纠正性信息的生产与供给，并推动这些信息精准传播，以挤压伪健康信息的传播空间。对于已经产生的伪健康信息，社交媒体可以参与和促进纠正性活动，以降低伪健康信息的传播危害。

第三节　个体层面：提升媒介素养和健康素养

伪健康信息不仅关乎信息的真伪属性，也是叙事的产物，涉及人们的认知差异，即是否认为特定的信息是伪健康信息，以及真伪的程度。同时，抵抗伪健康信息带来的负面影响，信息接收者的个体特质可以发挥不可低估的影响。健康素养较高的个体能够"免疫"伪健康信息，而伪健康信息的易感人群，例如三四线城市的农村受众、中老年人群、妇女，容易成为伪健康信息的"接力者"。[1] 据调查，2019 年我国居民健康素养水平升至 19.17%，[2] 总体水平继续稳步提升，这是一个好的趋势。但是，相对水平依然不高，还有很大的提升空间。在网络传播时代治理伪健康信息的恶意传播，需要考虑个体的媒介素养和健康素养。

受众对信息的认知与理解，取决于其知识结构与认知结构。当受

---

[1]　喻国明：《社交网络中谣言易感人群的新特点及效应机制》，《教育传媒研究》2018 年第 2 期。

[2]　中国健教协会：《2019 年全国居民健康素养水平升至 19.17%》（2020 年 4 月 27 日），2020 年 5 月 8 日，https：//mp. weixin. qq. com/s/ZKneh95Fuk8t_ AZAnIFayQ。

众在面对健康信息时，如果其原有的健康知识水平低，则只能接受健康信息的表面意义，而不能正确地理解信息，以及甄别信息中的矛盾和伪信息的成分。相反，当受众拥有较高水平的健康知识结构和良好的认知结构时，就可以由表及里地理解信息的含义，做出正确而有效的取舍。因此，治理伪健康信息，在个体层面需要提升个体的媒介素养与健康素养。

一　媒介素养、健康素养与网络健康素养

媒体素养指的是人们面对媒体各种信息时的选择能力、理解能力、质疑能力、评估能力、创造和生产能力以及思辨的反应能力。[1] 通常，媒介素养被认为是对媒介及媒介内容认知和批判的融合过程。[2] 为厘清媒介素养的概念，有必要阐释网络素养、信息素养等概念。

（1）网络素养。随着新媒介技术的快速扩散和广泛应用，由网络素养（有时也被称为"新媒介素养"）差异带来的数字鸿沟，成为人们网络社会生存中难以回避的现实问题。[3] 早在 1994 年，美国学者麦克库劳（C. R. McClure）就提出了网络素养（Net - work Literacy）的概念，他认为网络素养包括知识和技能两个方面，[4] 囊括了网络信息素养、计算机素养、数字素养等。

（2）信息素养。信息素养是利用大量的信息工具及主要的信息资源，使问题得到解决的技能。[5] 信息素养是媒介素养的一部分，强调

① Thoman，E.，"Skills and Strategies for Media Education"，*Educational Leadership*，Vol. 56，No. 5，1999，pp. 50 - 54.

② Potter，W. J.，*Theory of Media Literacy：A Cognitive Approach*，Los Angeles：Sage Publications，2004.

③ E.，& Hargittai，"Internet Access and Use in Context"，*New Media & Society*，Vol. 6，No. 1，2004，pp. 137 - 143. Hargittai，& Eszter，"An Update on Survey Measures of Web - oriented Digital Literacy"，*Social Science Computer Review*，Vol. 23，2005，pp. 371 - 379.

④ Mcclure，C. R.，"Network Literacy：A Role for Libraries？"，*Information Technology & Libraries*，Vol. 13，1994，pp. 115 - 125.

⑤ Hobbs，R.，"Multiple Visions of Multimedia Literacy：Emerging Areas of Synthesis"，In：McKenna M（eds.），*International Handbook of Literacy and Technology*，Mahwah，NJ：Lawrence Erlbaum，2006，pp. 15 - 26.

从批评角度解读信息，进而转变观念和促成行为，最后构建新知识。

健康素养的概念于20世纪70年代提出，与健康传播研究的兴起密切相关。[①] 简言之，健康素养（Health Literacy，HL）指的是个体获得、理解和利用基本的健康信息或服务，做出正确决策，进而达到维持和促进健康的能力。一般说来，健康素养主要从功能性健康素养（包括"文化水平"、"阅读能力"和"理解能力"等）、互动性健康素养和批判性健康素养3个层次来测量。[②] 在操作化层面，健康素养可以分为3个方面：健康理念和基本知识，健康生活方式与行为，健康技能。[③]

健康素养对于公民具有重要的意义。具备健康素养的人能够根据现实状况应用健康知识，参与有关健康、科学和文化话题的讨论，[④] 而健康素养低的人却不能。不过，掌握健康知识和健康技能，并不一定能转化成为健康的生活方式和行为，从健康知识、技能到健康的生活方式和行为的转化，并非一次性的，受到环境、社会、经济等诸多因素的影响，有效的转化是一个渐进的过程。[⑤]

公众的健康素养受到多种因素的影响。尼尔森·波尔曼等人指出，文化和社会、卫生系统、教育系统是影响健康素养的3个主要因素。[⑥] 一项针对我国某市市民的调查发现，城市人群的健康素养水平明显高于农村和城市外来人群。[⑦] 农村人群的经济收入、文化程度较低，农

---

① Simonds, & S. K., "Health Education as Social Policy", *Health Education Monographs*, Vol. 2, 1974, pp. 1 – 10.

② 王萍:《国内外健康素养研究进展》,《中国健康教育》2010年第4期。

③ 张卫、陆燕、陈英、汤海英、张琳:《上海市奉贤区癌症患者健康素养影响因素的多元回归分析》,《上海预防医学》2013年第4期。许明、闫石、宋钰、杜玉:《沈阳市居民健康素养分析》,《中国公共卫生》2015年第1期。

④ Zarcadoolas, C., Pleasant, A., & Greer, D. S., "Elaborating a Definition of Health Literacy: A Commentary", *Journal of Health Communication*, Vol. 8, No. 1, 2003, pp. 119 – 120.

⑤ 涂忆桥、李俊林、黄远霞、李毅琳:《武汉市居民健康素养综合评价及影响因素分析》,《中国公共卫生》2013年第7期。

⑥ Nielsen – Bohlman L., Allison, M., & David, A., *Health Literacy*, Washington, DC: The National Academies Press, 2004, pp. 32 – 35.

⑦ 涂忆桥、李俊林、黄远霞、李毅琳:《武汉市居民健康素养综合评价及影响因素分析》,《中国公共卫生》2013年第7期。

村地区的公共卫生投入相对较少，健康教育的可及性较差，因而农村人群的健康素养水平较低。

关于健康素养的测量，通过题项打分或者选择对错是主要做法。基于打分的结果，研究者将健康素养划分为不同的等级，诸如低于基础级、基础级、中级、优良级（Below Basic，Basic，Intermediate，or Proficient level）等。[1]

新媒介环境下，大规模的健康信息涌向受众，而且信息的编码方式比传统媒介更为复杂，往往兼具声音、视频、图片、文字等，[2] 增加了受众甄别健康信息的难度，也是网络健康素养需要解决的问题。诺玛（Norma）将网络健康素养定义为从电子媒介中寻求和评估健康信息，并应用这些知识来解决健康问题。[3] 网络健康素养对受众提出了更多的要求：除了基本的读写技能外，还需要了解计算机知识、基本的科学知识以及网络健康信息是如何产生、传播和接收的。[4] 根据诺玛的界定，网络健康素养包括六种（如同百合花的花瓣一样，每一片花瓣代表一种素养）素养：传统素养、健康素养、信息素养、科学素养、媒介素养和计算机素养，形成了"百合花模型"。[5] 这六种素养相互独立又相互关联，可以进一步分为分析型和内容型两大类。分析型素养包括传统素养、媒介素养和信息素养，内容型素养包括计算机素养、科学素养和健康素养。分析型素养有着广泛的应用，不受专业知识的限制，而内容型素养则具有领域独特性的限制。

不少网络健康素养研究关注新媒体使用与信任医生之间的关系。一项针对我国两个城市的居民使用新媒体接收健康信息的调查发现，

---

[1]　Kutner, M., Greenberg, E., Jin, Y., & Paulsen, C., "The Health Literacy of America's Adults: Results from the 2003 National Assessment of Adult Literacy. NCES 2006 – 483", *National Center for Education Statistics*, Vol. 39, No. 10, 2006, pp. 685 – 687.

[2]　余秀才:《全媒体时代的新媒介素养教育》,《现代传播》（中国传媒大学学报）2012 年第 2 期。

[3]　Norman, C. D., & Skinner, H. A., "EHealth Literacy: Essential Skills for Consumer Health in a Networked World", *Journal of Medical Internet Research*, Vol. 8, No. 2, 2006, p. e9.

[4]　Ibid..

[5]　Ibid..

新媒体的使用会降低对医生的信任。但年轻群体中的大多数人不会直接相信网络中的健康信息，而是会向专业的医护人员求证。[1] 而关于西班牙学生使用新媒体获取健康信息的研究得出了不同的结论，学生群体对新媒体的使用不会降低对医生的信任，新媒体所提供的信息多数时候只起到辅助的作用，传统的医疗办法仍占据主导地位。[2]

总之，网络健康素养要求受众在面对和处理网络中的健康信息时，应当形成对新媒介环境与技术使用的科学认知，具备健康领域的科学知识，以及具备比传统媒体环境中更高程度的信息识别和批判能力。

二　提升公众的网络媒介素养和网络健康素养

如何治理谣言，金兼斌追问：谣言可以止于智者，但何以止于大众？这可谓"金兼斌之问"。[3] 在人人都是信息生产者和传播者（"人人皆媒"）的时代，大众可以方便快捷地参与伪健康信息生产与传播过程，伪健康信息如何"止于"如此大规模的大众，是一个越来越突出的问题。在个体层面治理社交媒体中的伪健康信息，需要通过教育的手段来提升个体的网络媒介素养与网络健康素养。

一般意义上的网络媒介素养教育，应当从两个方面开展：第一，让公众学习如何理智地甄别网络媒介真实与社会真实，做出正确的事实性判断；第二，在此基础上，培养公众对网络信息进行正确分析、评价的能力。[4] 具体说来：（1）培养操作技术设备的能力；（2）增强应用信息的能力；（3）培养信息伦理；（4）引导公众正确认识信息爆炸、信息失序等现象。

因应伪健康信息对网络健康信息传播的干扰，研究者主张对网络

---

① 郑满宁：《缺位与重构：新媒体在健康传播中的作用机制研究——以北京、合肥两地的居民健康素养调查为例》，《新闻记者》2014 年第 9 期。

② Montagni, I., Parizot, I., Horgan, A., Gonzalez – Caballero, J. – L., Almenara – Barrios, J., & Lagares – Franco, C., "Spanish Students' Use of the Internet for Mental Health Information and Support Seeking", *Health Informatics Journal*, Vol. 22, No. 2, 2014, pp. 57 – 60.

③ 《流言止于智者，如何才能止于大众呢？》（2018 年 1 月 9 日），2020 年 5 月 9 日，搜狐网（http://www.sohu.com/a/215526779_ 464408）。

④ 蔡骐：《突发事件中的网络媒介素养》，《网络传播》2006 年第 8 期。

健康信息检索者进行教育。① 网络健康素养教育重在增进公众的健康知识，提升其对网络健康信息批判性接受的能力。人们接收伪健康信息并被其误导，在很大程度上是缺乏相应的健康知识导致的。因此，网络健康素养教育需要以增进人们的健康知识为重，然后在此基础上提升公众批判地接收网络健康信息的能力，从而帮助公众辨识网络伪健康信息。

教育作为提升公众网络媒介素养与网络健康素养的手段是有效的，但在具体操作方面还需要反思如下问题：教育能够覆盖的范围为何，教育的内容、持续性与效果为何，如何保障施教内容的时效性，如何评价与修正教育的效果，等等。从实践层面看，基于社区的网络媒介素养与网络健康素养教育能够取得一定的实效，但覆盖范围有限，而且存在地区差异。如何逐步推动全民范围的网络媒介素养与网络健康素养教育，是一个重大课题。一种可行的路径是，将网络媒介素养与网络健康素养教育列入国民教育科目，成为持续性的教育活动，争取通过持续的教育过程收到实效。

三　个体辨识、求证伪健康信息的步骤与过程

对于个体来说，浸润于伪健康信息之中，置之不理是一种消极的应对之策。那么，从积极应对的层面讲，如何辨识伪健康信息，以及如何求证伪健康信息，是一个紧迫的问题。对于受众来说，施瓦茨（Schwarz）认为，个体可以从四个方面入手，对接收的信息进行思考和判断，以屏蔽伪信息对自己的影响：一是这些信息是否与其他的信息具有逻辑兼容性；二是这种信息是否内部一致，而没有自相矛盾；三是是否有可信的信源；四是除了"我"之外，其他人相信吗？②

---

① Crespo, J., "Training the Health Information Seeker: Quality Issues in Health Information Web Sites", *Library Trends*, Vol. 53, No. 2, 2004, pp. 360 – 374.

② Schwarz, N., "Meta – cognitive Experiences in Consumer Judgment and Decision Making", *Journal of Consumer Psychology*, Vol. 14, No. 4, 2004, pp. 332 – 348. Schwarz, N., Sanna, L. J., Skurnik, I., & Yoon, C., "Metacognitive Experiences and the Intricacies of Setting People Straight: Implications for Debiasing and Public Information Campaigns", *Advances in Experimental Social Psychology*, Vol. 39, 2007, pp. 127 – 161.

不过，个体对社交媒体中伪健康信息的甄别存在不少问题：一是社交媒体中的伪健康信息数量巨大，而且还有不同形式的"变体"。二是个体甄别伪健康信息，存在知识、经验、成本等局限，而且个体之间的甄别能力有异。三是在社交媒体传播语境中，个体在不少时候是"偶遇"伪健康信息，其甄别具有随意性和不确定性。四是如何确保甄别的结果是可靠的，不会产生误判，或者导致次生的伪健康信息，是一个新问题。个体提升辨识伪健康信息的能力尤为紧迫。

基于本书收集的案例，以及研究结论，笔者提出，个体可以遵循如下过程与步骤甄别与求证伪健康信息。

第一步，如果信息标题、用语以及界面设计有夸张的或者令人不适的成分，则进入警惕环节，应当质疑；第二步，如果发现商业意图以及个体主观目的明显，则质疑和批判；第三步，搜索信息解决自己的疑问，进一步做出判断，也可以进行社交求证；第四步，寻求来自专业机构或专业人士的信息验证自己的判断，必要时进行信息的"三角求证"；第五步，依据求证后的结论，开展社交传播行为；第六步，依据合理的判断决定采取或不采取相应的健康行为。

这可视为辨识伪健康信息的"分层处理理论"。人们之所以需要分层处理，主要是因为网络空间中的伪健康信息规模庞大，人们没有足够的精力和资源来甄别与求证。个体仅与部分伪健康信息相关，因此，选择性甄别和求证是有效的策略。

值得指出的是，纠正性信息还需要考虑扩散的问题。人们发现，伪信息常常跑得比"真相"快，[1] 这是纠正伪健康信息的一大挑战。为了消除或减少伪健康信息的危害，需要促进纠正性信息的扩散，改变纠正性信息"没人看"（"传播不开"）的局面。[2] 第一，在纠正性信息的设计上，可以注重使用轻松活泼与生活化的语言来表述。有论者以科普传播为例指出，"科普是科学知识的营销，是科学的表演。

---

[1] Vosoughi, S., Roy, D., & Aral, S., "The Spread of True and False News Online", *Science*, Vol. 359, 2018, pp. 1146 – 1151.

[2] 《朋友圈谣言满天飞科学家和媒体辟谣为何没人看?》（2015 年 6 月 18 日），2018 年 8 月 3 日，网易新闻（http://news.163.com/15/0618/08/ASCML4BL00014JB6.html）。

它的目的不是培养科学家，而是有效地传递科学知识，让听众读者有个大概的认识，所以不能一味地追求严谨。……所以要放低姿态。有时要去学一些表演，把自己变成一个段子手，甚至脱口秀表演者，这样才能吸引更多听众的注意力，调动他们的积极性，达到预期的效果"①。这段话指出了纠正性信息叙事的重要性。如何将专业话语转换成大众可以接受的"语言"，是证伪与纠正伪健康信息需要考虑的问题。第二，最大限度地利用可能的传播渠道扩散纠正性信息，尽可能地覆盖接触过伪健康信息的人群，以扩大证伪与纠正的效果。第三，注重评估纠正性信息的扩散效果，通过评估来优化纠正性信息的传播效果。

---

① 科学传播人：《科学传播从业者专访丨吴宝俊：理论物理博士"玩"转科普》（2018 年 3 月 18 日），2020 年 5 月 8 日，http：//mp. weixin. qq. com/s/EeIGYsTqsws6UahDpxH8EQ。

第 十 章

"健康中国"战略背景下的伪
健康信息传播研究

本部分是对本书的总结，回到宏观层面思考伪健康信息研究及其未来的可能走向。在"健康中国"战略背景下和大健康时代，伪健康信息研究有着更为宏大的议题与诉求。伪健康信息治理如何适应时代的发展，是理论研究需要回应的命题，需要开展追踪研究。

第一节　本书的研究贡献、不足与展望

一　研究贡献

本书从"内容—传播—用户—影响—治理"五个维度组织研究，分为两个部分：一是关于伪健康信息及其传播，二是关于甄别和求证伪健康信息，主体内容和研究发现如下。

一是伪健康信息在微信群中的传播及其纠正。基于我们收集的资料发现，微信群中的伪健康信息以转发居多，传播源头具有不确定性，大量的伪信息难以溯源。伪健康信息可以在不同的平台流通，并且可能出现"放大"与"增殖"，个体在微信群中扮演着伪健康信息"放大器"的角色。针对伪健康信息形成的传播链条或信息流，纠正性信息可以成为阻滞其扩散的因素。但是，不少微信用户对微信群中的伪健康信息采取了置之不理的态度，这是造成伪健康信息在微信群中泛滥的原因之一。

通过分析微信群以及网络关系发现，微信群中传播伪健康信息

的成员常常集中于活跃的几个人,可谓传播伪健康信息的"意见领袖"。微信群中的活跃者在纠正伪健康信息的过程中也可能是积极的行动者。这意味着,治理微信群中的伪健康信息需要从活跃的少数人入手。

二是伪健康信息的内容属性以及用来纠正它们的纠正性信息的内容特征。基于内容分析和比较研究发现,伪健康信息一方面具有鲜明的"个性",比如标题确定性高等;另一方面,伪健康信息"借用"科学的信源以及科学框架等"伪装"自己,企图增强自身的说服力。分析伪健康信息的内容构成特征,有助于我们从内容上辨识伪健康信息。尤其是,当人们面对信息时代的海量信息时,无法逐一从知识、逻辑上甄别伪健康信息,而从内容特征来甄别,就不失为一种经济和有效的做法。

通过分析纠正性信息的内容特征,我们发现纠正性信息存在一些不足,比如不少信息的信源不明确,插入了无关的图片,标题使用了较多的疑问句,标题的不确定性较高,等等,这会对纠正性信息的纠正效果产生影响。这表明,纠正性信息不仅要避免成为新的伪健康信息(即"辟谣之谣"),而且应当思考如何有效地针对伪健康信息的内容构成进行内容设计和表达的问题。

三是公众对癌症伪信息的接触与辨识。第一,基于调查研究发现,受调查者对于癌症的科学认知较高,对非科学的癌症知识的认知也不低,总体的情况是不错的。第二,受调查者从微信中获取的癌症信息较多,但是,他们接触微信中的癌症信息越多,其对非科学的癌症预防方法的认知度就越低,这需要引起我们对微信中的癌症信息的警觉。第三,分析人口统计学因素发现,年龄越大的受调查者,对癌症筛查的认知度越高,对科学的癌症治疗方法的认知度也越高,对科学的致癌因素以及科学的癌症知识(癌症基本认知)的认知度亦越高。这意味着,年长者对癌症有着较高的认知,但是年轻人对癌症的认知不够。第四,对于微博来说,受调查者接触微博中的癌症信息越多,其对科学的癌症治疗方法的认知水平越低。这意味着,需要考问微博中的癌症信息的质量问题。第五,对于致癌因素来说,癌症信息接触不能预测受调查者对致癌因素的认知水平。这意味着,公众对致癌因素的认知是复杂的,而且存在其他因素影响着公众的致癌因素认知。

四是网友对微信中的健康信息的接收、辨识与处理。第一,受访者常常根据健康信息的标题、信源、网页或界面判断其真伪,采取的是边缘路径,而较少采用中心路径处理模式。第二,受访者依据对健康信息真伪的判断,采取了不同的信息处理行为,但以防御性行为("置之不理"的模式)为主。第三,受访者是否指出或纠正微信好友所发布的伪健康信息,受到人情与面子的影响,具有鲜明的中国语境特色。第四,受访者对微信中的健康信息的求证主要受到社交关系、风险认知以及卷入度等要素的影响,但不少受访者有"等待"心理,自己不去主动求证和纠正伪健康信息,而是等待伪健康信息被"他者"纠正。这是一种寻求"外部性效应"的自我保护行为。

五是如何甄别伪健康信息。在社交传播时代,个体对伪健康信息的甄别与求证可以遵照如下步骤进行:第一步,如果信息标题、用语以及界面设计有夸张的或者令人不适的成分,则进入警惕环节,应当质疑;第二步,如果发现商业意图以及个体主观目的明显,则质疑和批判;第三步,搜索信息解决自己的疑问,进一步做出判断,也可以进行社交求证;第四步,寻求来自专业机构或专业人士的信息验证自己的判断,必要时进行信息的"三角求证";第五步,依据求证后的结论,开展社交传播行为;第六步,依据合理的判断决定采取或不采取相应的健康行为。这可视为辨识伪健康信息的"分层处理理论"。

六是如何纠正伪健康信息。纠正伪健康信息需要强化纠正力量,实现权威机构、专业人士和公众共同参与,并不断创新纠正伪健康信息的方式方法。当前,专业人士对纠正伪健康信息的参与不够,需要解决他们参与不足以及纠正性信息到达率偏低的问题。个体在社交媒体时代是生产与传播纠正性信息的潜在节点,因此,需要强调个体的责任。

本书从强烈的问题意识入手,具有一定的研究价值。在理论层面,第一,从学理层面分析微博与微信中伪健康信息的生产与传播,引入传播学、社会心理学和情报学的理论资源,致力于揭示伪健康信息传播、接收与影响的规律,在具体研究过程中结合经验数据和中国语境,修正、拓展了一些"理论点"。例如,中心证伪与边缘证伪,伪健康信息的处理层次等。第二,关于伪健康信息的传播及其影响,存在诸多争议。本书介入这些争议,提供了新的解释维度。例如,纠正性信息的信源采用,标题句式等。第三,通过讨论伪健康信息的构成,揭示了伪健康信息的特征,有助于我们更好地认知与应对伪健康信息。

在实践层面,针对微博与微信中伪健康信息传播的现实问题,在探讨伪健康信息传播机制、接收与处理行为的基础上,注重开展对策研究,能够为解决伪健康信息的恶性传播提供导引。例如,本书基于经验数据,强调医疗专业人士更多地参与甄别、求证和纠正伪健康信息,从而扩大纠正性信息的供给量。伪健康信息会导致人们形成错误的认知,并有可能诱致不当的应对行为,甚至引发社会恐慌。本书致力于提出甄别、反驳、纠正伪健康信息的策略与方法,能够帮助公众提高警惕,帮助人们甄别伪健康信息,降低个体接受伪健康信息的概率,为控制其恶性传播提供引导,亦为治理微博与微信中的伪健康信息传播提供引导,从而降低伪健康信息的社会危害。同时,可以为开展健康教育活动与健康干预行为提供思路。

二 研究不足与展望

限于主客观条件(例如伪健康信息的庞杂性,研究经费和研究时间的限制等),本书还存在一些需要完善的地方,主要体现在:

首先,对于伪健康信息在中国生成与传播的历史,以及纠正伪健康信息的历史,本书虽有涉及,并且认识到这一问题的重要性,但仍有待深入阐述。

第二,不同类型的伪健康信息具有差异化的特征,其证伪与纠正的方式方法有所差异。本书未能深入比较不同类型的伪健康信息,是为缺憾。

第三,关于证伪与纠正伪健康信息的效果,还需要使用控制实验法等进一步研究。

第二节 "健康中国"战略与伪健康
信息传播研究

随着《"健康中国 2030"规划纲要》与《健康中国行动（2019—2030 年）》出台，"健康中国"上升为国家战略，正在加快推动中国进入"大健康时代"。"健康中国"战略激发了新的社会实践。当前，发展大健康产业，优化健康服务，增加人民群众健康福祉，是政府、学界和实业界普遍关注的热点问题。随着生活水平的提高，人们对健康问题越来越重视（中国进入老龄化社会的进程加速，使得健康问题成为了社会问题），社会需要越来越多的健康产品与服务，必将推动健康产业的发展与个体健康活动的开展。在学术研究层面，"健康中国"战略正在成为推动健康传播研究的政策性力量。

中国的健康传播目前尚处于探索发展阶段。随着中国健康问题的突出和健康需求的发展，健康传播研究的意义与重要性毋庸置疑，也可以推动健康传播在中国有所作为。这呼唤我们在新的条件下推动健康传播研究。健康问题是一个综合性的社会问题，健康传播研究需要在跨学科视野下展开。当前，适应大健康时代的发展，迫切需要更多的研究者关注伪健康信息传播问题，并通过扎实有效的研究工作推动我国健康传播研究的发展。在此，笔者分别从伪健康信息传播研究、证伪与纠正伪健康信息研究等方面进行思考。

一 再思伪健康信息传播及其研究

伪健康信息干扰着科学的健康信息的传播，影响着人们的健康认知、态度与行为。如前文所述，研究伪健康信息传播具有重要的现实意义和理论价值。在大健康时代，随着公众的健康需求越来越多，伪健康信息随之会更为泛滥，这是健康传播新的挑战，如何治理伪健康信息成为新的课题。

伪健康信息在网络环境中可以通过不同的载体与渠道传播，厘清伪健康信息在不同平台和载体中的传播特征，有助于认清伪健康信息的传播现状,进而开展多元治理。因此,后续研究可以对伪健康信息在不同平台中的传播特征及其效果开展比较研究,例如,对传统媒体内部(报纸和电视节目中的伪健康信息)、新媒体内部(例如网站和社交媒体中的伪健康信息)以及新旧媒体之间的情形开展比较研究。

伪健康信息的生产与传播有其历史过程,伪健康信息在演变的过程中会出现多种"变体",其传播过程存在发生、发展与平息的"生命周期"。因此,后续研究需要将伪健康信息及其传播置于历史视野中考察,关注同类型的伪健康信息的演变历史,伪健康信息与纠正性信息相互作用的历史进程,等等。

伪健康信息对老人、妇女、儿童等弱势群体,以及某些病患者具有更大的危害,即对易感人群的危害更大。后续研究需要讨论伪健康信息影响易感人群的机制,以及如何针对易感人群开展证伪与纠正活动。老年群体既是伪健康信息的受害者,也是伪健康信息传播的"志愿大军",这是当前抑制伪健康信息恶性传播的难点。因此,后续研究需要关注老年群体"志愿传播"伪健康信息的问题。

二 证伪与纠正伪健康信息及其研究

纠正伪信息是互联网治理的组成部分,也是社会控制的重要机制,涉及法律、制度、技术、隐私、传播权、商业与文化等命题。如何证伪与纠正伪健康信息,是伪健康信息传播研究的重要议题。我们需要追问如下问题:一是证伪与纠正伪健康信息的合法性问题,如何平衡证伪与纠正的活动和隐私传播权之间的关系?如何恰当地运用技术手段?二是证伪与纠正伪信息的边界。一个没有伪信息的空间,是否是一个更好的网络空间?三是证伪与纠正伪信息的情境,在特定的社会文化情境之中,证伪与纠正伪信息有何特殊性和普遍意义?四是关于证伪与纠正伪信息的技巧与策略,例如是否引用伪健康信息原文、如何保证到达率,以及如何应对伪健康信息的变体,都是证伪与纠正的挑战。五是证伪与纠正的效果问题,纠正性信息如何尽可能地覆盖接触过伪信息的人群?如何取得更好的纠正效果?六是伪健康信息是伪科学信息的一部分,如何从科学传播角度研究伪健康信息传播,需要持续地探索。七是伪信息与口头文化联系在一起,在中国有着深刻的历史渊源。那么,从历史的维度看,如何讨论证伪与纠正伪健康信息的历史学?

更进一步,在操作化层面,我们有必要追问:一是对于个体来说,判断伪健康信息的标准是什么,个体认知的差异何以形成,如何消除个体的认知差异?二是证伪或纠正可能造成伪健康信息的二次传播,乃至强化伪信息的传播效果(即"逆火效应")。那么,在证伪和纠正中如何解决这个问题?三是针对伪健康信息的个体化传播与网络化传播,如何开展社交证伪?四是如何避免证伪和纠正的内容成为新的伪健康信息(即"辟谣之谣")?五是专业组织或专业人士仅从公共性角度开展证伪,还是能够通过证伪与纠正伪信息获取适当的收益?六是多条证伪与纠正文本如何形成一个"证伪簇"并发挥作用?七是如何甄别伪健康信息,不同的学科提供了不同的思路。例如,静态的特征词分析,在传播过程中甄别等。那么,我们应当如何评价纠正性信息?自上而下的证伪和自下而上的证伪如何融合?这些问题是后续研究的议题。

伪健康信息传播由来已久,在微博与微信等社交媒体平台中尤甚。本书虽是基于社交媒体探讨伪健康信息传播,但在研究的过程中,既考察了社交媒体平台的特性,又兼顾了伪健康信息传播的一般性命题,力争研究结论超越平台本身。技术的发展必然带来媒介更替,笔者在写作本书时,一直思考如果社交媒体被取代或消逝,本书的文本价值何在?这些思考和恐惧推动笔者在研究中不断地跳脱出社交媒体的"阈限"来思考一般性的议题。比如,历史地看,伪健康信息的传播出现了何种变化?伪健康信息基于强关系和弱关系的扩散有何关系特征,不同的关系形态对伪健康信息的传播效果有何影响?这也是后续研究可以思考的话题。伪健康信息研究的文本如何保持生命力,这种思考贯穿于本书的研究之中,也是本书写作的恐惧之一。如何将伪健康信息传播研究写得精彩和有趣,是需要持续探索的"写作话题"。

三 新冠肺炎疫情中的伪健康信息传播及其研究

自 2019 年底以来，新冠肺炎疫情暴发并在全球蔓延，截至 2020 年 5 月在全球大多数国家尚未得到有效控制。与新冠肺炎的全球流行相伴随，大量的疫情伪信息出现并在网络空间中传播，已成为新的"灾难"。例如，"第一例新冠肺炎患者来自美国"[①]、"新冠病毒会通过皮肤侵入人体"[②]，等等。

由于新冠肺炎疫情是重大突发公共卫生事件，伪健康信息是疫情伪信息的重要组成部分，助推信息疫情出现。南都大数据研究院将疫情期间的谣言分为 10 个大类，统计发现，其中与健康相关的谣言（国内疫情现状、预防和治理办法、医疗资源、新冠病毒等）占比约为 51.6%。[③] 伪健康信息的肆虐"使得社会信息感染与真实生物感染之间彼此相连，成为当下信息疫情暴发的特征"[④]。夸大传染率、捏造致死率、炮制非科学的防治方法等伪健康信息广为传播，是此次信息疫情的奇观之一。

新冠肺炎疫情是促动健康传播研究的重要契机，而研究新冠肺炎疫情相关的健康问题也是健康传播研究者的责任所在。针对新冠肺炎疫情中的伪健康信息，我们追问：其传播路径如何，有何特殊性？如何纠正它们才能减少或消除其社会危害？基于新冠肺炎疫情的全球扩散，如何开展伪健康信息传播与纠正的比较研究？如何吸引公众参与纠正疫情伪健康信息的过程？基于网络空间的纠正性活动容易忽视"非网民"，那么面向"非网民"如何开展纠正伪健康信息的活动？如何在疫情中开展健康科普？这些问题值得后续研究探索，也是我们反

---

① 丁香园·丁香医生：《新冠病毒会通过皮肤侵入人体》（2020 年 3 月 20 日），2020 年 5 月 9 日，https://ncov.dxy.cn/ncovh5/view/pneumonia_ rumors? from = dxy&source = erweimashare。

② 同上。

③ 南都大数据：《疫情谣言数据报告：80 天里我们是怎么被封城被开学被治百病的》（2020 年 4 月 10 日），2020 年 5 月 9 日，http://www.laiyuan.com/article/310326.html。

④ S. A. Krishna. Coronavirus, "Why information 'infodemic' is Sowing Panic", 2020 – 03 – 10, 2020 – 05 – 07, https://gulfnews.com/opinion/op – eds/coronavirus – why – information – infodemic – is – sowing – panic – 1.1583839589617.

思新冠肺炎疫情需要考虑的议题。

四　与伪信息共存的未来？

在信息超载、内容多元、形态碎片化、传播冗余的信息社会中，伪信息作为干扰社会信息传播的一种 "噪音" 表现得越来越突出，已成为社会传播的一大负担，带来了新的不确定性并产生了不可低估的社会危害。因此，伪信息研究在多学科领域都是一个热门话题。

伪信息及其传播可以被认为是信息传播研究的另一线索，区别于既有的信息传播研究，激发人们思考人类传播行为、信息环境与信息质量的命题。从宏观层面讲，在当下的信息社会与信息主义（"信息主义"也是当下的一种 "资本主义"）环境中，伪信息会诱致社会的无序。如果信息社会理论强调社会的有序，那么，伪信息提供了从 "反面" 理解信息社会的视角。信息社会结构性地处理信息生产及其干扰，而伪信息在某种程度上是信息社会的产物，是结构化的产物，也是结构化的干扰。虽然人们倾向于将伪信息视为 "二手的"、无趣的或 "病态的"，但伪信息及其处理是社会生活的中心，它应该被视为常态的。[①] 这意味着，从伪信息角度，我们应当更新对信息社会和社会无序的认识。

在中观层面，伪信息及其传播带来了信息社会的无序，我们应当考察伪信息传播的社会情境，考问媒介于其中扮演的角色。[②] 例如，在社交媒体环境下，个体化的信息生产是否增加了社会的信息无序，造成了伪信息在更大范围的扩散。那么，伪信息是如何生产与扩散的？如何将伪信息的生产、传播及其危害降低，是政策制定者、内容生产者与传播者、信息平台都需要思考的问题。伪信息的生产与传播有多种语境。例如，有时伪信息具有反向的功能，可以 "逼迫真相" 出场。[③]

---

① Marshall, J. P., Goodman, J., Zowghi, D., & da Rimini, F., *Disorder and the Disinformation Society: The Social Dynamics of Information, Networks and Software*, New York: Routledge, 2015.

② Mejias, U. A., & Vokuev, N. E., "Disinformation and the Media: The Case of Russia and Ukraine", *Media Culture & Society*, Vol. 39, 2017, pp. 1027–1042.

③ 雷霞：《虚拟的在场：新媒体时代谣言传播的技术动因》，《现代传播》（中国传媒大学学报）2015 年第 3 期。

有时伪信息是一种"有意为之"的信息,扮演着试探舆论风向或"打预防针"的作用。后一情形常常被认为是一种传播智慧与宣传技巧。如何结合不同的语境研究伪信息,是新的课题。

在微观层面,既然伪信息是信息社会的产物,那么,个体与群体如何认知、处理伪信息是应有之义。从认知层面讲,需要提升人们对伪信息的认知能力,尤其是易感人群的认知能力。从处理层面讲,需要降低处理伪信息的成本。后续研究需要探讨人们对伪信息的处理过程及其影响因素,并开展不同的伪信息(如政治伪信息、健康伪信息、科学伪信息等)的比较研究。此一脉络的研究,需要探讨人们面对不确性信息时的传播心理与信息处理活动。后续研究还可以关注伪信息及其传播的话语与政治,以及伪信息的历史。①

伪信息与我们同在,正在成为一种常态。在媒介化社会深入发展的当下,伪信息的生产与传播渠道增多。作为科学的信息的伴生物,伪信息难以消除,也不可能消除。这意味着,在很大程度上,人类的文明正在迈向的信息文明,是我们与伪信息共在的文明。如何与伪信息共处,如何纠正伪信息正在成为问题,也是转机。这种转机体现在,人类需要重新思考我们与信息之间的关系,寻找我们与伪信息共处的合理方式,从而更好地发展信息文明。

---

① Spicer, R. N., "Lies, Damn Lies, Alternative Facts, Fake News, Propaganda, Pinocchios, Pants on Fire, Disinformation, Misinformation, Post – Truth, Data, and Statistics", In: Spicer, R. N., *Free Speech and False Speech*, New York: Palgrave Macmillan, 2018, pp. 1 – 32.

附 录 一

本书中提及的部分伪健康信息案例

1. "表情包是日本人发明，使用要付款"

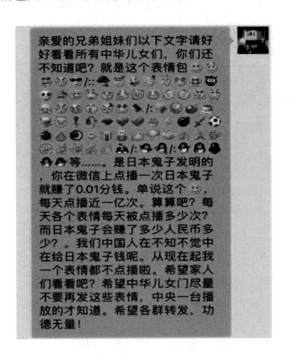

2. wl 微信群中转发的第一则伪健康信息

"感谢崔永元□?：一定要背下来、记下来：转基因识别指南顺口溜

作者：崔永元（笔名海凝）

（1）粮油篇

自古民以食为天，
膳食当以质为先。
转基毒品害国民，
悉心鉴别是关键。

（食用油）
购买食油看标识，
花生压榨是首选。
千万警惕金龙鱼，
转基因油乃祸端。
葵花籽油多非转，
价格便宜颇划算。
巴西豆油要警惕，
坚决不购绝隐患。
调和油里猫腻多，
吃出病来苦难言。

（大米）
购买大米须牢记，
两湖两广不要选。
张启发稻繁衍地，
铺天盖地全种遍。
东北大米多非转，
口感香糯又安全。
三江平原黑土地，
有机稻米世代传。

（小麦）
河南小麦转基因，

坑害百姓真不浅。
高筋硬麦要警惕，
转基多为高筋面。

（玉米）
北方玉米转基因，
先玉各省全种遍。
先玉外观好分辨，
轴细粒长是特点。
棒轴呈现紫红色，
虫不光顾鼠不舔。
白玉米是老品种，
目前基因还未转。
您若想吃玉米饼，
白玉米面是首选。
玉米生虫非坏事，
非转基因可断言。
甜玉米和黏玉米，
水果玉米均防范。
以上都有转基因，
谨防误食细分辨。

（小米）
转基谷子已普遍，
购买小米须筛选。
张杂谷是转基因，
目前国内大泛滥。
一亿亩地硬指标，
二零二零全种完。
尽管小米营养佳，

张杂谷米难分辨。
为您和家人健康，
追根溯源莫拖延。
（张杂，指河北张家口农科院系列张杂—××系列转基因小米）

（紫薯）
紫薯乃是转基因，
千万不要当美餐。
切勿当作营养品，
吃出问题悔已晚。
转基粮油危害大，
朋友务必擦亮眼。
火眼金睛辨毒粮，
餐桌饭碗保平安。

（2）果蔬篇
（番茄）
非转番茄粉红色，
汁多味美好口感。
成熟柿蒂易脱落，
硬度适中沙又甜。
转基番茄硬度大，
放置多日不变软。
柿蒂坚固掰不掉，
果实红艳刺人眼。
口感偏涩味道差，
半生不熟诡异甜。

（小番茄）
圣女果是转基因，

教育儿童莫贪恋。
尽管味美好口感，
毁灭健康罹病患。

（大蒜）
非转大蒜很常见，
围着柱子坐一圈。
大家分手帷帐破，
蒜瓣差异不明显。
转基大蒜形态异，
蒜瓣松散不抱团。
个头差别异常大，
没有帷帐裹外面。

（洋葱）
非转洋葱个一般，
切菜辣得泪涟涟。
转基洋葱个头大，
切开以后不辣眼。
非转土豆个头小，
切开很快就褐变。
转基土豆皆硕大，
皮色白皙洼儿浅。
切开以后细观察，
久置颜色不褐变。

（辣椒）
彩椒全部转基因，
切勿被美色迷恋。
超大青椒不靠谱，

肯定基因已被转。

（胡萝卜）
胡萝卜有转基因，
切莫大意细分辨。
非转胡萝卜锥形，
颜色并非特别艳。
尖端纤细顶端粗，
顶部平展不凹陷。
转基胡萝卜妖艳，
个头匀称令人羡。
上下粗度都一致，
顶部凹陷是关键。

（茄子）
非转茄子卵圆形，
外观浑圆色偏暗。
转基茄子体细长，
黑紫亮泽表皮艳。

（大白菜）
非转大白菜叶碧，
外叶浓绿是特点。
梢部比根部略细，
内叶白绿颜色浅。
转基白菜好奇特，
叶色鲜黄颇扎眼。
梢部要比根部大，
头重脚轻根底浅。
形状酷似大头娃，

大家千万不要选。

（甘蓝）
转基蔬菜品种繁，
务必警惕紫甘蓝。
营养价值捧上天，
我们绝不信谗言。

（木瓜）
国产木瓜身价高，
频频登上婚礼宴。
转基因率百分百，
惊人数字吓破胆。
劝君莫食番木瓜，
吃出问题肠悔断。

小崔这个顺口溜含金量很高，我及时转赠给你，赠送健康也许比许多礼物都重要，但愿你会喜欢。[握手]

这是中国农科院的同学们互相发出的，切记，真的是宝贝，快发送朋友圈。"

3. jksh 微信群转发的一则伪健康信息

"请大家花三分钟时间看看，国务院防癌办强调，如每个收到这份简讯的人，能够转发十份给其他人，肯定至少有一条生命将会被挽救回来……

癌症预防研究所公布抗癌防癌蔬菜排行：

00：	开水	99%
01：	茶	98.7%
02：	红薯	94.4%
03：	芦笋	93.9%

04：	花椰菜	92.8%
05：	卷心菜	91.4%
06：	菜花	90.8%
07：	西芹	83.7%
08：	茄子皮	74.0%
09：	甜椒	55.5%
10：	胡萝卜	46.5%
11：	金花菜	37.6%
12：	荠菜	35.4%
13：	苤蓝	34.7%
14：	芥菜	32.9%
15：	雪里蕻	29.8%
16：	西红柿	23.8%
17：	土豆	23.0%
18：	大蒜	89.9%
19：	洋葱	88.6%
20：	枸杞	67.8%

温馨提示：所有地瓜含有骨胶原，以黄心地瓜最多。热柠檬水不加糖也是抗癌，为了健康，请把这条短信让更多的人看到！

当你的年龄越来越大，当你做什么事情都越来越力不从心的时候，我想你可能知道，究竟什么对于你来说才是最最重要的。

豆浆，比茅台重要；

窝头，比蛋糕重要；

红薯，比炖肉重要；

蘑菇，比鲍鱼重要；

走路，比开车重要；

快乐，比业绩重要；

运动，比按摩重要；

读书，比麻将重要；

宽容，比美容重要；

朋友，比领导重要；

平日，比节日重要；

祝福，比请客重要；

健康，比什么都重要。

［凋谢］［凋谢］

慢慢明白了，戴三百块的表和三百万的表，时间是一样的；

喝三十块的酒和三千块的酒，呕吐是一样的；

住三十平米的房和三百平米的房，孤独是一样的。

［凋谢］［凋谢］［凋谢］

总有一天你会知道，你内心真正的快乐，是物质世界永远给予不了的……

抽十块的烟和抽 100 块的烟都会得肺癌，坐头等舱和坐经济舱失联了一样都回不来……

所以，想明白了，知足常乐……

［凋谢］［凋谢］［凋谢］［凋谢］

和谁在一起活着才是最重要的！

谁能陪着你才是最难得的！

生活已不易！

且行且珍惜！

［凋谢］［凋谢］［凋谢］［凋谢］［凋谢］

趁着能跑能跳，能吃能喝，任性起来吧，把"晚年"变成"玩年"！

［凋谢］［凋谢］［凋谢］［凋谢］［凋谢］［凋谢］

日落西山人未老，

抓紧时间到处跑。

可别等到腿不好，

让人扶着走不了。

外面世界真美好，

健康快乐少烦恼。

夕阳不会无限好,

快乐一秒少一秒。

［凋谢］［凋谢］［凋谢］［凋谢］［凋谢］［凋谢］［凋谢］
［凋谢］

此文写得非常现实,转发给亲爱的家人和朋友们。祝大家越来越
健康！越活越年轻！［拳头］［拳头］［拳头］［拳头］"

该信息由微信群的创办人于 2018 年 3 月 20 日 07：51：17 转发进
群,得到了 jksh007 "［强］［强］［强］" 和 jksh069 "［强］" 两个人
的回应,jksh001 作为群的创始人最为活跃(处于第 1 的位置),共发
言 330 次。这条伪健康信息虽有两个群成员的回应,但回应的内容主
要是表示"赞许" jksh001 的发信行为,并没有表达对内容的看法。
这意味着,这条伪健康信息只得到了无效的回应,也没有被辟谣。这
表明,群成员能否辨别伪健康信息,是一个问题。

再如,"上海电视台周瑾主持的 36.7℃ 的节目,邀请上海市中山
医院营养科主任高键医生做了一次讲座,摘录了几个要点,供大家参
考……

1. 蕨菜:有毒蔬菜,别吃了;

2. 鱼腥草:有毒蔬菜,别吃了;

3. 牛奶:含钙量高,每天喝上 200—300 毫升最佳;

4. 豆浆:不会引起乳腺癌,也是很有营养的饮料;

5. 燕窝:即燕子的口水没什么营养,不吃为宜,血燕根本就
不存在的,100% 假的,要吃就吃点白木耳;

6. 痛风病人可以吃豆腐和豆制品,不必担心;

7. 土鸡或者称走地鸡的生态环境难以控制,所谓的土鸡蛋不
一定比洋鸡蛋更安全;

8. 喝酒脸红是中毒表现的说法是正确的;

9. 酸性体质容易得癌是误区,癌症与人体酸碱度无关;

10. 一头海参的营养不如一个鸡蛋是真的;

11. 鱼翅：市场上 95% 的鱼翅都是假的，粉丝做的，5% 真正的鲨鱼鱼翅含很高的重金属，不必炫富；

12. 饮食不当会诱发癌症是真的，控制食量有益健康是对的；

13. 多喝水、多喝干净水是最好的药。

感悟：学一点常用的医学知识不仅是可行的还是必要的。"

4. wl 微信群中转发的第 2 则伪健康信息

"这是在美国的同学发的帖：刚开始以为是谣言，查了一下，确实是美国药监局 12 月 29 号发布的通知。一星期前美国法例已生效：美国食品药品管理局 FDA 7 月 28 日 2015（2016 年 10 月 17 日更新）发布的第 99 - 33 条警示，禁止下列日本食品进入美国：鲜奶、黄油、奶粉、婴儿奶粉及其他乳制品；蔬菜及其制品；大米、全麦；鱼类；肉类和禽类；蛤蜊类；海胆；柑橘柚类水果；奇异果。原因是核污染（Radionuclide contamination）。日本终于承认无能力控制福岛每日排放数百万吨辐射废水不断流入太平洋，已导致多人患上癌症或疾病，已严重影响全球人类及生态环境了，真不敢想象！

不要饮食日本的东西。美国的临海中被发现到放射性数值越来越高。能不去日本最好不要去。澳大利亚政府已经停止日本人的签证发放，美国也停止了日本人的美国移民。目前日本的状况比我们想象的还严重，全日本领土的 70% 以上被污染。日本的放射性物质已经向海洋流入，而且受影响的海洋面积越来越广。它的严重超过想象，日本政府怕带来恐慌，他们会放弃或者用谎言来告知周边人。

日本的海鲜、菇类都不要饮食。上次地震之后损坏的日本核能发电厂的放射性物质开始流入的海洋或者周边，开始发现畸形海鲜及植物。变异的菇类、变异的鱼类、变异的海产受到放射性物质的食品饮食之后 1—2 年内会诱发食道癌、淋巴癌、白血病等。特别是对幼儿、孕妇会有更大的影响。周边国家已经停止了与日本的海鲜贸易。从日本进口的青鱼、贝壳、香菇、日本临近海域里抓获的鱼类放射性数值达到 380 倍。

从现在开始，千万不要饮食日本的海鲜或生鱼片。自日本海啸核爆炸以来去日本旅游并多次食用日本食品的我国旅日游客调查显示，有不同程度怪异疾病，并在上升中！而日本受放射核污染的本土产品全部供应国外游客！

日本国却食用从别国进的食物！！

亲爱的朋友们！为了亲人、朋友和我们同胞的健康，请分享到你的空间里，大家会感谢你的！（请转发出去救救我们的同胞）"① （注：本案例直接引自其传播中的原始表述，故而部分文字或语句或存在不规范之处。为了呈现其原貌，不影响阅读的部分未作修改。）

---

① 该谣言文本完整版的链接：https：//www.sohu.com/a/124777181_ 372629。

附 录 二

癌症信息接触与癌症认知调查问卷

亲爱的朋友，您好！

我们是来自武汉大学和复旦大学的研究小组。本调查的目的是了解公众癌症信息接触与癌症健康素养的情况，请您据实作答。本问卷不记名，我们将严格遵守相关法律法规与研究伦理，对您的个人资料和答案严格保密。您填答的问卷对我们很重要，衷心感谢您的合作与支持！

武汉大学和复旦大学"癌症健康传播研究"课题组

第一部分　癌症信息接触

A1. 请问您在日常生活中从下列渠道接触癌症信息的情况

	没有接触	非常少	比较少	一般	比较多	非常多
1. 书籍/报纸/杂志						
2. 广播/电视						
3. 网站/论坛						
4. 微博						
5. 微信						
6. 医疗专业人士（医生护士等）						
7. 健康保健部门（健教所、社区卫生服务中心等）						

续表

	没有接触	非常少	比较少	一般	比较多	非常多
8. 个人交流圈（家人朋友等）						
9. 药剂师						
10. 癌症联盟（国际抗癌联盟、中华抗癌联盟等）						
11. 政府机构						

A2. 您对下列渠道中接触的癌症信息的可信程度？

	非常不可信	不太可信	一般	比较可信	非常可信
1. 书籍/报纸/杂志					
2. 广播/电视					
3. 网站/论坛					
4. 微博					
5. 微信					
6. 医疗专业人士（医生护士等）					
7. 健康保健部门（健教所、社区卫生服务中心等）					
8. 个人交流圈（家人朋友等）					
9. 药剂师					
10. 癌症联盟（国际抗癌联盟、中华抗癌联盟等）					
11. 政府机构					

A3. 请评估您从下列渠道接触的癌症信息的准确程度？

	非常不准确	不太准确	一般	比较准确	非常准确
1. 书籍/报纸/杂志					
2. 广播/电视					
3. 网站/论坛					
4. 微博					
5. 微信					
6. 医疗专业人士（医生护士等）					
7. 健康保健部门（健教所、社区卫生服务中心等）					
8. 个人交流圈（家人朋友等）					
9. 药剂师					
10. 癌症联盟（国际抗癌联盟、中华抗癌联盟等）					
11. 政府机构					

A4. 您从媒体（包括报纸/电视/网络/微信等）中接触的癌症信息主要有？（可多选）

1. 对癌症病人的援助　2. 致癌因素　3. 癌症预防　4. 癌症治疗

5. 癌症筛查　6. 其他_____

A5. 在过去的一个月中，您是否主动搜索过癌症信息？

1. 是　2. 否（直接跳转至 B1）　3. 不记得（直接跳转至 B1）

A6. 在过去的一个月中，您通过以下渠道主动搜索癌症信息的情况？

	没有	非常少	比较少	一般	比较多	非常多
1. 书籍/报纸/杂志						
2. 广播/电视						
3. 网站/论坛						

续表

	没有	非常少	比较少	一般	比较多	非常多
4. 微博						
5. 微信						
6. 医疗专业人士（医生护士等）						
7. 健康保健部门（健教所，社区卫生服务中心等）						
8. 个人交流圈（家人朋友等）						
9. 药剂师						
10. 癌症联盟（国际抗癌联盟，中华抗癌联盟等）						
11. 政府机构						

第二部分 癌症认知

B1. 您认为我国最常见的 5 种癌症类型是（包括男性和女性，请排序，写数字编号）：_____ > _____ > _____ > _____ >

_____

1. 白血病	2. 鼻咽癌	3. 肺癌	4. 肝癌	5. 宫颈癌	6. 甲状腺癌	7. 结直肠癌
8. 淋巴瘤	9. 脑瘤	10. 前列腺癌	11. 乳腺癌	12. 食管癌	13. 胃癌	14. 胰腺癌

B2. 请问您对下列说法的同意程度（1 为非常不同意，2 为比较不同意，3 为比较同意，4 为非常同意）

1. 对于降低患癌症的概率，我能做的并不多	1	2	3	4
2. 似乎所有的东西都有可能致癌	1	2	3	4

续表

3. 有太多关于癌症预防的建议,很难知道应该采取哪些建议	1	2	3	4
4. 当我想到癌症的时候,我会自动想到死亡	1	2	3	4
5. 癌症患者有自己选择接受何种癌症治疗的权利	1	2	3	4

B3. 您认为以下情况会增加患癌风险吗?

	不知道	不增加患癌风险	增加患癌风险程度				
		(不用回答后面"增加患癌风险程度"问题,跳转到下一选项)	(1 为增加患癌风险程度很低,5 为增加患癌风险程度很高)				
1. 碰撞或擦伤			1	2	3	4	5
2. 与癌症患者接触			1	2	3	4	5
3. 伤口			1	2	3	4	5
4. 住在手机发射塔附近			1	2	3	4	5
5. 摄入过量甜食			1	2	3	4	5
6. 摄入过量"酸性食物"			1	2	3	4	5
7. 刮腋毛			1	2	3	4	5
8. 吸烟或吸二手烟			1	2	3	4	5
9. 缺乏身体活动			1	2	3	4	5
10. 过度暴晒(在阳光下)			1	2	3	4	5
11. 饮酒过量			1	2	3	4	5
12. 用植物油做饭			1	2	3	4	5
13. 环境污染(重金属污染、核污染等)			1	2	3	4	5
14. 烧煤产生的室内烟雾			1	2	3	4	5
15. 家族癌症病史			1	2	3	4	5
16. 筷子用 3 个月不换			1	2	3	4	5
17. 肥胖			1	2	3	4	5

续表

	不知道	不增加 患癌风险	增加患癌风险程度				
		(不用回答后面"增加患 癌风险程度"问题，跳转 到下一选项)	(1 为增加患癌风险程度很低， 5 为增加患癌风险程度很高)				
18. 遭受特殊微生物感染（人类乳头瘤病毒、幽门螺杆菌感染等）			1	2	3	4	5
19. 接触过量放射物			1	2	3	4	5
20. 味精			1	2	3	4	5
21. 口香糖			1	2	3	4	5
22. 接触致癌化学物质			1	2	3	4	5
23. 摄入过量过烫、过硬食物			1	2	3	4	5
24. 摄入过量高脂、霉变、盐腌、烟熏食物			1	2	3	4	5
25. 猪肝			1	2	3	4	5
26. 水果和蔬菜摄入量低			1	2	3	4	5
27. 喝牛奶			1	2	3	4	5
28. PM2.5			1	2	3	4	5
29. β—胡萝卜素			1	2	3	4	5
30. 食用转基因食品			1	2	3	4	5

B4. 下列哪些行为能够预防癌症（可多选)？

1. 健康饮食	2. 喝很多水	3. 每天喝一杯葡萄酒	4. 有规律的身体活动
5. 避免烟草危害	6. 不用手机打电话	7. 吃药	8. 注意防晒
9. 补充维生素	10. 素食主义	11. 控制体重	12. 多吃"碱性食物"
13. 远离致癌化学物质	14. 接种疫苗	15. 减少环境污染的暴露	16. 减少接触放射物
17. 控制饮酒	18. 控制职业危害	19. 练气功	20. 保持积极的心态
21. 避免摄入过量高脂、霉变、盐腌、烟熏等食物			

B5. 您认为以下说法正确的有哪些（可多选）？

1. 健康的生活方式可以预防三分之一左右的癌症。

2. 肠癌/胃癌/乳腺癌/宫颈癌等癌症筛查有助于预防癌症，延长癌症患者寿命。

3. 青年人（44岁以下）不需要做癌症筛查，上了年纪（45岁及以上）才需要做癌症筛查。

B6. 您是否知道下列癌症筛查项目，它们是否有用，您是否愿意参加这些检查？

	不知道 （不用回答是否有用和愿意参加的问题，跳转到下一选项）	是否有用		是否愿意 参加	
		有用	没用	愿意	不愿意
1. 大便隐血测试					
2. 幽门螺杆菌检测					
3. 结肠镜检查					
4. 直肠指检					
5. 胃镜检查					
6. 肺部 CT 检查					
7. 血清肿瘤标志物检测					
8. （仅男性回答）血清前列腺特异抗原（PSA）检测					
9. （仅女性回答）乳腺 B 超检查					
10. （仅女性回答）乳腺钼钯 X 线检查					
11. （仅女性回答）宫颈癌检查					

B7. 您认为如果您自己或其他人不参加癌症筛查，最主要的原因是？（可多选）

1. 不知道癌症筛查	2. 筛查可能造成疼痛或不适感	3. 害怕上当受骗
4. 筛查结果假阳性率高	5. 查出病后有心理负担	6. 筛查价格太高
7. 没有症状，所以不用检查	8. 不在医疗保险覆盖范围	9. 没时间
10. 查出癌症也治不好，不如不查	11. 查出癌症也没钱治，不如不查	12. 其他＿＿＿＿＿

B8. 您认为现有的癌症治疗方法有哪些?（可多选）

1. 化疗	2. 外科手术	3. 放射治疗	4. 药品
5. 中医中药治疗	6. 气功治疗	7. 靶向治疗	8. 禁食疗法
9. 生物治疗	10. 其他＿＿＿＿	11. 不知道	

B9. 请判断下列这些说法的对错:

	正确	错误
1. 利用外科手术治疗癌症，会导致癌细胞在全身扩散		
2. 癌症患者经过治疗可以提高生存质量，延长寿命		
3. 死于癌症治疗的人比直接死于癌症的人还多		
4. 部分癌症病人是被"吓死"的：一旦知道自己患癌，心理迅速崩溃		
5. 我们在治疗癌症上毫无进展		
6. 癌症是一种真菌，用小苏打可以治疗癌症		
7. 保险公司、医院、制药企业等暗中勾结，不告诉人们真正有效的癌症治疗方法，因为它们能从现有的治疗方法中获取暴利		
8. 如果得了癌症，不要治疗，应该让它自然发展，癌症治疗不但无益，而且只会让患者多受苦痛，饱受折磨		

B10. 如果需要获得应对癌症的支持，您认为应该向谁寻求帮助?（可多选）

1. 癌症联盟　2. 自助团体　3. 癌症患者协会　4. 宗教团体

5. 心理学家　6. 医生　7. 社会服务　8. 媒体

B11. 以上这些机构/个体可以提供哪些支持?（可多选）

1. 心理支持　2. 财政支持　3. 组织支持　4. 精神支撑　5. 家庭

的支持

第三部分　个人情况

C1. 请问您的年龄_____（周岁）。

C2. 您的性别：　　1. 男　　　　　　2. 女

C3. 您的婚姻状况：1. 在婚　　　　　2. 非在婚

C4. 您的学历：

1. 小学及以下　2. 初中　3. 高中或中专　4. 大专或本科　5. 硕士研究生及以上

C5. 您在工作中，是否接触致癌物（如有害性质的放射物或化学物质等）？

1. 是　　　　　　2. 否　　　　　　3. 记不清

C6. 请问您是否有医学背景（即是否接受过系统的医学教育或从事过医疗卫生相关工作）？

1. 是　　　　　　2. 否　　　　　　3. 记不清

C7. 您的月收入（元）：

1. 2000 元以下　2. 2001—5000 元　3. 5001—10000 元　4. 10000 元以上

C8. 您的健康状况：

1. 非常好　2. 比较好　3. 一般　4. 比较差　5. 非常差

C9. 您的工作性质：

1. 党政机关、群众团体和社会组织、企事业单位负责人或管理人员

2. 专业技术人员　3. 办事人员和有关人员

4. 生产制造及有关人员　5. 社会生产服务和生活服务人员

6. 其他从业人员

C10. 您是否有过患癌的经历？

1. 有　　　　　　2. 无

C11. 您的家人中是否有人患过癌症？

1. 有　　　　　　2. 无　　　　　3. 不知道

C12. 您的朋友中是否有人患过癌症？

1. 有　　　　　2. 无　　　　　3. 不知道

C13. 您的保险类型是（可多选）：

1. 城镇居民医疗保险　2. 城镇职工医疗保险　3. 商业保险

4. 其他保险　5. 无保险　6. 不知道

C14. 您所做的体检中是否包括癌症筛查项目？

1. 有（请注明）　　　　　2. 无　　　　3. 不知道

我们的问卷到此结束，请您检查是否回答完所有的问题。谢谢您的配合和帮助！

伪健康信息编码表

编码员编号：_____样本编号：_____

平台：_____   1. 果壳网；2. 腾讯网；3. 人民网

一、伪健康信息的来源：

1 = 微博，

2 = 微信，

3 = 商业健康类网站或医院网站，

4 = 传统新闻媒体，

5 = 传统媒体网站，

6 = 网络论坛或在线社区，

7 = 机构或组织网站，

8 = NGO 等组织，

9 = 未标记来源。

二、伪健康信息的作者：

1 = 机构或组织，

2 = 个人，

0 = 无作者或难以辨识作者。

三、伪健康信息的标题修辞：

1 = 比喻，

2 = 拟人，

3 = 借代，

4 = 对偶，

5 = 无修辞。

四、伪健康信息的标题确定性：

1 = 高度确定性，

2 = 低度确定性，

3 = 中度确定性。

五、伪健康信息涉及的人群：

1 = 婴幼儿（0—2 岁），

2 = 儿童（3—6 岁），

3 = 青少年（7—35 岁），

4 = 中年女性（36—60 岁），

5 = 中年男性（36—60 岁），

6 = 老人，

7 = 所有人群，

8 = 未标明人群。

六、伪健康信息的信源：

1 = 科研机构或科研人员、专家，

2 = 医疗机构或医疗领域专业人士，

3 = 商业机构或其人员，

4 = 民间组织或其人员（包括民众调查），

5 = 官方机构（如世界卫生组织等），

6 = 个体网民，

7 = 俗语或民间谚语（包括约定俗成的经验等），

8 = 媒体，

9 = 无明确信息来源（某医院、某专家、某医生等），

10 = 其他。

七、伪健康信息的呈现方式:

0 = 文字,

1 = 数据与图表,

2 = 相关图片,

3 = 无关图片(和主题无关的图片、表情包和动图等,其目的是方便阅读),

4 = 音、视频,

5 = 辅助的资料链接或资源链接。

八、伪健康信息的框架:

1 = 描述研究、报告、发现,

2 = 引述专家或公众人物的支持意见,

3 = 解释科学原理、原因或定律,

4 = 例证框架,

5 = 个体经验或生活经历,

6 = 古籍/古人经验和名言,

7 = 中医理论,

8 = 其他。

9. 伪健康信息的行为建议:

1 = 扩散信息(转发等),

2 = 呼吁购买特定商品或服务,

3 = 提醒或警示,

4 = 改变行为,

5 = 无建议。

纠正性信息编码表

编码员编号：_____样本编号：_____

平台：_____ 　　1. 果壳网；2. 腾讯网；3. 人民网

一、纠正性信息的作者：

1 = 机构或组织，

2 = 个人，

0 = 无作者或难以辨识作者。

二、纠正性信息的标题格式：

1 = 主标题，

2 = 兼有主、副标题。

三、纠正性信息的标题句式：

1 = 陈述句，

2 = 疑问句，

3 = 祈使句，

4 = 设问句，

四、纠正性信息的标题修辞：

1 = 比喻，

2 = 拟人，

3 = 借代，

4 = 对偶，

5 = 无修辞。

五、纠正性信息的标题确定性：

1 = 高度确定性，

2 = 低度确定性，

3 = 中度确定性。

六、纠正性信息的信源：

1 = 科研机构或科研人员、专家，

2 = 医疗机构或医疗领域专业人士，

3 = 商业机构或其人员，

4 = 民间组织或其人员（包括民众调查），

5 = 官方机构（如世界卫生组织等），

6 = 个体网民，

7 = 俗语或民间谚语（包括约定俗成的经验等），

8 = 无明确信息来源（某医院、某专家、某医生等），

9 = 媒体，

10 = 其他。

七、纠正性信息的呈现方式：

0 = 文字，

1 = 数据与图表，

2 = 相关图片，

3 = 无关图片，

4 = 音、视频，

5 = 辅助的资料链接或资源链接。

八、纠正性信息的论述框架：

1 = 描述研究、报告、发现，

2 = 引述专家或公众人物的支持意见,

3 = 解释科学原理、原因或定律,

4 = 例证框架,

5 = 个体经验或生活经历,

6 = 古籍/古人经验和名言,

7 = 中医理论,

8 = 其他。

九、纠正性信息的中心证伪框架:

1 = 描述性事实谬误框架（作为起因等的描述性的事实或现象有误）,

2 = 阐释性知识谬误框架（作为解释和补充说明的科学知识、常识等有误，依据是非真的）,

3 = 逻辑谬误框架（证据和结论之间的因果逻辑不存在，或者论证本身的逻辑错误）。

十、纠正性信息的"边缘证伪"框架:

1 = 质疑动机框架（质疑伪健康信息的动机与目的）,

2 = 指责情感滥用框架（指出伪健康信息夸大其词、耸人听闻）,

3 = 质疑信源（质疑信源的准确性）,

4 = 呼吁惩治造谣者。

十一、纠正性信息的行为建议:

1 = 提醒或警示,

2 = 建议就医或咨询医疗人士、相关专家,

3 = 改变行为（终止或优化某行为）,

4 = 提升个人甄别能力,

5 = 无建议。

微信健康信息认知与处理
焦点小组提纲

（1）请问您最近一个月，在微信朋友圈或者微信公众号中接触了哪些健康信息？

（2）对于在微信中看到的健康信息，您如何区分它们的真伪？试述一下您的判断过程和依据（请举一个最近的例子）。

（3）对于您认为是假的健康信息，您有过分享、转发或评论（例如：分享（到朋友圈）、转发给朋友（包括亲人等）、点赞、收藏或者评论）的经历与体验吗？试举您最近的例子或经历。为什么会如此操作呢？您觉得朋友圈中的其他人会如何处理？

（4）对于您认为是假的健康信息，您有过哪些求证（证实其真伪）的想法或经历呢？您有通过转发在朋友圈中，来求证伪健康信息（包括健康谣言等）的经历吗？

（5）对于微信朋友圈或者微信公众号中的伪健康信息，当您的判断与朋友圈中的朋友或家人不一样的时候，您如何处理？

（6）对于朋友圈中看到的伪健康信息，您会主动去澄清（包括跟转发者或发布者对话）吗？如何是父母转发的，您会澄清吗？如果是亲近的朋友转发的，您会澄清吗？

（7）在朋友圈求证过伪健康信息之后，比如证实了您原来的判断，或者颠覆了您原来的判断，或者澄清了您模糊的认识，您对这一健康信息的认识有何改变，您的行为会有何改变？

（8）对于不同的消息来源传播的健康信息，比如，①护士、医生等医护人员或医学专业类公众号推送的，②比较亲近的人转发的，③商业机构转发的，④其他网友转发的，⑤不能确定来源的健康信息，您一般如何对待？

请问您的个人情况：

性别：

年龄：

受教育程度：

职业或所学专业：

开通微信时间：（多少个月或者起始时间）

是否关注健康类微信公众号，如有关注，请写明：

附 录 六

微信健康信息认知与处理
焦点小组基本情况

第一场焦点小组

时间：2017 年 4 月 14 日

地点：武汉大学新闻与传播学院

时长：2 小时左右

对象	基本信息	微信开通年份	关注的健康类微信公众号
St1	女、24、硕士、情报学	2012	无
St2	男、19、本科、生物技术	2013	无
St3	男、21、本科、生物技术	2012	无
St4	女、23、硕士、语言学及应用语言学	2012	无
St5	男、22、硕士、图书馆学	2012	无
St6	女、24、硕士、光学	2013	脉脉养生
St7	女、22、硕士、档案学	2013	无

续表

对象	基本信息	微信 开通年份	关注的健康类 微信公众号
St8	女、21、本科、 软件工程	2013	无
St9	女、20、本科、 测绘工程	2013	无
St10	男、23、硕士、 社会保障	2013	无
St11	女、23、硕士、 传播学	2013	无

第二场焦点小组

时间：2017 年 5 月 28 日

地点：狮城名居居委会

时长：2.5 小时左右

对象	基本信息	微信 开通年份	关注的健康类 微信公众号
Sc1	女、55、大专、 离退休	2015	无
Sc2	男、43、本科、 下岗	2013	无
Sc3	女、48、大专以下、 自由职业	2014	无
Sc4	女、52、大专以下、 离退休	2015	无
Sc5	女、38、本科、 企业公司管理人员	2014	无
Sc6	男、53、大专、 其他	2014	健康养生类

续表

对象	基本信息	微信 开通年份	关注的健康类 微信公众号
Sc7	女、25、大专、 企业职员	2013	无
Sc8	男、73、本科、 离退休	2014	无
Sc9	男、59、大专、 党政事业机关职员	2014	无
Sc10	女、58、大专以下、 离退休	2014	无
Sc11	女、66、大专以下、 离退休	2013	专业讲座类、保健类
Sc12	男、38、大专、 自由职业者	2013	无

第三场焦点小组

时间：2017 年 6 月 14 日

地点：武汉大学新闻与传播学院

时长：2 小时左右

对象	基本信息	微信 开通年份	关注的健康类 微信公众号
A12	女、24、硕士、 公共管理	2013	健康不是闹着玩的
A13	男、21、本科、信息与计算科学	2011	No
A14	女、20、本科、广播电视新闻	2011	No
A15	男、23、本科、预防医学	2013	太医来了
A16	男、24、硕士、新闻	2012	No
A17	女、24、硕士、社会保障	2011	Beauty 女子课题
A18	女、26、硕士、社会保障	2013	No

第四场焦点小组

时间：2018 年 4 月 20 日

地点：武汉大学新闻与传播学院

时长：2 小时左右

对象	基本信息	微信开通年份	关注的健康类微信公众号
A19	男、24、硕士、图书馆学	2012	No
A20	女、22、硕士、电子商务	2013	瘦瘦、瑜伽、跑步指南
A21	男、26、硕士、电子商务	2013	养生中国、中医养生秘诀
A22	女、21、本科、出版专业	2013	No
A23	男、25、硕士、遥感	2012	No
A24	女、23、硕士、档案学	2011	No

第五场焦点小组

时间：2018 年 5 月 10 日

地点：武汉大学新闻与传播学院

时长：1.5 小时左右

对象	基本信息	微信开通年份	关注的健康类微信公众号
A25	男、25、硕士、新闻学	2013	无
A26	男、23、本科、预防医学	2013	龚晓明医生，协和八
A27	女、21、本科、测绘工程	2012	无
A28	女、25、硕士、社会保障	2012	无
A29	女、24、硕士、语言学及应用语言学	2011	无
A30	女、25、硕士、公共管理	2011	无

第六场焦点小组

时间：2018 年 6 月 16 日

地点：武汉大学新闻与传播学院

时长：1.5 小时左右

对象	基本信息	微信 开通年份	关注的健康类 微信公众号
Cg1	男、34、博士、老师	2011	疾病预防、养生保健
Cg2	男、32、博士、警察	2014	武汉市第三医院
Cg3	男、36、大专、软件工程师	2015	发烧感冒小伤病类
Cg4	女、39、中专、财务	2013	No
Cg5	男、40、博士、教师	2011	世界太极拳网， 中国健身气功协会
Cg6	女、37、本科、文员	2014	护肤小宝典， 一个中医朋友的微信

参考文献

[1] ［美］彼得·伯格、托马斯·卢克曼：《现实的社会构建》，汪涌译，北京大学出版社 2009 年版。

[2] 陈虹、梁俊民：《风险社会背景下中国大陆健康传播研究的历史、现状与发展趋势》，《传播与社会学刊》2013 年第 26 期。

[3] 陈虹、梁俊民：《新媒体环境下健康传播发展机遇与挑战》，《新闻记者》2013 年第 5 期。

[4] 陈谦：《精心的可能性模式与广告传播策略》，《当代传播》2013 年第 1 期。

[5] 陈仲侨：《网络时代的信源陷阱及预防》，《新闻实践》2011 年第 10 期。

[6] 邓胜利、付少雄：《社交媒体附加信息对用户信任与分享健康类谣言的影响分析》，《情报科学》2018 年第 36 期。

[7] 董杉杉：《微信朋友圈伪健康信息的泛滥及治理》，《青年记者》2015 年第 3 期。

[8] ［荷］梵·迪克：《作为话语的新闻》，曾庆香译，华夏出版社 2003 年版。

[9] ［美］弗雷德里克·S. 西伯特、西奥多·彼得森、威尔伯·施拉姆：《传媒的四种理论》，戴鑫译，展江校，中国人民大学出版社 2008 年版。

[10] 公文：《触发与补偿：代际关系与老年人健康信息回避》，《国际新闻界》2018 年第 40 期。

[11] 郭小安：《网络谣言的社会心理及应对策略研究：当代中国网络

谣言的社会心理研究》,中国社会科学出版社 2015 年版。

[12] 胡百精:《健康传播观念创新与范式转换——兼论新媒体时代公共传播的困境与解决方案》,《国际新闻界》2012 年第 6 期。

[13] 胡献忠:《虚拟社会的秩序与管理——从微博谣言说起》,《中国青年研究》2011 年第 10 期。

[14] 黄惠萍、刘臻、智飞:《两岸科普网站特色与传播效果初探:以"果壳网"与"泛科学网"为例》,《传播与社会学刊》2017 年第 39 期。

[15] 黄如花、黄雨婷:《面向重大突发公共卫生事件的虚假信息甄别——从新型冠状病毒肺炎疫情防控谈公众信息素养教育的重要性》,《图书情报知识》2020 年第 2 期。

[16] 黄时进:《论哈贝马斯"公共领域"理论对科学传播实践的启示》,《自然辩证法研究》2009 年第 8 期。

[17] 黄晓钟、杨效宏、冯钢:《传播学关键术语释读》,四川大学出版社 2005 年版。

[18] 姜景、李丁、刘怡君:《基于竞争模型的微博谣言信息与辟谣信息传播机理研究》,《数学的实践与认识》2015 年第 1 期。

[19] 蒋俏蕾、程杨:《第三层次议程设置:萨德事件中媒体与公众的议程网络》,《国际新闻界》2018 年第 9 期。

[20] 金兼斌、吴欧、楚亚杰、林成龙、张雪:《科学家参与科学传播的知行反差:价值认同与机构奖惩的角度》,《新闻与传播研究》2018 年第 2 期。

[21] [美]卡斯·R. 桑斯坦:《谣言》,张楠迪扬译,中信出版社 2010 年版。

[22] 兰月新:《突发事件网络谣言传播规律模型研究》,《图书情报工作》2012 年第 14 期。

[23] 雷霞:《虚拟的在场:新媒体时代谣言传播的技术动因》,《现代传播》(中国传媒大学学报)2015 年第 37 期。

[24] 李彪、喻国明:《"后真相"时代网络谣言的话语空间与传播场域研究——基于微信朋友圈 4160 条谣言的分析》,《新闻大学》

2018 年第 148 期。

［25］李红涛：《新闻生产即记忆实践——媒体记忆领域的边界与批判性议题》，《新闻记者》2015 年第 7 期。

［26］李杰：《新闻信源编码中的冗余特点》，《当代传播》2008 年第 2 期。

［27］李文芳：《微信时代健康传播的特征与应用探讨》，《新闻大学》2014 年第 6 期。

［28］李英华、毛群安、石琦、陶茂萱、聂雪琼、李莉、黄相刚、石名菲：《2012 年中国居民健康素养监测结果》，《中国健康教育》2015 年第 2 期。

［29］李玉洁：《信源、渠道、内容——基于调查的中国公众气候传播策略研究》，《国际新闻界》2013 年第 8 期。

［30］李元授：《论新闻信源》，《中国广播电视学刊》1993 年第 6 期。

［31］李月琳、张秀、王姗姗：《社交媒体健康信息质量研究：基于真伪健康信息特征的分析》，《情报学报》2018 年第 3 期。

［32］李之团、王诚德：《"伪信息"的文化认同》，《长沙理工大学学报》（社会科学版）2013 年第 5 期。

［33］刘婧：《技术风险认知影响因素探析》，《科学管理研究》2007 年第 4 期。

［34］刘双庆、涂光晋：《社会网络分析视野下的健康传播》，《现代传播》（中国传媒大学学报）2016 年第 4 期。

［35］刘瑛、何爱珊：《QQ 群健康信息传播的劝服过程研究》，《新闻大学》2011 年第 3 期。

［36］刘勇、杜一：《网络数据可视化与分析利器：GEPHI 中文教程》，电子工业出版社 2017 年版。

［37］刘于思、徐煜：《在线社会网络中的谣言与辟谣信息传播效果：探讨网络结构因素与社会心理过程的影响》，《新闻与传播研究》2016 年第 11 期。

［38］刘中刚：《双面信息对辟谣效果的影响及辟谣者可信度的调节作用》，《新闻与传播研究》2017 年第 11 期。

［39］吕媛媛、胡光：《科技传播中的伪科学现象分析》，《文化学刊》2010 年第 2 期。

［40］［加］马歇尔·麦克卢汉：《理解媒介：论人的延伸》，何道宽译，商务印书馆 2000 年版。

［41］［西］曼纽尔·卡斯特：《网络社会的崛起》，夏铸九等译，社会科学文献出版社 2001 年版。

［42］钱颖、汪守金、金晓玲、钟永光、李巧凤：《基于用户年龄的微博信息分享行为研究》，《情报杂志》2012 年第 11 期。

［43］清华大学国际传播研究中心：《网络时代的健康传播——2014 年国内外健康传播研究现状分析》，载《第九届中国健康传播大会优秀论文集》，清华大学国际传播研究中心、清华大学公共健康研究中心、中国健康教育中心、中国疾病预防控制中心，2014 年。

［44］邱超奕：《网络新媒体时代“社会责任论”的再思考——“社会责任论”的现实困境与理论延展探析》，《新闻知识》2013 年第 5 期。

［45］［法］让 - 诺埃尔·卡普费雷：《谣言：世界最古老的传媒》，郑若麟译，上海人民出版社 2008 年版。

［46］任正安、仇韶华：《泛传播与泛责任：新媒体环境下的人格权保护》，《西南政法大学学报》2008 年第 3 期。

［47］宋永鸿、张小青：《论信源求证》，《新闻前哨》2013 年第 1 期。

［48］［美］Strauss，A.，& Cortin，J.：《质性研究概论》，徐宗国译，台湾：巨流图书公司 1997 年版。

［49］覃晓燕：《科学博客的传播模式解读》，《科学技术哲学研究》2010 年第 1 期。

［50］唐雪梅、赖胜强：《突发事件中政府对网络谣言的辟谣策略研究——以太伏中学事件为例》，《情报杂志》2018 年第 37 期。

［51］王健：《媒体的伪健康传播及其治理》，《现代传播》2006 年第 5 期。

［52］王丽娜：《健康谣言的传播学分析与科学舆论引导》，《新闻爱好

者月刊》2012 年第 10 期。

[53] 王胜源：《新媒体背景下伪健康信息的传播与治理——以果壳网"流言百科"证伪的医学健康类信息为例》，《科技传播》2015 年第 22 期。

[54] 王宇琦、曾繁旭：《谣言澄清与民众赋权——社会化媒体在风险沟通中的角色担当》，《当代传播》2015 年第 2 期。

[55] 文志辉：《增强新闻的可信性》，《当代传播》2003 年第 4 期。

[56] 吴世文：《社交媒体中伪健康信息传播研究的问题意识、理论想象与路径方法》，《新闻与传播评论》2016 年第 1 期。

[57] 吴世文、王一迪、郑夏：《可信度的博弈：伪健康信息与纠正性信息的信源及其叙事》，《全球传播学刊》2019 年第 3 期。

[58] 吴瑛、李莉、宋韵雅：《多种声音一个世界：中国与国际媒体互引的社会网络分析》，《新闻与传播研究》2015 年第 9 期。

[59] 夏倩芳、张明新：《新闻框架与固定成见：1979—2005 年中国大陆主流报纸新闻中的党员形象与精英形象》，《新闻与传播研究》2007 年第 2 期。

[60] 谢晓非、徐联仓：《风险认知研究概况及研究框架》，《心理学动态》1995 年第 2 期。

[61] 熊萍：《"微博"伦理失序及其伦理秩序构建》，《伦理学研究》2012 年第 1 期。

[62] [乌克兰] Э. П. 谢苗纽克：《信息科学与社会人文知识》，吴育群摘译，《国外社会科学》2003 年第 4 期。

[63] 闫岩：《喧哗与寂灭：中国特别重大事故的媒体呈现（2000—2015）》，《新闻与传播研究》2016 年第 5 期。

[64] 杨超、汪凌勇：《网络化科学传播模式发展趋势及其对图书馆服务的影响》，《图书馆学研究》2010 年第 9 期。

[65] 杨再华：《伪健康传播与公民媒介素养》，《新闻记者》2005 年第 4 期。

[66] 喻国明：《社交网络中谣言易感人群的新特点及效应机制》，《教育传媒研究》2018 年第 2 期。

[67] 喻国明、何睿：《健康信息的大数据应用：内容，影响与挑战》，《编辑之友》2013 年第 6 期。

[68] 岳广鹏、张小弛：《海外华文媒体对华人集体记忆的重构》，《现代传播》2013 年第 6 期。

[69] 翟学伟：《人情、面子与权力的再生产———情理社会中的社会交换方式》，《社会学研究》2004 年第 5 期。

[70] 张迪、古俊生、邵若斯：《健康信息获取渠道的聚类分析：主动获取与被动接触》，《国际新闻界》2015 年第 5 期。

[71] 张东锋、张嘉：《牛博网关闭国际站走入历史》，《南方都市报》2013 年 7 月 6 日，第 AA12 版。

[72] 张胜兵、蔡皖东：《用户关系特征对微博转发行为影响分析研究》，《计算机工程与应用》2014 年第 11 期。

[73] 张郁、齐振宏、黄建：《基于转基因食品争论的公众风险认知研究》，《华中农业大学学报》（社会科学版）2014 年第 5 期。

[74] 郑满宁：《缺位与重构：新媒体在健康传播中的作用机制研究——以北京、合肥两地的居民健康素养调查为例》，《新闻记者》2014 年第 9 期。

[75] 郑怡卉：《新闻中的"伪科学"内容分析研究》，《新闻学研究》（台湾）2013 年第 116 期。

[76] 郑宇君：《从社会脉络解析科学新闻的产制——以基因新闻为例》，《新闻学研究》（台湾）2003 年第 74 期。

[77] 周葆华、陆晔：《从媒介使用到媒介参与：中国公众媒介素养的基本现状》，《新闻大学》2008 年第 4 期。

[78] 周葆华、陆晔：《受众的媒介信息处理能力——中国公众媒介素养状况调查报告之一》，《新闻记者》2008 年第 4 期。

[79] 周海燕：《记忆的政治：大生产运动再发现》，中国发展出版社2013 年版。

[80] 周丽玲：《认知偏见与网络口碑的传播效果：对网购人群的焦点小组访谈研究》《新闻传播与评论》2013 年第 00 期。

[81] 周裕琼：《谣言一定是洪水猛兽吗？——基于文献综述和实证研

究的反思》,《国际新闻界》2009 年第 8 期。

[82] Adams, S. A., "Revisiting the Online Health Information Reliability Debate in the Wake of 'web 2.0': An Inter – disciplinary Literature and Website Review", *International Journal of Medical Informatics*, Vol. 79, No. 6, 2010.

[83] Agichtein, E., Castillo, C., Donato, D., Gionis, A., & Mishne, G., "Finding High – Quality Content in Social Media", Proceedings of the International Conference on Web Search and Web Data Mining, WSDM 2008, Palo Alto, California, USA.

[84] Agostinelli, G., & Grube, J. W., "Alcohol Counter – advertising and the Media a Review of Recent Research", *Alcohol Research &Health: The Journal of the National Institute on Alcohol Abuse and Alcoholism*, Vol. 26, No. 1, 2002.

[85] Aikin, K. J., Betts, K., O'Donoghue, A. C., Rupert, D., Lee, P. K., Amoozegar, J. B., & Southwell, B., "Correction of Over-statement and Omission in Direct – to – Consumer Prescription Drug Advertising", *Journal of Communication*, Vol. 64, No. 4, 2015.

[86] Albertson, B., & Gadarian, S. K., *Anxious Politics, Democratic Citizenship in a Threatening World*, Cambridge, England: Cambridge University Press, 2015.

[87] Alexander, J., Kwon, H. T., Strecher, R., & Bartholomew, J., "Multicultural Media Outreach: Increasing Cancer Information Coverage in Minority Communities", *Journal of Cancer Education*, Vol. 28, No. 4, 2013.

[88] Allen, M., "Determining the Persuasiveness of Message Sidedness: A Prudent Note about Utilizing Research Summaries", *Western Journal of Communication*, Vol. 57, No. 1, 1993.

[89] Allen, M., "Meta – analysis Comparing the Persuasiveness of One – sided and Two – sided Messages", *West Journal of Speech Communication*, Vol. 55, No. 4, 2009.

[90] Allen, M., Hale, J., Mongeau, P., Berkowitz – Stafford, S., & Ray, C., "Testing a Model of Message Sidedness: Three Replications", *Communication Monographs*, Vol. 57, No. 4, 1990.

[91] Anderson, A. S., Mackison, D., Boath, C., & Steele, R., "Promoting Changes in Diet and Physical Activity in Breast and Colorectal Cancer Screening Settings: An Unexplored Opportunity for Endorsing Healthy Behaviors", *Cancer Prevention Research*, Vol. 6, No. 3, 2013.

[92] Avery, K. N. L., Donovan, J. L., & Horwood, J., "Behavior Theory for Dietary Interventions for Cancer Prevention: A Systematic Review of Utilization and Effectiveness in Creating Behavior Change", *Cancer Causes & Control*, Vol. 24, No. 3, 2013.

[93] Ayers, J. W., Althouse, B. M., Noar, S. M., & Cohen, J. E., "Do Celebrity Cancer Diagnoses Promote Primary Cancer Prevention?", *Preventive Medicine*, Vol. 58, 2014.

[94] Bartels, L. M., "Uninformed Votes: Information Effects in Presidential Elections", *American Journal of Political Science*, Vol. 40, No. 1, 1996.

[95] Befort, C. A., Nazir, N., & Engelman, K., "Fatalistic Cancer Beliefs and Information Sources Among Rural and Urban Adults in the USA", *Journal of Cancer Education*, Vol. 28, No. 3, 2013.

[96] Bell, L., & Seale, C., "The Reporting of Cervical Cancer in the Mass Media: A Study of UK Newspapers", *European Journal of Cancer Care*, Vol. 20, No. 3, 2011.

[97] Bender, J. L., Jimenez – Marroquin, M. C., & Jadad, A. R., "Seeking Support on Facebook: A Content Analysis of Breast Cancer Groups", *Journal of Medical Internet Research*, Vol. 13, No. 1, 2011.

[98] Berland, G., Elliott, M. N., Morales, L. S., Algazy, J. I., Kravitz, R. L., Broder, M. S···McGylnn, E. A., "Health Information

on the Internet: Accessibility, Quality, and Readability in English and Spanish", *Journal of the American Medical Association*, Vol. 285, No. 20, 2011.

[99] Berlo, D. K., Lemert, J. B., & Mertz, R. J., "Dimensions for Evaluating the Acceptability of Message Sources", *Public Opinion Quarterly*, Vol. 33, No. 4, 1969.

[100] Bernstam, E. V., Walji, M. F., Sagaram, S., Sagaram, D., Johnson, C. W., & Meric – Bernstam, F., "Commonly Cited Website Quality Criteria are not Effective at Identifying Inaccurate Online Information about Breast Cancer", *Cancer*, Vol. 112, No. 6, 2008.

[101] Bessi, A., Coletto, M., Davidescu, G. A., Scala, A., Caldarelli, G., & Quattrociocchi, W., "Science vs Conspiracy: Collective Narratives in the Age of Misinformation", *PLoS One*, Vol. 10, No. 2, 2015.

[102] Blair, B. D., Weible, C. M., Heikkila, T., & McCormack, L., "Certainty and Uncertainty in Framing the Risks and Benefits of Hydraulic Fracturing in the Colorado News Media", *Risk, Hazards & Crisis in Public Policy*, Vol. 6, No. 3, 2015.

[103] Bleyer, A., & Welch, H. G., "Effect of Three Decades of Screening Mammography on Breast – cancer Incidence", *Obstetrical & Gynecological Survey*, Vol. 68, No. 6, 2013.

[104] Bord, R. J., & Conner, R. E. O., "Risk Communication, Knowledge, and Attitude: Explaining Reactions to a Technology Perceived as Risky", *Risk Analysis*, Vol. 10, No. 4, 1990.

[105] Bode, L., & Vraga, E. K., "In Related News, that Was Wrong: The Correction of Misinformation Through Related Stories Functionality in Social Media", *Journal of Communication*, Vol. 65, No. 4, 2015.

[106] Bode, L., & Vraga, E. K., "See Something, Say Something:

Correction of Global Health Misinformation on Social Media",
Health Communication, Vol. 33, No. 9, 2017.

[107] Bottorff, J. L., Struik, L., Bissell, L., Graham, R., Stevens, J., & Richardson, C. G., "A Social Media Approach to Inform Youth about Breast Cancer and Smoking: An Exploratory Descriptive Study", *Collegian*, Vol. 21, No. 2, 2014.

[108] Bourdieu, P., "The Forms of Capital", In J. R. Richardson (eds.), *Handbook of Theory and Research for the Sociology of Education*, New York: Greenwood, 1986.

[109] Breslow, R. A., Sorkin, J. D., Frey, C. M., & Kessler, L. G., "Americans' Knowledge of Cancer Risk and Survival", *Preventive Medicine*, Vol. 26, No. 2, 1997.

[110] Bryant, J., & Oliver, M. B., *Media Effects: Advanced in Theory and Research* (3rd ed.), Routledge: New York and London, 2009.

[111] Buhi, E. R., Daley, E. M. & Oberne, A., Smith S. A., Schneider, T., & Fuhrmann, H. J., "Quality and Accuracy of Sexual Health Information Web Sites Visited by Young People", *Journal of Adolescent Health*, Vol. 47, No. 2, 2010.

[112] Cappella, J. N., "Integrating Message Effects and Behavior Change Theories: Organizing Comments and Unanswered Questions", *Journal of Communication*, Vol. 56, No. S1, 2006.

[113] Cappella, J. N., Kim, H. S., & Albarracín, D., "Selection and Transmission Processes for Information in the Emerging Media Environment: Psychological Motives and Message Characteristics", *Media Psychology*, Vol. 18, No. 3, 2015a.

[114] Cappella, J. N., Maloney, E., Ophir, Y., & Brennan, E., "Interventions to Correct Misinformation about Tobacco Products", *Tobacco Regulatory Science*, Vol. 1, No. 2, 2015b.

[115] Cappiello, C., Francalanci, C., & Pernici, B., Data Quality

Assessment from the User's Perspective, In Proceedings of the ACM SIGMOD International Conference on Management of Data, 2004.

[116] Carlos, A. G., & Agudo, A., "Carcinogenesis, Prevention and Early Detection of Gastric Cancer: Where We are and Where we Should Go", *International Journal of Cancer*, Vol. 130, No. 4, 2012.

[117] Castells, M., *Communication Power*, New York: Oxford University Press, Inc., 2009.

[118] Chaiken, S., "The Heuristic Model of Persuasion", In M. Zanna, J. Olson, & C. Herman (eds.), *Social Influence: The Ontario Symposium*. Hillsdale, NJ: Lawrence Erlbaum Associates, 1980.

[119] Chaiken, S., Liberman, A., & Eagly, A. H., "Heuristic and Systematic Information Processing Within and Beyond the Persuasion Context", In J. S. Uleman, & J. A. Bargh (eds.), *Unintended Thought*, New York: Guilford Press, 1989.

[120] Chaiken, S., & Maheswaran, D., "Heuristic Processing Can Bias Systematic Processing: Effects of Source Credibility, Argument Ambiguity, and Task Importance on Attitude Judgment", *Journal of Personality and Social Psychology*, Vol. 66, No. 3, 1994.

[121] Champion, C. C., *Quantitative and Qualitative Content Analysis of Breast Cancer, Heart Disease, and Stroke Media Messages from Local Canadian Media*, Alberta: University of Alberta, 2014.

[122] Chan, M. S., Jones, C. R., Hall Jamieson, K., & Albarracín, D., "Debunking: A Meta – analysis of the Psychological Efficacy of Messages Countering Misinformation", *Psychological Science*, Vol. 28, No. 11, 2017.

[123] Chandler, C., Fairhead, J., Kelly, A., Leach, M., & Platform, E. R. A., "Ebola: Limitations of Correcting Misinformation", *The Lancet*, Vol. 385, No. 9975, 2015.

[124] Chang, C., "Self – congruency as a Cue in Different Advertising –

Processing Contexts", *Communication Research*, Vol. 29, No. 5, 2002.

[125] Chapman, S., Mcleod, K., Wakefield, M., & Holding, S., "Impact of News Celebrity Illness on Breast Cancer Screening: Kylie Minogue's Breast Cancer Diagnosis", *The Medical Journal of Australia*, Vol. 183, No. 5, 2005.

[126] Chebat, J. C., Charlebois, M., & Claire – Gélinas, C. "What Makes Open vs. Closed Conclusion Advertisements More Persuasive? The Moderating Role of Prior Knowledge and Involvement", *Journal of Business Research*, Vol. 53, No. 2, 2001.

[127] Cheng, H., & Liang, J. M., "The History, Current Situation and Development Trend of Health Communication Research in China: Under the Background of Risk Society", *Communication & Society*, Vol. 26, 2013.

[128] Chua, A. Y. K., & Banerjee, S., "To Share or not to Share: The Role of Epistemic Belief in Online Health Rumors", *International Journal of Medical Informatics*, Vol. 108, 2017.

[129] Clarke, C. E., "A Question of Balance: The Autism – vaccine Controversy in the British and American Elite Press", *Science Communication*, Vol. 30, No. 1, 2008.

[130] Cokkinides, V., Kirkland, D., Andrews, K., Sullivan, K., & Lichtenfeld, J. L., "A Profile of Skin Cancer Prevention Media Coverage in 2009", *Journal of the American Academy of Dermatology*, Vol. 67, No. 4, 2012.

[131] Coleman, J. S., "Social Capital in the Creation of Human Capital", *American Journal of Sociology*, Vol. 94, 1988.

[132] Coleman, J. S., *Foundations of Social Theory*, Cambridge, MA: The Belknap Press of Harvard University Press, 1990.

[133] Cook, J., Ecker, U., & Lewandowsky, S., "Misinformation and How to Correct it", *Emerging Trends in the Social and Behav-*

ioral Sciences, 2015.

[134] Cook, J. , & Lewandowsky, S. , *The Debunking Handbook*, St. Lucia, Australia: University of Queensland, 2011, Retrieved from http: //www. skepticalscience. com/docs/Debunking_ Handbook. pdf.

[135] Coulter, K. S. , "An Examination of Qualitative vs Quantitative Elaboration Likelihood Effects", *Psychology & Marketing*, Vol. 22, No. 1, 2005.

[136] Crespo, J. , "Training the Health Information Seeker: Quality Issues in Health Information Web Sites", *Library Trends*, Vol. 53, No. 2, 2004.

[137] Cutrona, S. L. , Roblin, D. W. , Wagner, J. L. , Gaglio, B. , & Mazor, K. M. , "Adult Willingness to Use Email and Social Media for Peer – to – Peer Cancer Screening Communication: Quantitative Interview Study", *Jmir Research Protocols*, Vol. 2, No. 2, 2013.

[138] Darke, P. R. , Ashworth, L. , & Ritchie, R. J. B. , "Damage From Corrective Advertising: Causes and Cures", *Journal of Marketing*, Vol. 72, No. 6, 2008.

[139] Davis, J. L. , Buchanan, K. L. , & Green, B. L. , "Racial/Ethnic Differences in Cancer Prevention Beliefs: Applying the Health Belief Model Framework", *Health Promotion*, Vol. 27, No. 6, 2013.

[140] Dawson, R. , "Launching the Web 2. 0 framework", Retrieved April 17, 2020, from https: //rossdawson. com/blog/launching_ the_ w/.

[141] Deloitte. , Survey of Health Care Consumers, 2010, June 27, Retrieved May 7, 2020, from https: //pharmaceuticalcommerce. com/opinion/deloitte – 2010 – survey – of – health – care – consumers/.

[142] Difonzo, N. , & Bordia, P. , *Rumor Psychology: Social and Or-*

ganizational Approaches, Washington, DC, US: American Psychological Association, 2006.

[143] Difonzo, N., & Bordia, P., "Rumor, Gossip Andurbanlegends", *Diogenes*, Vol. 54, No. 1, 2007.

[144] Difonzo, N., Robinson, N. M., Suls, J. M., & Rini, C., "Rumors about Cancer: Content, Sources, Coping, Transmission, and Belief", *Journal of Health Communication*, Vol. 17, No. 9, 2012.

[145] Dixon, G. N., Mckeever, B. W., Holton, A. E., Clarke, C., & Eosco, G., "The Power of a Picture: Overcoming Scientific Misinformation by Communicating Weight – of – Evidence Information with Visual Exemplars", *Journal of Communication*, Vol. 65, No. 4, 2015.

[146] Dixon, H., Scully, M., Wakefield, M., & Murphy, M., "The Prostate Cancer Screening Debate: Public Reaction to Medical Controversy in the Media", *Public Understanding of Ence*, Vol. 18, No. 1, 2009.

[147] Donati, S., Giambi, C., Declich, S., Salmaso, S., Filia, A., & Atti, M. L. C. D., "Knowledge, Attitude and Practice in Primary and Secondary Cervical Cancer Prevention Among Young Adult Italian Women", *Vaccine*, Vol. 30, No. 12, 2012.

[148] Dounaevsky, H., "Building Wiki – history: Between Consensus and Edit Warring", In E. Rutten, J. Fedor, & V. Zvereva (eds.), *Memory, Conflict and New Media: Web Wars in Post – socialist States*, New York: Routledge, 2013.

[149] Dyer, R. F., & Kuehl, P. G., "The Corrective Advertising Remedy of the FTC: An Experimental Evaluation", *Journal of Marketing*, Vol. 38, 1974.

[150] Eagly, A. H., & Chaiken, S., *The Psychology of Attitudes*, Harcourt Brace Jovanovich College Publishers, 1993.

[151] Eberth, J. M., Kline, K. N., Moskowitz, D. A., Montealegre, J. R., & Scheurer, M. E., "The Role of Media and the Internet on Vaccine Adverse Event Reporting: A Case Study of Human Papillomavirus Vaccination", *Journal of Adolescent Health*, Vol. 54, No. 3, 2014.

[152] Ecker, U. K. H., Lewandowsky, S., & Tang, D. T. W., "Explicit Warnings Reduce but do not Eliminate the Continued Influence of Misinformation", *Memory & Cognition*, Vol. 38, No. 8, 2010.

[153] Ecker, U. K. H., Lewandowsky, S., Swire, B., & Chang, D., "Correcting False Information in Memory: Manipulating the Strength of Misinformation Encoding and its Retraction", *Psychonomic Bulletin & Review*, Vol. 18, No. 3, 2011.

[154] Edgren, G., Lagiou, P., Trichopoulos, D., & Adami, H. O., "Screening, Case Finding or Primary Cancer Prevention in the Developing World?", *European Journal of Epidemiology*, Vol. 28, No. 4, 2013.

[155] Elfström, K. M., Herweijer, E., Sundström, K., & Arnheim – Dahlström, L., "Current Cervical Cancer Prevention Strategies Including Cervical Screening and Prophylactic Human Papillomavirus Vaccination: A Review", *Current Opinion in Oncology*, Vol. 26, No. 1, 2014.

[156] Eric, R. B., Ellen, M. D., Alison, O., Sarah, A. S., Tali, S., & Hollie, J. F., "Quality and Accuracy of Sexual Health Information Web Sites Visited by Young People", *Journal of Adolescent Health*, Vol. 47, No. 2, 2010.

[157] Esserman, L. J., Thompson, I. M., & Reid, B., "Overdiagnosis and Overtreatment in Cancer: An Opportunity for Improvement", *Journal of the American Medical Association*, Vol. 310, 2014.

[158] Evans, D. G. , Warwick, J. , Astley, S. , Stavrinos, P. , Sahin, S. , Ingham, S. L. , … Howell, A. , "Assessing Individual Breast Cancer Risk Within the U. K. National Health Service Breast Screening Program: A New Paradigm for Cancerprevention", *Cancer Prevention Research*, Vol. 5, No. 7, 2012.

[159] Eveland, W. P. , "The Cognitive Mediation Model of Learning From the News Evidence from Nonelection, Off – year Election, and Presidential Election Contexts", *Communication Research*, Vol. 28, No. 5, 2001.

[160] Eveland, W. P. , "News Information Processing as Mediator of the Relationship between Motivations and Political Knowledge", *Journalism & Mass Communication Quarterly*, Vol. 79, No. 1, 2002.

[161] Eveland, W. P. , Mcleod, J. M. , & Horowitz, E. M. , "Communication and Age in Childhood Political Socialization: An Interactive Model of Political Development", *Journalism & Mass Communication Quarterly*, Vol. 75, No. 4, 1998.

[162] Eveland, W. P. , Shah, D. V. , & Kwak, N. , "Assessing Causality in the Cognitive Mediation Model: A Panel Study of Motivations, Information Processing, and Learning During Campaign 2000", *Communication Research*, Vol. 30, No. 4, 2003.

[163] Ferejohn, J. , & Kuklinski, J. H. , *Information and Democratic Processes*. Illinois: University of Illinois Press, 1990.

[164] Finberg, H. , & Stone, M. L. , *Digital Journalism Credibility Study*, Washington, D. C: Online News Association, 2002.

[165] Finnegan, J. R. , & Viswanath, K. , "Communication Theory and Health Behavior Change: The Media Studies Framework", In Glanz K, R. B. , Lewis F. M. (eds.), *Health Behavior and Health Education Theory*, San Francisco: Jossey – Bass, 2002.

[166] Flanagin, A. J. , & Metzger, M. J. , "Trusting Expert – Versus User – Generated Ratings Online: The Role of Information Volume,

Valence, and Consumer Characteristics", *Computers in Human Behavior*, Vol. 29, No. 4, 2013.

[167] Fleming, K., & Thorson, E., "Assessing the Role of Information – processing Strategies in learning from local news media about sources of social capital", *Mass Communication and Society*, Vol. 11, No. 4, 2008.

[168] Fleming, K., Thorson, E., & Zhang, Y., "Going Beyond Exposure to Local News Media: An Information – processing Examination of Public Perceptions of Food Safety", *Journal of Health Communication*, Vol. 11, No. 8, 2006.

[169] Food and Drug Administration (FDA), Truthful Prescription Drug Advertising and Promotion, 2018, June 21, Retrieved April 17, 2020, from https: //www. fda. gov/drugs/office – prescription – drug – promotion/truthful – prescription – drug – advertising – and – promotion.

[170] Foster, Meg, "Online and Plugged in: Public History and Historians in the Digital Age", *Public History Review*, Vol. 21, 2014.

[171] Francis, S. A., Battle – Fisher, M., Liverpool, J., Hipple, L., Mosavel, M., Soogun, S., & Mofammere, N., "A qualitative Analysis of South African Women's Knowledge, Attitudes, and Beliefs about HPV and Cervical Cancer Prevention, Vaccine Awareness and Acceptance, and Maternal – child Communication about Sexual Health", *Vaccine*, Vol. 29, No. 47, 2011.

[172] Fredin, E. S., Kosicki, G., & Becker, L. B., "Cognitive Strategies for Media Use During a Presidential Campaign", *Political Communication*, Vol. 13, No. 1, 1996.

[173] Gamson, W. A., & Modigliani A., "Media Discourse and Public Opinion on Nuclear Power: A Constructionist Approach", *American Journal of Sociology*, Vol. 95, No. 1, 1989.

[174] Gansler, T., Henley, S. J., Stein, K., Nehl, E. J., & Slaugh-

ter, E. , "Sociodemographic Determinants of Cancer Treatment Health Literacy", *Cancer*, Vol. 104, No. 3, 2005.

［175］ Garland, S. M. , Bhatla, N. , & Ngan, H. Y. S. , "Cervical Cancer Burden and Prevention Strategies: Asia Oceania Perspective", *Cancer Epidemiology Biomarkers & Prevention*, Vol. 21, No. 9, 2012.

［176］ Gershkoff, A. , Kushner, S. , "Shaping Public Opinion: The 9/11 – iraq Connection in the Bush Administration's Rhetoric", *Perspectives on Politics*, Vol. 3, No. 3, 2005.

［177］ Ghenai, A. , & Mejova, Y. , "Catching Zika Fever: Application of Crowdsourcing and Machine Learning for Tracking Health Misinformation on Twitter", 2017 *IEEE International Conference on Healthcare Informatics (ICHI)*, Park City, UT, 2017.

［178］ Gilbert, D. T. , Tafarodi, R. W. , & Malone, P. S. , "You Can't Believe Everything You Read", *Journal of Personality and Social Psychology*, Vol. 65, No. 2, 1993.

［179］ Gilens, M. , "Political Ignorance and Collective Policypreferences", *American Political Science Review*, Vol. 95, No. 02, 2001.

［180］ Goldacre, B. , "Media Misinformation and Health Behaviors", *Lancet Oncology*, Vol. 10, No. 9, 2009.

［181］ Gollust, S. E. , Attanasio, L. , Dempsey, A. , Benson, A. M. , & Fowler, E. F. , "Political and News Media Factors Shaping Public Awareness of the HPV Vaccine", *Women's Health Issues*, Vol. 23, No. 3, 2013.

［182］ Griffin, R. , Neuwirth, K. , Giese, J. , & Dunwoody, S. , "Linking the Heuristic – systematic Model and Depth of Processing", *Communication Research*, Vol. 29, No. 6, 2002.

［183］ Griffin, R. J. , & Dunwoody, S. , "Community Structure and Science Framing of News about Local Environmental Risks", *Science Communication*, Vol. 18, No. 4, 1997.

［184］ Grunig, J. E. , "Sierra Club Study Shows Who Becomes Activists", *Public relations review*, Vol. 15, 1989.

［185］ Guess, A. , Nagler, J. , & Tucker, J. , "Less than You Think: Prevalence and Predictors of Fake News Dissemination on Facebook", *Science Advances*, Vol. 5, No. 1, 2019.

［186］ Haase, N. , Betsch, C. , & Renkewitz, F. , "Source Credibility and the Biasing Effect of Narrative Information on the Perception of Vaccination Risks", *Journal of Health Communication*, Vol. 20, No. 8, 2015.

［187］ Haesebaert, J. , Lutringer – Magnin, D. , Kalecinski, J. , Barone, G. , Jacquard, A. C. , Régnier, V. ⋯ Lasset, C. , "French Women's Knowledge of and Attitudes Towards Cervical Cancer Prevention and the Acceptability of HPV Vaccination Among Those with 14 – 18 Years Old Daughters: A Quantitative – qualitative Study", *BMC Public Health*, Vol. 12, No. 1, 2012.

［188］ Haithcox – Dennis, M. , "Reject, Correct, Redirect: Using Web Annotation to Combat Fake Health Information: A Commentary", *American Journal of Health Education*, Vol. 49, No. 4, 2018.

［189］ Hahn, E. J. , Rayens, M. K. , Hopenhayn, C. , & Christian, W. J. , "Perceived Risk and Interest in Screening for Lung Cancer Among Current and Former Smokers", *Research in Nursing & Health*, Vol. 29, No. 4, 2006.

［190］ Hale, J. L. , Mongeau, P. A. , & Thomas, R. M. , "Cognitive Processing of One – and Two – sided Persuasive Messages", *West Journal of Speech Communication*, Vol. 55, No. 4, 1991.

［191］ Hallin, D. C. , & Briggs, C. L. , "Transcending the Medical/ media Opposition in Research on News Coverage of Health and Medicine", *Media Culture & Society*, Vol. 37, No. 1, 2015.

［192］ Han, R. , "Defending the Authoritarian Regime Online: China's 'Voluntary Fifty – cent Army'", *The China Quarterly*, Vol. 224,

2015.

[193] Hansen, D. L. , Derry, H. A. , Resnick, P. J. , & Richardson, C. R. , "Adolescents Searching for Health Information on the Internet: An Observational Study", *Journal of Medical Internet Research*, Vol. 5, No. 4, 2003.

[194] Hill, C. , "Cancer Prevention and Screening", *Bulletin Du cancer*, Vol. 100, No. 6, 2013.

[195] Hornik, R. , Parvanta, S. , Mello, S. , Freres, D. , Kelly, B. , & Schwartz, J. S. , "Effects of Scanning (Routine Health Information Exposure) on Cancer Screening and Prevention Behaviors in the General Population", *Journal of Health Communication*, Vol. 18, No. 12, 2013.

[196] Holton, A. E. , McKeever, B. W. , Clarke, C. , Eosco, G. & Dixon, G. N. , "The Power of a Picture: Overcoming Scientific Misinformation by Communicating Weight − of − Evidence Information with Visual Exemplars", *Journal of Communication*, Vol. 65, No. 4, 2015.

[197] Hovland, C. I. , Janis, I. L. , & Kelley, H. H. , *Communication and Persuasion*, New Haven, CT: Yale University Press, 1953.

[198] Hovland, C. I. , & Weiss, W. , "The Influence of Source Credibility on Communication Effectiveness", *Public Opinion Quarterly*, Vol. 15, No. 4, 1951.

[199] Hu, H. , "The Theory and Application of Focus Group Interview", *Modern Business*, Vol. 26, 2010.

[200] Hu, B. , "The Innovation of Health Communication Conception and Paradigm Shift—Ublic Communication Difficulties and Solutions in the New Media Era", *Chinese Journal of Journalism Communication*, Vol. 6, 2012.

[201] Hughes, A. , "Using Social Media Platforms to Amplify Public Health Messages: An Examination of Tenets and Best Practices for

Communicating with Keyaudiences", *Public Health*, 2010.

[202] Husson, O. , Mols, F. , Fransen, M. P. , Van, D. P. L. V. , & Ezendam, N. P. M. , "Low Subjective Health Literacy is Associated with Adverse Health Behaviors and Worse Health – related Quality of Life Among Colorectal Cancer Survivors: Results from the Profiles Registry", *Psycho Oncology*, Vol. 24, No. 4, 2015.

[203] Hynd, C. R. , "Refutational Texts and the Change process", *International Journal of Educational Research*, Vol. 35, No. 7 – 8, 2001.

[204] Ioannidis, J. P. A. , Stuart, M. E. , Brownlee, S. , & Strite, S. A. , "How to Survive the Medical Misinformation Mess", *European Journal of Clinical Investigation*, Vol. 47, No. 11, 2017.

[205] Jaeger, M. E. , Anthony, S. , & Rosnow, R. L. , "Who Hears What from Whom and with What Effect: A Study of Rumor", *Personality & Social Psychology Bulletin*, Vol. 6, No. 3, 1980.

[206] Janis, I. L. , & Feshbach, S. , "Effects of Fear – arousingcommunications", *Journal of Abnormal & Social Psychology*, Vol. 48, No. 1, 1953.

[207] Jerit, J. , & Barabas, J. , "Partisan Perceptual Bias and the Information Environment", *The Journal of Politics*, Vol. 74, No. 3, 2012.

[208] Jern, A. , Chang, K. M. , & Kemp, C. , "Bayesian Belief Polarization", *Advances in Neural Information Processing Systems*, 2009.

[209] Jiang, S. , & Beaudoin, C. E. , "Smoking Prevention in China: A Content Analysis of an Anti – smoking Social Media Campaign", *Journal of Health Communication*, 2016.

[210] Jing, L. , "The Influencing Factors of Technology Riskperception", *Scientific Management Research*, Vol. 4, 2007.

[211] Johnson, H. M. , & Seifert, C. M. , "Sources of the Continued In-

fluence Effect: When Misinformation in Memory Affects Later Infer-ences", *Journal of Experimental Psychology: Learning, Memory, and Cognition*, Vol. 20, 1994.

[212] Jolley, D., & Douglas, K. M., "The Effects of Anti – vaccine Conspiracy Theories on Vaccination Intentions", *PLoS One*, Vol. 9, No. 2, 2014.

[213] Jung, E. H., Walsh – Childers, K., & Kim, H. S., "Factors Influencing the Perceived Credibility of Diet – nutrition Information Web Sites", *Computers in Human Behavior*, Vol. 58, 2016.

[214] Jung, M., Chan, C. K. Y., & Viswanath, K., "Moderating Effects of Media Exposure on Associations between Socioeconomic Position and Cancer Worry", *Asian Pacific Journal of Cancer Pre-vention Apjcp*, Vol. 15, No. 14, 2014.

[215] Kahlor, L. A., Dunwoody, S., Griffin, R., Neuwirth, K., & Giese, J., "Studying Heuristic – systematic Processing of Risk In-formation", *Risk Analysis*, Vol. 23, No. 2, 2003.

[216] Kassarjian, H. H., Carlson, C. J. & Rosin, P. E., "A Correc-tive Advertising Study", In M. J. Schlinger (eds.), *Advances in Consumer Research*, Vol. 2, 1975.

[217] Keelan, J., Pavri – Garcia, V., Tomlinson, G., & Wilson, K., "You Tube as a Source of Information on Immunization: A Content Analysis", *JAMA*, Vol. 298, No. 21, 2007.

[218] Keith, H. H., "Effects of Corrective Advertising", *Journal of Ad-vertising Research*, Vol. 13, 1973.

[219] Kelly, B., Hornik, R., Romantan, A., Schwartz, J. S., Arm-strong, K., DeMichele, A., ⋯ Wong, N., "Cancer Informa-tion Scanning and Seeking in the General Population", *Journal of Health Communication*, Vol. 15, No. 7, 2010.

[220] Kelly, K. M., Shetty, M. K., & Fregnani, J. H. T. G., "Breast Cancer Screening and Cervical Cancer Prevention in Developing

Countries: Strategies for the Future", In: M. Shetty, (eds.), *Breast and Gynecological Cancers*, Springer, New York, N., 2013.

[221] Kendeou, P., Walsh, E. K., Smith, E. R., & O' Brien, E. J., "Knowledge Revision Processes in Refutation Texts", *Discourse Processes*, Vol. 51, 2014.

[222] Kiely, E., & Robertson, L., How to Spot Fake News. Fact, 2016, November 18, Check. org. Retrieved May 7, 2020, from http://www. factcheck. org/2016/11/how – to – spot – fake – news/.

[223] Kinsora, A., Barron, K., Mei, Q., & Vydiswaran, V. G. V., "Creating a Labeled Dataset for Medical Misinformation in Health Forums", 2017 *IEEE International Conference on Healthcare Informatics*, 2017.

[224] Knobloch – Westerwick, S., & Johnson, B. K., "Selective Exposure for Better or Worse: Its Mediating Role for Online News' Impact on Political Participation", *Journal of Computer – Mediated Communication*, Vol. 19, No. 2, 2014.

[225] Ko, L. K., Campbell, M. K., Lewis, M. A., Earp, J. A., & DeVellis, B., "Information Processes Mediate the Effect of a Health Communication Intervention on Fruit and Vegetable Consumption", *Journal of Health Communication: International Perspectives*, Vol. 16, No. 3, 2011.

[226] Kontos, E. Z., "Abstract ed05 – 03: Social Media Use, Communication Inequalities, and Public Health: Where We are and Where We Need to go", *Cancer Prevention Research*, Vol. 4, (10 Supplement), ED05 – 03 – ED05 – 03, 2011.

[227] Korda, H., & Itani, Z., "Harnessing Social Media for Health Promotion and Behavior Change", *Health Promotion Practice*, Vol. 14, No. 1, 2013.

[228] Kosicki, G. M. , & McLeod, J. M. , "Learning from Political News: Effects of Media Images and Information – processing Strategies", In S. , Kraus (eds.), *Mass Communication and Political Information Processing*. Hillsdale, NJ: Lawrence Erlbaum, 1990.

[229] Kratzke, C. , Wilson, S. , & Vilchis, H. , "Reaching Rural Women: Breast Cancer Prevention Information Seeking Behaviors and Interest in Internet, Cell Phone, and Text Use", *Journal of Community Health*, Vol. 38, No. 1, 2013.

[230] Kreuter, M. , Garibay, L. , Pfeiffer, D. , Morgan, J. , Thomas, M. , & Wilson, K. , "Small Media and Client Reminders for Colorectal Cancer Screening: Current Use and Gap Areas in CDC's Colorectal Cancer Control Program", *Preventing Chronic Disease*, Vol. 9, No. 7, 2012.

[231] Krieger, J. L. , Katz, M. L. , Eisenberg, D. , Heaner, S. , Sarge, M. A. , & Jain, P. , "Media Coverage of Cervical Cancer and the HPV Vaccine: Implications for Geographic Health Inequities", *Health expectations*, Vol. 16, No. 3, 2013.

[232] Krosnick, J. , Pasek, J. , & Sood, G. , "Prevalence and Correlates of Misinformation about the Affordable Care Act", *Journal of Communication*, Vol. 65, No. 6, 2015.

[233] Ladonna, K. A. , Ghavanini, A. A. , & Venance, S. L. , "Truths and Misinformation: A Qualitative Exploration of Myotonic Dystrophy", *Canadian Journal of Neurological Sciences*, Vol. 42, No. 03, 2015.

[234] Lane, D. S. , Polednak, A. P. , & Burg, M. A. , "The Impact of Media Coverage of Nancy Reagan's Experience on Breast Cancer Screening", *American Journal of Public Health*, Vol. 79, No. 11, 1989.

[235] Lang, A. , "Dynamic Human – centered Communication Systems Theory", *The Information Society*, Vol. 30, No. 1, 2014.

[236] Larson, H. J. , Cooper, L. Z. , Eskola, J. , Katz, S. L. , & Ratzan, S. , "Addressing the Vaccine Confidence Gap", *Lancet*, Vol. 378, No. 9790, 2011.

[237] Lau, R. R. , & Sears, D. O. , *Political Cognition*, Hillsdale, NJ: Eribaum, 1986.

[238] Lavorgn, L. , Ippolito, D. , Esposito, S. , Tedesch, G. , & Bonavit, S. , "A Disease in the Age of the Web: How to Help People with Multiple Sclerosis in Social Media Interaction", *Multiple Sclerosis and Related Disorders*, Vol. 17, 2017.

[239] Lee, J. Y. , & Sundar, S. S. , "To Tweet or to Retweet? That is the Question for Health Professionals on Twitter", *Health Communication*, Vol. 28, No. 5, 2013.

[240] Leiserowitz, A. , Maibach, E. , Roser – Renouf, C. , Hmielowski, J. D. , Politics & Global Warming, *Democrats*, *Republicans*, *Independents*, *and the Tea Party*, Yale and George Mason University, New Haven, CT: Yale Project on Climate Change Communication, 2011.

[241] Leticia, B. , & Vraga, E. K. , "In Related News, that Was Wrong: The Correction of Misinformation Through Related Stories Functionality in Social Media", *Journal of Communication*, Vol. 65, No. 4, 2015.

[242] Lewandowsky, S. , Cook, J. , Oberauer, K. , Brophy, S. , Lloyd, E. A. , & Marriott, M. , "Recurrent Fury: Conspiratorial Discourse in the Blogosphere Triggered by Research on the Role of Conspiracist Ideation in Climate Denial", *Journal of Social and Political Psychology*, Vol. 3, 2015.

[243] Lewandowsky, S. , Ecker, U. K. H. , Seifert, C. M. , Schwarz, N. , & Cook, J. , "Misinformation and Its Correction: Continued Influence and Successful Debiasing", *Psychological Science in the Public Interest*, Vol. 13, No. 3, 2012.

[244] Li, W. F. , "Research on the Characteristics and Application of Health Communication on Wechat Era", *Journalism Quarterly*, Vol. 6, 2014.

[245] Liu, Y. S. , "How Can Health Communication Achieve Truth: An Evaluation of Pseudo Health Communication over the Past Thirty Years", *Journalism Lover*, Vol. 5, 2011.

[246] Livingstone, S. , & Helsper, E. J. , "Does Advertising Literacy Mediate the Effects of Advertising on Children? A Critical Examination of Two Linked Research Literatures in Relation to Obesity and Food Choice", *Journal of Communication*, Vol. 56, No. 3, 2006.

[247] Lo, V. H. , & Chang, C. , "Knowledge about the Gulf Wars: A Theoretical Model of Learning from the News", *Harvard International Journal of Press/Politics*, Vol. 11, No. 3, 2006.

[248] Lo, V. H. , Wei, R. , & Su, H. , "Self – efficacy, Information – processing Strategies, and Acquisition of Health Knowledge", *Asian Journal of Communication*, Vol. 23, No. 1, 2013.

[249] Lo, S. H. , Vart, G. , Snowball, J. , Halloran, S. P. , Wardle, J. , & Von Wagner, C. , "The Impact of Media Coverage of the Flexible Sigmoidoscopy Trial on English Colorectal Screening Uptake", *Journal of Medical Screening*, Vol. 19, No. 2, 2012.

[250] Lodge, M. , McGraw, K. M. , & Knight, K. , "Political Judgment: Structure and Process", *Journal of Politics*, Vol. 59, No. 2, 1997.

[251] Luskin, R. C. , Fishkin, J. S. , & Jowell, R. , "Considered Opinions: Deliberative Polling in Britain", *British Journal of Political Science*, Vol. 32, No. 03, 2002.

[252] Madden, M. , & Zickuhr, K. , Social Networking Sites Report, 2011, Retrieved May 7, 2020, from http://www. socialcapital-gateway. org/content/paper/madden – m – zickuhr – k – 2011 – 65 – online – adults – use – social – networking – sites – pew – internet –

amer.

[253] Mann, T. , Sherman, D. , Updegraff, J. , "Dispositional Motivations and Message Framing: A Test of the Congruency Hypothesis in College Students", *Health Psychology*, Vol. 23, No. 3, 2004.

[254] Marsh, E. J. , & Yang, B. W. , "Believing Things that are not True: A Cognitive Science Perspective on Misinformation", In B. G. Southwell (eds.), *Misinformation and Mass Audiences*, Austin: University of Texas Press, 2018.

[255] Martinez, L. S. , Hughes, S. , Walsh – Buhi, E. R. , & Tsou, M. H. , " 'Okay, We Get it. You Vape' : An Analysis of Geocoded Content, Context, and Sentiment Regarding E – cigarettes on Twitter", *Journal of Health Communication*, Vol. 23, No. 6, 2018.

[256] Marsh, E. J. , & Yang, B. W. , "Believing Things that are not True: A Cognitive Science Perspective on Misinformation", In B. G. Southwell, E. A. Thorson, & L. Sheble (eds.), *Misinformation and Mass Audiences*, Austin: University of Texas Press, 2018.

[257] May, S. , Halley, M. , Rendle, K. , Tietbohl, C. , & Frosch, D. , "Ps1 – 3: Perceptions of Cancer Screening Messages in the Media: How do Patients Make Sense of Conflicting Messages in the Popular Media Around Cancer Screening?", *Clinical Medicine & Research*, Vol. 11, No. 3, 2013.

[258] Mazis, M. B. , & Bernhardt, M. N. L. , "Day – after Recall of Listerine Corrective Commercials", *Journal of Public Policy & Marketing*, Vol. 2, 1983.

[259] Mazor, K. M. , Roblin, D. W. , Williams, A. E. , Greene, S. M. , Gaglio, B. , Field, T. S. … Cowan, R. , "Health Literacy and Cancer Prevention: Two New Instruments to Assess Comprehension", *Patient Education & Counseling*, Vol. 88, No. 1, 2012.

[260] McCarey, C., Pirek, D., Tebeu, P. M., Boulvain, M., Doh, A. S., & Petignat, P., "Awareness of HPV and Cervical Cancer Prevention Among Cameroonian Healthcare Workers", *BMC Women's Health*, Vol. 11, No. 1, 2011.

[261] McCroskey, J. C., "Scales for the measurement of ethos", *Speech Monographs*, Vol. 33, 1966.

[262] McGinnies, E., & Ward, C. D., "Better Liked than Right: Trustworthiness and Expertise as Factors in Credibility", *Personality and Social Psychology Bulletin*, Vol. 6, No. 3, 1980.

[263] McKenzie, J. F., Neiger, B. L., & Thackeray, R., *Planning, Implementing, and Evaluating Health Promotion Programs* (5th ed.), San Francisco: Benjamin Cummings.

[264] McLeod, J. M., & Eveland, W. P., The Informational Role of Processing Strategies for Campaign News: Beyond Simple Exposure and Attention. Paper Represented at the Mass Communication Division of the International Communication Association Annual Conference in Albuquerque, New Mexico, 1995.

[265] Meissner, H. I., Potosky, A. L., & Convissor, R., "How Source of Health Information Relate to Knowledge and Use of Cancer Screening Exams", *Journal of Community Health*, Vol. 17, No. 3, 1992.

[266] Mendoza, M., Poblete, B., & Castillo, C., Twitter Under Crisis: Can We Trust Shat We RT?, Paper Represented at the First Workshop on Social Media Analytics, SOMA, KDD Workshop.

[267] Merton, R. K., "The Focussed Interview and Focus Groups: Continuities and Discontinuities", *Public Opinion Quarterly*, Vol. 51, No. 4, 1987.

[268] Merton, R. K., & Kendall, P. L., "The Focus Interview", *American Journal of Sociology*, 1946.

[269] Metzger, M. J., Flanagin, A. J., & Medders, R. B., "Social

and Heuristic Approaches to Credibility Evaluation Online", *Journal of Communication*, Vol. 60, No. 3, 2010.

[270] Michael, D. S., Helen, C. G. A., Thomas, K., & Patricia, K., "Information Processing and Situational Theory: A Cognitive Response Analysis", *Journal of Public Relation Research*, Vol. 4, No. 4, 1992.

[271] Michael, L. W., "The Persistence of Misinformation", *American Society for Clinical Pathology*, Vol. 144, 2015.

[272] Moran, M. B., Lucas, M., Everhart, K., Morgan, A., & Prickett, E., "What Makes Anti – vaccine Websites Persuasive? A Content Analysis of Techniques Used by Anti – vaccine Websites to Engender Anti – vaccine Sentiment", *Journal of Communication in Healthcare*, Vol. 9, No. 3, 2016.

[273] Morris, N., Field, T. S., Wagner, J. L., Cutrona, S. L., Roblin, D. W., Gaglio, B. ⋯ Mazor, K. M., "The Association between Low Health Literacy and Attitudes, Behaviors and Knowledge that Influence Engagement in Cancer Screening and Prevention Activities", *UMass Center for Clinical and Translational Science Research Retreat*, 2013.

[274] Nagler, R. H., & Hornik, R. C., "Measuring Media Exposure to Contradictory Health Information: A Comparative Analysis of Four Potential Measures", *Communication Methods and Measures*, Vol. 6, No. 1, 2012.

[275] Neiger, B. L., Thackeray, R., Wagenen, S. V., Hanson, C. L., West, J. H., Barnes, M. D., &Fagen, M. C., "Use of Social Media in Health Promotion: Purposes, Key Performance Indicators, and Evaluation Metrics", *Health Promotion Practice*, Vol. 13, No. 2, 2012.

[276] Ni, X., Xue, G., Ling, X., Yu, Y., & Yang, Q., Exploring in the Weblog Space by Detecting Informative and Affective Ar-

ticles. Paper Represented at the 16th International World Wide Web Conference, Banff, Alberta, Canada, 2007.

[277] Niederdeppe, J., & Levy, A. G., "Fatalistic Beliefs about Cancer Prevention and Three Prevention Behaviors", *Cancer Epidemiology Biomarkers & Prevention*, Vol. 16, No. 5, 2007.

[278] Niederdeppe, J., Lee, T., Robbins, R., Kim, H. K., Kresovich, A., Kirshenblat, D., … Fowler, E. F., "Content and Effects of News Stories about Uncertain Cancer Causes and Preventive Behaviors", *Health Communication*, Vol. 29, No. 4, 2014.

[279] Nielsen, R. K., & Graves, L., "News You don't Believe: Audience Perspectives on Fake News", Reuters Institute for the Study of Journalism, Oxford, 2017.

[280] Nutbeam, D., "Health Promotion Glossary", *Health Promotion*, Vol. 1, No. 1, 1986.

[281] Nyhan, B., & Reifler, J., "When Corrections Fail: The Persistence of Political Misperceptions", *Political Behavior*, Vol. 32, No. 2, 2010.

[282] Nyhan, B., Reifler, J., & Ubel, P. A., "The Hazards of Correcting Myths about Health Care Reform", *Medical Care*, Vol. 51, No. 2, 2013.

[283] Nyhan, B., & Reifler, J., "Does Correcting Myths about the Flu Vaccine Work? An Experimental Evaluation of the Effects of Corrective Information", *Vaccine*, Vol. 33, No. 3, 2015.

[284] Ohanian, R., "Construction and Validation of a Scale to Measure Celebrity Endorsers' Perceived Expertise, Trustworthiness, and attractiveness", *Journal of Advertising*, Vol. 19, No. 3, 1990.

[285] Oliver, J. E., & Wood, T., "Medical Conspiracy Theories and Health Behaviors in the United States", *Jama Internal Medicine*, Vol. 174, No. 5, 2014.

[286] Otway, H., & Wynne, B., "Risk Communication: Paradigm

and Paradox", *Risk analysis*, Vol. 9, No. 2, 1989.

[287] Parker, J. C., *Health Communication in the New Media Landscape*, New York: Springer Publishing Company, 2008.

[288] Pasek, J., Sood, G., & Krosnick, J., "Prevalence and Correlates of Misinformation about the Affordable Care Act", *Journal of Communication*, Vol. 65, No. 4, 2015.

[289] Paul, S., "Be There or be Square", *National Journal*, Vol. 28, No. 31, 1996.

[290] Petty, R. E., & Brinol, P., "Persuasion: From Single to Multiple to Metacognitive Processes", *Perspectives on Psychological Science*, Vol. 3, No. 2, 2008.

[291] Petty, R. E., & Cacioppo, J. T., "Issue Involvement Can Increase or Decrease Persuasion by Enhancing Message – relevant Cognitive Responses", *Journal of Personality & Social Psychology*, Vol. 37, No. 10, 1979.

[292] Petty, R. E., & Cacioppo, J. T., *Attitude and Persuasion: Classic and Contemporary Approaches*, W. C. Brown Co. Publishers, 1981.

[293] Petty, R. E., & Cacioppo, J. T., *Communication and Persuasion: Central and Peripheral Routes to Attitude Change*, New York: Springer Verlag, 1986.

[294] Petty, R. E., Kawmer, J. A., Haugtvedt, C. P., & Cacioppo, J. P., "Source and Messenger Factors in Persuasion: A Reply Tostiff & Scritique of the Elaboration Likelihood Model", *Communication monographs*, Vol. 54, 1987.

[295] Petty, R. E., Wegener, D. T., *The Handbook of Social Psychology* (4th ed.), McGraw – Hill, 1998.

[296] Piper, P. S., "Better Read that Again: Web Hoaxes and Misinformation", *Searcher*, Vol. 8, No. 8, 2000.

[297] Plescia, M., Richardson, L. C., & Joseph, D., " New

Roles for Public Health in Cancer Screening", *Ca A Cancer Journal for Clinicians*, Vol. 62, No. 4, 2012.

[298] Plescia, M., & White, M. C., "The National Prevention Strategy and Breast Cancer Screening: Scientific Evidence for Public Health Action", *American Journal of Public Health*, Vol. 103, No. 9, 2013.

[299] Pluviano, S., Watt, C., & Sala, S. D., "Misinformation Lingers in Memory: Failure of Three Pro – vaccination Strategies", *Psychological Science in the Public Interest*, Vol. 13, 2017.

[300] Poland, G. A., & Spier, R., "Fear, Misinformation, and Innumerates: How the Wakefield Paper, the Press, and Advocacy Groups Damaged the Public Health", *Vaccine*, Vol. 28, No. 12, 2010.

[301] Radzikowski, J., Stefanidis, A., Jacobsen, K. H., Croitoru, A., Crooks, A., & Delamater, P. L., "The Measles Vaccination Narrative in Twitter: A Quantitative Analysis", *JMIR Public Health and Surveillance*, Vol. 2, No. 1, 2016.

[302] Rahn, B. W., "Individual – level Evidence for the Causes and Consequences of Social Capital", *American Journal of Political Science*, Vol. 41, No. 3, 1997.

[303] Ramírez, A. S., Rutten, L. F., Oh, A., Leyva, B., Moser, R. P., Vanderpool, R. C., & Hesse, B. W., "Perceptions of Cancer Controllability and Cancer Risk Knowledge: The Moderating Role of Race, Ethnicity, and Acculturation", *Journal of cancer education*, Vol. 28, No. 2, 2013.

[304] Rapp, D. N., & Kendeou, P., "Revisiting What Readers Know: Updating Text Representations During Narrative Comprehension", *Memory & Cognition*, Vol. 35, No. 8, 2008.

[305] Ratzan, S. C., "Setting the Record Straight: Vaccines, Autism,

and the Lancet", *Journal of Health Communication*, Vol. 15, No. 3, 2010.

[306] Risk, A., & Dzenowagis, J., "Review of Internet Health Information Quality Initiatives", *Journal of Medical Internet Research*, Vol. 3, No. 4, 2001.

[307] Saleh, A., Yang, Y., Ghani, W. M. N. W. A., Abdullah, N., Doss, J., Navonil, R., ⋯ Cheong, S. C., "Promoting Oral Cancer Awareness and Early Detection Using a Mass Media Approach", *Asian Pac J Cancer Prev*, Vol. 13, No. 4, 2012.

[308] Schwarz, N., "Metacognitive Experiences in Consumer Judgment and Decision Making", *Journal of Consumer Psychology*, Vol. 14, No. 4, 2004.

[309] Schwarz, N., Sanna, L. J., Skurnik, I., & Yoon, C., "Metacognitive Experiences and the Intricacies of Setting People Straight: Implications for Debiasing and Public Information Campaigns", *Advances in Experimental Social Psychology*, Vol. 39, No. 06, 2007.

[310] Schuler, S. R., & Rance, C. S., "Misinformation, Mistrust, and Mistreatment: Family Planning Among Bolivian Market Women", *Studies in Family Planning*, Vol. 25, No. 4, 1994.

[311] Sears, D. O., "Political Psychology", *Annual Review of Psychology*, Vol. 38, No. 1, 1987.

[312] Shao, C., Ciampaglia, G. L., Flammini, A., & Menczer, F., Hoaxy: A Platform for Tracking Online Misinformation, In Proceedings of the 25th International Conference Companion on World Wide Web, International World Wide Web Conferences Steering Committee, 2016.

[313] Shen, L., Dillard, J. P., "The Influence of Behavioral Inhibition/Approach Systems and Message Framing on the Processing of Persuasive", *Health Messages Communication Research*, Vol. 34, No. 4, 2007.

［314］Shibutani, T. , *Improvised News*: *A Sociological Study of Rumor.* Indianapolis: The Bobbs – Merrill Company, 1996.

［315］Shin, J. , Jian, L. , Driscoll, K. , & Bar, F. , "Political Rumoring on Twitter During the 2012 Us Presidential Election: Rumor Diffusion and Correction", *New Media & Society*, Vol. 19, No. 8, 2016.

［316］Singer, N. A. , "Birth Control Pill that Promised too Much", *The New York Times*, 2009, February 11.

［317］Skinner, H. , Biscope, S. , Poland, B. , & Goldberg, E. , "How Adolescents Use Technology for Health Information: Implications for Health Professionals from Focus Group Studies", *Journal of Medical Internet Research*, Vol. 5, No. 4, 2004.

［318］Skubisz, C. , Miller, A. , Hinsberg, L. , Kaur, S. , and Miller, G. A. , "Tips from Former Smokers: A Content Analysis of Persuasive Message Features", *Applied Research*, Vol. 37, No. 1, 2007.

［319］Slater, M. D. , & Rouner, D. , "How Message Evaluation and Source Attributes May Influence Credibility Assessment and Belief Change", *Journalism & Mass Communication Quarterly*, Vol. 73, No. 4, 1996.

［320］Smith, P. , Bansal – Travers, M. , O'Connor, R. , Brown, A. , Banthin, C. ··· Cummings, K. M. , "Correcting over 50 Years of Tobacco Industry Misinformation", *American Journal of Preventive Medicine*, Vol. 40, No. 6, 2011.

［321］Smith, K. C. , Niederdeppe, J. , Blake, K. D. , & Cappella, J. N. , "Advancing Cancer Control Research in an Emerging News Media Environment", *Journal of the National Cancer Institute Monographs*, No. 47, 2013.

［322］Southwell, B. G. , & Thorson, E. A. , "The Prevalence, Consequence, and Remedy of Misinformation in Mass Media Systems",

Journal of Communication, Vol. 65, No. 4, 2015.

[323] Steele, W. R., Mebane, F., Viswanath, K., & Solomon, J., "News Media Coverage of a Women's Health Controversy: How Newspapers and TV Outlets Covered a Recent Debate over Screening Mammography", *Women & Health*, Vol. 41, No. 3, 2005.

[324] Stiff, J. B., & Mongeau, P. A., *Persuasive Communication* (3rd edition), New York: The Guilford Press, 2016.

[325] Stiungkir, H., "Spread of Hoax in Social Media – A report on Empirical Case", *SSRN Electronic Journal*, Vol. 5, 2011.

[326] Sulik, G. A., Cameron, C., & Chamberlain, R. M., "The Future of the Cancer Prevention Workforce: Why Health Literacy, Advocacy, and Stakeholder Collaborations Matter", *Journal of Cancer Education the Official Journal of the American Association for Cancer Education*, Vol. 27, (2 Supplement), 2012.

[327] Sundar, S. S., "The MAIN Model: a Heuristic Approach to Understanding Technology Effects on Credibility", In M. J. Metzger & A. J. Flanagin (eds.), *Digital Media, Youth, and Credibility*, Cambridge, MA: MIT Press, 2008.

[328] Swire, B., & Ecker, U., "Misinformation and its Correction: Cognitive Mechanisms and Recommendations for Mass Communication", In Southwell, B. G. (eds.), *Misinformation and Mass Audiences*, Austin: University of Texas Press, 2018.

[329] Tai, Z., & Sun, T., "The Rumouring of SARS During the 2003 Epidemic in China", *Sociology of Health & Illness*, Vol. 33, No. 5, 2011.

[330] Tan, A. S., Lee, C. J., & Chae, J., "Exposure to Health (Mis) Information: Lagged Effects on Young Adults' Health Behaviors and Potential Pathways", *Journal of Communication*, Vol. 65, No. 4, 2015.

[331] Taylor, B. H., "A Theory of Rumor Transmission", *Public Opin-*

ion Quarterly, Vol. 29, No. 1, 1965.

[332] Thackeray, R., Burton, S. H., Giraud – Carrier, C., Rollins, S., & Draper, C. R., "Using Twitter for Breast Cancer Prevention: An Analysis of Breast Cancer Awareness Month", *Bmc Cancer*, Vol. 13, No. 1, 2013.

[333] Thackeray, R., Neiger, B. L., Hanson, C. L., & Mckenzie, J. F., "Enhancing Promotional Strategies Within Social Marketing Programs: Use of Web 2. 0 Social Media", *Health Promotion Practice*, Vol. 9, No. 4, 2008.

[334] Thomas, J., Peterson, G. M., Walker, E., Christenson, J. K., Cowley, M., Kosari, S., Baby, E. K., & Naunton, M., "Fake News: Medicines Misinformation by the Media", *Clinical Pharmacology and Therapeutics*, Vol. 104, No. 6, 2018.

[335] Thon, F. M., & Jucks, R., "Believing in Expertise: How Authors' Credentials and Language Use Influence the Credibility of Online Health Information", *Health Communication*, Vol. 32, No. 7, 2017.

[336] Torkzadeh, G., & Van Dyke, T. P., "Development and Validation of an Internet Self – efficacy Scale", *Behaviour & Information Technology*, Vol. 20, No. 4, 2001.

[337] Umar, A., Dunn, B. K., & Greenwald, P., "Future Directions in Cancer Prevention", *Nature Reviews Cancer*, Vol. 12, No. 12, 2012.

[338] Uskul, A. K., Sherman, D. K., & Fitzgibbon, J., "The Cultural Congruency Effect: Culture, Regulatory Focus, and the Effectiveness of Gain – vs. loss – Framed Health Messages", *Journal of Experimental Social Psychology*, Vol. 45, No. 3, 2009.

[339] Van der Linden, S. L, Clarke, C. E., & Maibach, E. W., "Highlighting Consensus Among Medical Scientists Increases Public Support for Vaccines: Evidence from a Randomized Experiment",

BMC Public Health, Vol. 15, 2015.

[340] Van der Meer, T. G. L. A., & Jin, Y., "Seeking Formula for Misinformation Treatment in Public Health Crises: The Effects of Corrective Information Type and Source", *Health Communication*, Vol. 35, No. 5, 2020.

[341] Van, d. L. S. L., Leiserowitz, A. A., Feinberg, G. D., & Maibach, E. W., "How to Communicate the Scientific Consensus on Climate Change: Plain Facts, Pie Charts or Metaphors?", *Climatic Change*, Vol. 126, No. 1 – 2, 2014.

[342] Van Oostendorp, H., & Bonebakker, C., "Difficulties in Updating Mental Representations During Reading News Reports", In H. van Oostendorp & S. R. Goldman (eds.), *The Construction of Mental Representations During Reading*, Mahwah, NJ, US: Lawrence Erlbaum Associates Publishers, 1999.

[343] Vidrine, J. I., Hoover, D. S., Stuyck, S. C., Ward, J. A., Brown, A. K., Smith, C., & Wetter, D. W., "Lifestyle and Cancer Prevention in Women: Knowledge, Perceptions, and Compliance with Recommended Guidelines", *Journal of Women's Health*, Vol. 22, No. 6, 2013.

[344] Vraga, E. K., & Bode, L., "Leveraging Institutions, Educators, and Networks to Correct Misinformation: A Commentary on Lewandosky, Ecker, and Cook", *Journal of Applied Research in Memory and Cognition*, Vol. 4, 2017.

[345] Vraga, E. K., & Bode, L., "Using Expert Sources to Correct Health Misinformation in Social Media", *Science Communication*, Vol. 39, No. 5, 2017.

[346] Vraga, E. K., & Bode, L., "I do not Believe You: How Providing a Source Corrects Health Misperceptions Across Social Media Platforms", *Information, Communication & Society*, Vol. 21, No. 10, 2018.

[347] Walter, N., & Murphy, S. T., "How to Unring the Bell: A Meta – Analytic Approach to Correction of Misinformation", *Communication Monographs*, Vol. 85, No. 3, 2018.

[348] Wang, C. M., & Li, J. S., The Model Characteristicof Risk Judgement under the Different Utility Functions, Paper Represented at the 3rd Conference of Chinese Industrial Psychology Committee, 1995.

[349] Weaver, K., Garcia, S. M., Schwarz, N., & Miller, D. T., "Inferring the Popularity of an Opinion from Its Familiarity: A Repetitive Voice Can Sound Like a Chorus", *Journal of Personality and Social Psychology*, Vol. 92, No. 5, 2017.

[350] Webb, T. L., Joseph, J., Yardley, L., & Michie, S., "Using the Internet to Promote Health Behavior Change: A Systematic Review and Meta – analysis of the Impact of Theoretical Basis, Use of Behavior Change Techniques, and Mode of Delivery on Efficacy", *Journal of Medical Internet Research*, Vol. 12, No. 1, 2010.

[351] Weeks, B. E., "Emotions, Partisanship, and Misperceptions: How Anger and Anxiety Moderate the Effect of Partisan Bias on Susceptibility to Political Misinformation", *Journal of Communication*, Vol. 65, No. 4, 2015.

[352] Wei, R., & Lo, V. H., "News Media Use and Knowledge about the 2006 U. S. Midterm Elections: Why Exposure Matters in Voter Learning", *International Journal of Public Opinion Research*, Vol. 20, No. 3, 2008.

[353] Wilkes, A. L., & Leatherbarrow, M., "Editing Episodic Memory Following the Identification of Error", *Quarterly Journal of Experimental Psychology*, Vol. 40, No. 2, 1988.

[354] Wilkie, W. L., McNeill, D. L., & Mazis, M. B., "Marketing's Scarlet Letter: The Theory and Practice of Corrective Advertising", *Journal of Marketing*, Vol. 48, 1984.

[355] Wong, I. O. L., Tsang, J. W. H., Cowling, B. J., & Leung, G. M., "Optimizing Resource Allocation for Breast Cancer Prevention and Care Among Hong Kong Chinese Women", *Cancer*, Vol. 118, No. 18, 2012.

[356] Wylie, L. E., Patihis, L., Mcculler, L. L., Davis, D., & Bornstein, B. H., "2 Misinformation Effect in Older Versus Younger Adults a Meta – analysis and review", In M. P. Toglia, D. F. Ross, J. Pozzulo, & E. Pica (eds.), *The Elderly Eyewitness in Court*, UK: Psychology Press, 2014.

[357] Xie, B., He, D., Mercer, T., Wang, Y., Wu D., ⋯ Lee, M. K., "Global Health Crises are Also Information Crises: A Call to Action", *J Assoc Inf Sci Technol*, 2020.

[358] Yang, Q., Yang, F., & Zhou, C., "What Health – related Information Flows Through You Every Day? A Content Analysis of Microblog Messages on Air Pollution", *Health Education*, Vol. 115, No. 5, 2015.

[359] Yanovitzky, I., & Blitz, C. L., "Effect of Media Coverage and Physician Advice on Utilization of Breast Cancer Screening by Women 40 Years and Older", *Journal of Health Communication*, Vol. 5, No. 2, 2000.

[360] Young, D., Jamieson, K., Poulsen, S., & Goldring, A., "Fact – checking Effectiveness as a Function*of* Format and Tone: Evaluating FactCheck. org and FlackCheck. org", *Journalism and Mass Communication Quarterly*, 2017.

后　记

后记是一场"仪式"。不过，相对于研究和小书的"孕育"过程来说，开始写一篇后记，是一个充满感慨的、阶段性的"句号"。这是个结束，也是个开始。

信息社会的持续加速、信息需求的急剧增长以及信息技术的快速迭代，带来了一个信息丰裕与信息过剩的时代。我们在探索信息的传播过程、处理方式与传播效果时，越来越多地发现仅仅关注信息的"量"有失偏颇，我们还需要关注信息的"质"（信息质量），伪信息的问题由此凸显。在人们越来越重视健康问题以及实施"健康中国"战略背景下，社交媒体中泛滥的伪健康信息就成为一个迫切而重要的问题。这本小书在这样一个背景下诞生，基于2014年的一项国家社科基金资助而进行。

研究的开展和小书的完成得益于诸多师长和朋友的帮助，在此一并致谢！感谢我的硕士和博士导师石义彬教授的栽培、指导和关爱！感谢武汉大学新闻与传播学院强月新教授、单波教授、冉华教授等诸位师长的指导和帮助！感谢博士后合作导师武汉大学李纲教授和傅才武教授的悉心指导！感谢华中科技大学钟瑛教授、北京师范大学张洪忠教授和北京大学许静教授的宝贵建议！特别感激宾夕法尼亚大学杨国斌教授提供的宝贵访学机会，以及给予我的无私的指导与帮助！

感谢课题研究中的合作者加州大学戴维斯分校张竞文教授、佐治亚大学刘佳莹教授、德克萨斯基督教大学杨清华教授、威斯康星大学麦迪逊分校杨思佳教授、复旦大学博士后王洁老师和陶沙老师、印第安纳大学郑夏博士等！我的研究生侯彤童、周夏萍、聂迪、贾碧筱、李新新等参与了问卷调查和资料收集工作，一并感谢！

这本小书得以面世，感谢社会科学出版社喻苗主任的督促和帮助！也感谢社会科学文献出版社张萍老师的宝贵建议！很荣幸小书能够被收入单波教授主编的《新闻传播学：问题与方法》丛书。在问卷调查、焦点小组等资料收集过程中，课题组得到了诸多朋友的帮助，恕未能一一提及，谢谢你们！也感谢国家社科基金的资助！

在很大程度上，伪信息与我们"同在"将一种"常态"。人类文明正在迈向的信息文明，也是我们与伪信息"共在"的文明。如何与伪信息共处，如何纠正伪信息，正在成为问题，也是转机。新冠肺炎疫情的暴发，给解答这些问题提出了新挑战和新要求。这本小书回答了一些伪健康信息如何传播，以及如何纠正伪健康信息的问题，但还留下了不少困惑与问题。2019 年，我有幸获得了国家社科基金一项新的资助，使我能够进一步探讨如何基于跨学科的理论与方法纠正伪健康信息，如何优化纠正效果等问题，我希望后续的研究能够解开部分困惑、解答部分问题。

是为记。

吴世文

2020 年 6 月于珞珈山